受験生の皆さんへ

　過去の問題に取り組む目的は、(1)出題傾向(2)出題方式(3)難易度(4)合格点を知り、これからの受験勉強に役立てることにあります。出題傾向などがつかめれば目的は達成したことになりますが、それを一歩深く進めるのが、受験対策の極意です。

　せっかく志望校の出題と取り組むのですから、本番に即した受験対策の場に活用すべきです。どうするのか。

　第一は、実際の入試と同じ制限時間を設定して問題に取り組むこと。試験時間が六十分なら六十分以内で挑戦し、時間配分を感覚的に身に付ける訓練です。

　二番目は、きっちりとした正答チェック。正解出来なかった問題は、正解できるまで、徹底的に攻略する心構えが必要です。間違えた場合は、単なるケアレスミスなのか、知識不足が原因のミスなのか、考え方が根本的に間違えていたためのミスなのか、きちんと確認して、必ず正解が書けるようにしておく。

　正答が手元にある過去問題にチャレンジしながら、正解できなかった問題をほったらかしにする受験生もいます。そのような受験生に限って、他の問題集をやっても、間違いを放置したまま、次の問題、次の問題と単に消化することだけに走っているのではないかと思います。過去問題であれ問題集であれ、間違えた問題は、正解できるまで必ず何度も何度も繰り返しチャレンジする。これが必勝の受験勉強法なことをお忘れなく。

入試問題検討委員会

【本書の内容】
1. 本書は過去6年間の問題と解答を収録しています。薬学科(6年制)の試験問題です。
2. 英語・数学・化学の問題と解答を収録しています。尚、大学当局より非公表の問題は掲載していません。
3. 当社の本書解説執筆陣は、現在直接受験生を教育指導している、すぐれた現場の先生方です。
4. 本書は問題と解答用紙の微細な誤りをなくすため、実物の入試問題を各大学より提供を受け、そのまま画像化して印刷しています。

　尚、本書発行にご協力いただきました先生方に、この場を借り、感謝申し上げる次第です。

目　　次

		問題	解答
平成30年度	英　語 ………………………………………………	1 ………	24
	数　学 ………………………………………………	10 ………	27
	化　学 ………………………………………………	14 ………	30
	解答用紙 …………………………………………………………		36
平成29年度	英　語 ………………………………………………	1 ………	24
	数　学 ………………………………………………	9 ………	28
	化　学 ………………………………………………	13 ………	31
	解答用紙 …………………………………………………………		35
平成28年度	英　語 ………………………………………………	1 ………	22
	数　学 ………………………………………………	7 ………	25
	化　学 ………………………………………………	11 ………	28
平成27年度	英　語 ………………………………………………	1 ………	24
	数　学 ………………………………………………	9 ………	27
	化　学 ………………………………………………	13 ………	30
平成26年度	英　語 ………………………………………………	1 ………	24
	数　学 ………………………………………………	8 ………	27
	化　学 ………………………………………………	12 ………	30
平成25年度	英　語 ………………………………………………	1 ………	33
	数　学 ………………………………………………	11 ………	36
	化　学 ………………………………………………	19 ………	39

平成30年度

平成30年度

問 題 と 解 答

平成30年度

京都薬科大学 30年度 (1)

英 語

問題

30年度

Ⅰ 次の英文は、外国人向けに温泉 (spa) の入り方について説明した文章である。
文章を読み、下記の設問に答えよ。答は解答冊子に記入せよ。　　　　(60点)

【HOW TO BATHE】

　　Proper bathing techniques can enhance*1) the healing effects of your onsen experience. Follow these simple guidelines to get the most out of your soaks*2) in these therapeutic*3) waters.

[1]　When you're in the bath, you'll sweat. To prevent dehydration be well hydrated*4) before you enter, and have more water afterwards, too, but not too much food because it can cause indigestion*5).

[2]　Because you need to adjust your body to the elevated temperature of the bath, shower yourself with warm water before getting in. Start at the extremities*6) farthest away from the heart and gradually work upward, rinsing*7) the lower body, torso*8), and then the head. This is the time for removing any makeup as well.

[3]　When entering the bath, start with the lower body. Go in only up to the waist at first, getting a sense of the temperature of the water and how it feels on your skin. Rest there a few moments before immersing*9) the whole body up to the shoulders.

[4]　Once you are sufficiently warmed up, wash your whole body at the shower area. Make sure you step out of the bath not to spoil the water in the tub*10). Washing too frequently with soap can be harsh on the skin, so if you are soaking in the onsen several times in one day, washing just once is enough.

[5]　Warm up the entire body once more with a full, deep soak in the tub. Recommended soaking times depend on the water composition and nature of the facilities as well as your condition, so it might be a good idea to check the water analysis tables at the spa and take care not to stay in for too long.

[6]　After getting out of the bath, don't rinse off with water to maximize the mineral-rich benefits of the water on your body; dry yourself with a towel. However, if the water composition is strongly acidic*11) or otherwise harsh, those with sensitive skin should rinse after their soak.

[7]　In just ten minutes of bathing you can lose several hundred milliliters of water, so don't forget to rehydrate when you get out of the bath. If you are traveling around to various locations to try out the waters, consider bringing along a water bottle of your own.

[8] Hot-spring bathing consumes energy and effects changes in blood pressure, so rest at least thirty minutes after your soak, to let your inner systems stabilize*12). While you are resting, make sure that your body does not get chilled.

【CAUTION】

Towels carry bacteria, so it's bad to bring them near the shared baths. The small towel that's typically provided for washing may be used in the shower area, but it should never be placed in the bath. So, how to stow*13) it during your soak? The usual way is to wrap it around, or place it on top of your head, and you'll see many people doing just that.

After eating, more blood travels to your stomach to aid digestion. Soaking in the thermal waters promotes circulation throughout your entire body, which can result in indigestion after a meal. Wait to bathe until at least an hour after eating.

Bathing can bring on sudden changes in blood pressure, so those with heart disease should avoid bath temperatures 42 °C or higher. They should also be cautious of sudden temperature changes between the changing rooms and the bath itself, for example, open-air baths in winter.

(出典：*Discover Japan*, No.4. 2015.　*必要に応じて原文に変更を加えてある。)

*1) enhance：〜を高める，向上させる　　*2) soak：〔液体に〕つかる，つかること

*3) therapeutic：健康に良い

*4) hydrate：水分を補給する　　派生語として dehydrate：脱水する

*5) indigestion：消化不良　　(digestion：消化作用　の派生語)

*6) extremity：先端、末端　　　　　*7) rinse：すすぐ

*8) torso：胴体　　　　　　　　　　*9) immerse：浸す、沈める

*10) tub：湯ぶね、浴槽　　　　　　　*11) acidic：酸性の

*12) stabilize：安定する　　　　　　*13) stow：しまう

京都薬科大学　30年度　(3)

＊以下の問１、問２の解答欄に解答を記入する際には、１マスに１文字ずつ（算用数字が含まれる場合は２ケタを１マス）左から記入し解答すること。

問１　【HOW TO BATHE】に示す[１]～[８]は、温泉に入る準備段階から上がった後にいたるまでの、一連の基本的な動作の項目を示している。各々の項目に示される「**基本動作を端的に示す小見出し**」を作り、**各々４字以上 10 字以内の日本語**で解答欄ア～カに解答せよ。[２],[７]の小見出しは解答欄に示すとおりである。

問２　【CAUTION】には温泉への入浴に際して「差し控えるべき事項」が示されている。【CAUTION】を読み、以下の問いに答えよ。

⑴「差し控えるべき事項」として示されるいくつかの中から２つを挙げ、解答欄に示す「その１」「その２」に、「**ことを控える**」が後に続くようにそれぞれ 16 **字以内の日本語**で解答せよ。解答欄に示す末尾の部分は文字数に含めない。

⑵　⑴で解答した、「その１」「その２」各々に対応する、「差し控えるべき」理由を読み取り、**それぞれ 16 字以内の日本語**で解答せよ。

Ⅱ 次の英文は green chemistry について論じた文章である。文章を読んで下記の設問に答えよ。答は解答冊子に記入せよ。 (90点)

Green chemistry is the design of chemical processes and products that are more environmentally friendly. Among the 12 guiding principles of green chemistry are (X)producing less waste, using more renewable materials and saving energy.

Green chemistry benefits our health in more than one way. It's useful for making medicines and for developing imaging tools and probes[*1)] that scientists use to study a wide range of medically important biological processes. It also benefits our health and environment by producing less waste and consuming ⓐ energy.

One researcher developed a method to safely and efficiently use oxygen instead of hazardous chemicals in a step commonly used to make medicines. (A)彼はまた、水をそれらの反応にともなう唯一の副産物にする手法を考案した。

Another investigator conceived a better and ⓑ cost-effective method for producing a leading statin drug[*2)] for treating high cholesterol[*3)]. The traditional, multistep process for making this drug was inefficient and used large amounts of hazardous reagents[*4)]. The new method uses an engineered enzyme[*5)] to circumvent[*6)] several chemical steps. Enzymes are proteins that speed up chemical reactions in the human body and in other organisms.

A key challenge—and a frontier—is improving catalytic reactions. Chemists use catalysts[*7)] to speed up reactions, but these catalysts are often metals that are toxic[*8)] ㋐ rare and expensive. (B)Pharmaceutical manufacturers have to remove metals and other impure substances from a drug once the reaction that produced it is complete. It's important to work on figuring out ways to carry out catalytic reactions with ⓒ smaller amounts of metals, or with ⓓ toxic metals, ㋐ with more common metals that are easier to obtain and thus more sustainable. Nonmetallic catalysts also are an option and are an area of much research activity lately.

It's also important to develop catalytic reactions that are more selective, meaning they produce only or mainly the compound[*9)] with the properties that we desire. Right now, some of these reactions produce two or more chemical compounds that have the same atoms and the same atom-to-atom connections, but with the atoms positioned differently in three-dimensional space(3D), resulting in different biological properties. Making reactions more ㋑ would eliminate the need for additional chemical steps to purify*10) the target compound from a mixture of products and avoid the waste associated with producing and then removing the undesired compound.

(C)Another area for future work involves adapting enzymes that exist in nature, or even inventing enzymes from scratch, to serve as catalysts for carrying out large-scale chemical reactions cleanly and efficiently. The new process for making a statin drug, described above, is a good example. These large-scale reactions might otherwise require additional chemical steps, each possibly using toxic reagents, polluting solvents*11) and extreme temperatures or pressures that require lots of energy to achieve.

(出典：Making chemistry greener, NIH, National Institute of General Medical Sciences (NIGMS), April 21, 2015, online version.　*必要に応じて原文に変更を加えてある。)

【資料】"The 12 Principles of Green Chemistry" より抜粋

---

1. Prevention
   It is better to prevent waste than to treat or clean up waste after it has been created.
6. Design for Energy Efficiency
   Energy requirements of chemical processes should be recognized for their environmental and economic impacts and should be minimized. If possible, synthetic methods should be conducted at normal temperature and pressure.
7. Use of Renewable Material
   Material should be renewable rather than depleting*12) whenever technically and economically practicable.

(出典：Anastas, P. T., Warner, J. C., *Green Chemistry: Theory and Practice*, Oxford University Press: New York, 1998.　*必要に応じて原文に変更を加えてある。)

*1)probe：特定の物質を検出したりその働きを確認したりする際の指標となる物質

*2)statin drug：スタチン薬　　　　　　　　*3)cholesterol：コレステロール

*4)reagent：試薬　　　　　　　　　　　　*5)enzyme：酵素

*6)circumvent：回避する　　　　　　　　　*7)catalyst：触媒

*8)toxic：有害な　　　　　　　　　　　　*9)compound：化合物

*10)purify：不純物を取り除く　　　　　　　*11)solvent：溶媒

*12)deplete：使いつくす

問1　文中の空所 ⓐ ～ ⓓ に入る語の組み合わせとして、前後の文脈から考えて最も適切な選択肢を１つ選び、A，B，C，...の文字のいずれかで答えよ。

A	ⓐ more	ⓑ much	ⓒ less	ⓓ less
B	ⓐ less	ⓑ less	ⓒ much	ⓓ much
C	ⓐ less	ⓑ more	ⓒ more	ⓓ less
D	ⓐ less	ⓑ more	ⓒ much	ⓓ less
E	ⓐ much	ⓑ less	ⓒ less	ⓓ more

問2　下線部(A)の日本文を、解答欄に示す冒頭の語句（ He also ）に続けて、以下に与えられた１～10の語(句)を１度ずつ用い、適切な順に並べ換えて英訳せよ。答は、１～10 の**数字**で記せ。余分な語が１語含まれている。

1. water　2. byproduct　3. the only　4. devised　5. of
6. a way　7. to　8. make　9. off　10. those reactions

問3　空所ⓐには同じ語句が挿入される。本文の文脈に即して挿入すべき最も適切な語句を、以下のa ～ dから１つ選び解答欄に記入せよ。

a. as long as　　b. as well as　　c. as soon as　　d. as much as

問4　下線部(B)を「薬品製造者らは（Pharmaceutical manufacturers)」に続けて日本語に訳せ。

問5　本文の文脈に即して、空所ⓑに挿入すべき**最も適切な１語**を、本文中に使用されている語から探し、その英単語を解答欄に記入せよ。

問6　下線部(X)に関する以下の問いに解答せよ。
　green chemistry を実践するために、12 の原則が "The 12 Principles of Green Chemistry" として専門機関によって公表されている。本文の著者は、その中でも特に、下線部(X)の内容が重要であると考えており、それは問題文末尾の【資料】に示されている。【資料】を読み、著者が重要と考える原則について、解答欄に示す「化学製品を製造する際には、」に続けて 100 **字程度の日本語で説明**せよ。冒頭の語句は文字数に含まない。

問7　下線部(c)について、本文の文脈に即して適切な内容を表す選択肢を、以下に示す(ア)～(オ)の中から2つ選べ。

(ア)　新たな触媒機能を有する酵素の発明に取り組むことが重要である。

(イ)　環境汚染の原因となる試薬や溶媒は回収し、再利用することが重要である。

(ウ)　工業生産物を安価に大量生産するために、その化学合成法を提案することが重要である。

(エ)　高コレステロール血症の治療薬の調製に酵素が用いられるようになったことは、今後の green chemistry の展開において重要である。

(オ)　工業生産物を安価に大量生産するためには、高温、高圧条件が必要となるが、それを新たなエネルギー源として用いていくことを考えることが重要である。

Ⅲ 以下は、娘（D）と母（M）との間でやりとりされた会話である。これを読んで、
下記の設問に答えよ。答は解答冊子に記入せよ。　　　　　　　　（50 点）

D : Good morning, Mom.

M : Good AFTERNOON, my dear. You slept past noon!

D : I did? Wow. Well, [　1　].

M : What was wrong with you?

D : Well, it's a long story. I lost my sleep [　2　]. I've been really worried about
it, and I was reading all these blogs by people who have changed their
lifestyles to reduce what's called "carbon footprint".

M : Carbon... what?

D : Carbon footprint, Mom. We have to reduce that. [　3　]. We should do
something, Mom, don't you think?

M : Yeah, probably. So ... carbon footprint ... I should know this, but I don't really
get what carbon footprint means.

D : Oh, well, it means ... I guess ... [　4　]. You know, global warming.

M : Oh, right. Well, I'm impressed.

D : Like for example, we use way too much electricity. We don't really need to
have the lights on during the day. And don't you think we should use candles
instead of lights at night?

M : Oh. You have a point, but [　5　]?

D : Oh, no, I don't think so. Not if we have enough candles. I think we have
some ... here they are. I mean, if everyone used candles, it would make a
huge difference! See! [　6　].

M : Uh ... right ... but wouldn't lighting so many candles give a new problem, like
[　7　]? I'm afraid that can be a big problem.

D : Hmm, I got your point. Candles are no good, but I can't come up with a good
idea now. I am definitely not a morning person. So, Mom, [　8　]?

M : Me? Oh, well, I had to weed*1) the garden before it got hot. Then swept and
mopped the kitchen floor. And then, I aired futons, dad's and mine,
yours was in use as you were sleeping soundly.

D : Great . . . good for you, [9]. And you have done them all without switching on lights or candles!

M : That's right, [10]!

問　会話文中の 1〜10 に、会話の流れから考えて最も適する英語表現を、下記の (A)〜(J) から 1 つずつ選べ。文頭に来るべき語の語頭も小文字で示してある。それぞれの選択肢は 1 度しか使用できない。答は A，B，C，... の文字で記せ。

(A) I was up half the night

(B) you've been so productive

(C) because of climate change

(D) can you deal with the soot*2)

(E) it's like turning on the lights

(F) wouldn't that be bad for our eyes

(G) what have you been up to all morning

(H) the impact that everything you do has on climate change

(I) I guess I have done my share of carbon footprint reduction

(J) that's why I spent so much time online looking for the best practice that I could learn from

*1) weed：草取りをする　　　　　*2) soot：すす

数 学

問題　30年度

I (配点 50 点)

次の □ にあてはまる数を解答欄に記入せよ。

(1) $\alpha = \sqrt{7} + \sqrt{5}$, $\beta = \sqrt{7} - \sqrt{5}$ のとき，$\dfrac{\alpha}{\beta} + \dfrac{\beta}{\alpha} = \boxed{\text{ア}}$，$\alpha^4 - \alpha^2 = \boxed{\text{イ}}$ である。

(2) x の 2 次方程式 $(2t-3)x^2 - 2x + (t^2-2) = 0$ が重解をもつとき，定数 t の値は 1 または，$\boxed{\text{ウ}} \pm \boxed{\text{エ}}$ である。

(3) ある放射性物質が一定の割合で崩壊し 40 日が経過した。この物質は，8 日経過すると量が半分になる。40 日前の量は，現在の量の $\boxed{\text{オ}}$ 倍である。また，現在の量の 1 億分の 1 以下になるのは，崩壊開始後 $\boxed{\text{カ}}$ 日目である。ただし，$\log_{10} 2 = 0.3010$ とし，$\boxed{\text{カ}}$ は最小の自然数で答えよ。

(4) 四角形 ABCD は円に内接し，AB $= 1$, BC $=$ CD $= \sqrt{7}$, DA $= 2$ とする。このとき，$\angle$A $= \boxed{\text{キ}}^{\circ}$, BD $= \boxed{\text{ク}}$, AC $= \boxed{\text{ケ}}$ であり，四角形 ABCD の面積は $\boxed{\text{コ}}$ である。

(5) 曲線 $C_1: y = x^3 - 6x^2 + 9x - 1$ を x 軸方向に 2 だけ平行移動した曲線を C_2 とする。C_2 の方程式は $y = x^3 + \boxed{\text{サ}}x^2 + \boxed{\text{シ}}x + \boxed{\text{ス}}$ であり，C_1 と C_2 で囲まれる部分の面積は $\boxed{\text{セ}}$ である。

II (配点 50 点)

次の □ にあてはまる数または式を解答欄に記入せよ。

次の条件によって定められる数列 $\{a_n\}$, $\{b_n\}$ を考える。

$$a_1 = 3, \quad a_{n+1} = 3a_n - 5b_n + 6 \quad (n = 1, 2, 3, \dots)$$

$$b_1 = 3, \quad b_{n+1} = a_n - 3b_n + 5 \quad (n = 1, 2, 3, \dots)$$

このとき定数 p, q を用いて，$c_n = a_n - p$, $d_n = b_n - q$ と置き換えると

$$a_{n+1} = c_{n+1} + p = \boxed{\text{ア}}\, c_n + \boxed{\text{イ}}\, d_n + \boxed{\text{ウ}}$$

$$b_{n+1} = d_{n+1} + q = \boxed{\text{エ}}\, c_n + \boxed{\text{オ}}\, d_n + \boxed{\text{カ}}$$

と表される。特に，$p = \boxed{\text{キ}}$, $q = \boxed{\text{ク}}$ のとき

$$c_{n+1} = \boxed{\text{ア}}\, c_n + \boxed{\text{イ}}\, d_n$$

$$d_{n+1} = \boxed{\text{エ}}\, c_n + \boxed{\text{オ}}\, d_n$$

を満たし，$c_{n+2} = \boxed{\text{ケ}}\, c_n$, $d_{n+2} = \boxed{\text{コ}}\, d_n$ より，a_5, b_6 を数で表すと，$a_5 = \boxed{\text{サ}}$, $b_6 = \boxed{\text{シ}}$ である。

Ⅲ (配点 50 点)

空間の点 A$(6, 0, -2)$ および点 B$(0, 2, 6)$ を通る直線を ℓ とする。次の $\boxed{}$ にあてはまる数を解答欄に記入せよ。

(1) 直線 ℓ 上の点 (x, y, z) は，$y = \boxed{\text{ア}}\, x + \boxed{\text{イ}}$ および $y = \boxed{\text{ウ}}\, z + \boxed{\text{エ}}$ を満足する。

(2) 原点 O$(0, 0, 0)$ から直線 ℓ に垂線 OH をおろす。直線 ℓ 上の点 H の座標は $(\boxed{\text{オ}}, \boxed{\text{カ}}, \boxed{\text{キ}})$ であり，線分 OH の長さは $\boxed{\text{ク}}$ である。

(3) 点 H を中心とする半径 5 の球面と yz 平面の交わりは，中心が点 $(0, \boxed{\text{ケ}}, \boxed{\text{コ}})$ で，半径が $\boxed{\text{サ}}$ の円になる。

IV (配点 50 点)

次の □ にあてはまる数を解答欄に記入せよ。

(1) 袋の中に，1 から 3 までの数が 1 つずつ書かれた赤玉が 3 個，1 から 3 までの数が 1 つずつ書かれた白玉が 3 個入っている。この袋の中から同時に 4 個の玉を取り出す。このとき，赤玉 2 個，白玉 2 個を取り出す確率は ア であり，赤玉 3 個，白玉 1 個を取り出す確率は イ である。また，取り出した赤玉に書かれた数の合計と取り出した白玉に書かれた数の合計が同じになる確率は ウ である。

(2) 袋の中に，1 から 3 までの数が 1 つずつ書かれた赤玉が 3 個，1 から 3 までの数が 1 つずつ書かれた白玉が 3 個入っている。この袋の中から玉を 1 個取り出しては元の袋に戻す作業を 4 回繰り返す。このとき，赤玉 2 個，白玉 2 個を取り出す確率は エ であり，赤玉 3 個，白玉 1 個を取り出す確率は オ である。また，取り出した赤玉に書かれた数の合計と取り出した白玉に書かれた数の合計が同じになる確率は カ である。

(3) 袋の中に，1 から 4 までの数が 1 つずつ書かれた赤玉が 4 個，1 から 4 までの数が 1 つずつ書かれた白玉が 4 個入っている。この袋の中から同時に 4 個の玉を取り出すとき，取り出した赤玉に書かれた数の合計と取り出した白玉に書かれた数の合計が同じになる確率は キ である。

(4) 袋の中に，1 から 6 までの数が 1 つずつ書かれた赤玉が 6 個，1 から 6 までの数が 1 つずつ書かれた白玉が 6 個入っている。この袋の中から同時に 4 個の玉を取り出すとき，取り出した赤玉に書かれた数の合計と取り出した白玉に書かれた数の合計が同じになる確率は ク である。

化 学

問題

30年度

【Ⅰ】次の記述を読み，問1～5の答を解答冊子の解答欄に記せ。ただし，原子量はH＝1.0，C＝12.0, N＝14.0, O＝16.0, Na＝23.0, Al＝27.0, S＝32.0, Zn＝65.0, Ag＝108.0, Pb＝207.0とする。

(46点)

　元素は，その単体の性質に応じて，非金属元素と金属元素に分類される。非金属元素はすべて〔ア〕元素であり，〔ア〕元素の原子は原子番号の増加とともに最外殻の電子数が規則的に変化する。一方，金属元素は，〔ア〕元素と〔イ〕元素に分類される。〔イ〕元素の原子は原子番号が異なっても，最外殻の電子数が2または1を保ったままほとんど変化しない。例えば，原子番号25のマンガンの原子と原子番号26の鉄の原子は，いずれも最外殻に2つの電子を有している。そのため鉄の原子の〔ウ〕殻の電子数は〔エ〕個となり，マンガンの原子より1つ多い。

　金属元素のうち，アルミニウム，亜鉛およびスズの単体やそれらの酸化物・水酸化物は，(a)酸および強塩基いずれの水溶液にも溶ける。金属元素の単体は，他の金属と混合することで，単体では得られない優れた特性をもつ合金としても使用される。例えば，アルミニウムに銅やマグネシウムなどを加えた合金である〔オ〕は軽くて強度が大きく，銅にスズを加えた合金である〔カ〕は比較的さびにくく丈夫である。

　14族に属するスズの原子は〔キ〕個の価電子をもち，化合物中のスズ原子の酸化数は，通常＋〔キ〕または＋〔ク〕である。スズは，常温では湿った空気中でもさびにくく，鋼板にスズめっきしたものを〔ケ〕とよぶ。スズと同じ14族に属する鉛は，硝酸および強塩基の水溶液に溶けるが，(b)塩酸には溶けにくい。鉛は，(c)鉛蓄電池の電極としても使用される。

問1 〔ア〕，〔イ〕および〔エ〕～〔ケ〕に入る最も適当な語句または数字を，〔ウ〕に入る適当なアルファベットを記せ。

問2 次の金属のうち，X 線などの放射線を吸収する能力が大きいため，X 線装置や原子炉施設で遮蔽物質として用いられるものはどれか。最も適当なものを（A）～（F）の記号で記せ。

 （A）アルミニウム   （B）亜鉛   （C）スズ
 （D）鉛   （E）マンガン   （F）銅

問3 下線部(a)に関連して，次の問に答えよ。

 （ⅰ）この性質をもつ元素は何とよばれるか。その名称を記せ。
 （ⅱ）希塩酸とアルミニウムまたは亜鉛の単体を反応させて水素H_2を発生させる。同じ物質量の水素H_2を発生させるために必要なアルミニウムおよび亜鉛の単体の質量を最も簡単な整数比で記せ。ただし，化学反応は完全に進行するものとする。
 （ⅲ）水酸化亜鉛と水酸化ナトリウム水溶液との反応を化学反応式で記せ。

問4 下線部(b)について，鉛のイオン化傾向が水素よりも大きいにもかかわらず，鉛の単体が塩酸に溶けにくい理由を簡潔に記せ。

問5 下線部(c)について，次の問に答えよ。

 （ⅰ）鉛蓄電池の充電時に鉛蓄電池の正極および負極においておこる化学反応を，それぞれ電子を含むイオン反応式で記せ。
 （ⅱ）電源として鉛蓄電池を使用し，電極に白金板を用いて硝酸銀水溶液を電気分解したところ，陰極の白金板に16.2 gの銀が析出した。この電気分解を行った結果，鉛蓄電池の正極の電極の質量は何g増加したか。また，電気分解後の鉛蓄電池内の希硫酸の質量パーセント濃度は何%か。答は四捨五入して小数第1位まで記せ。ただし，電気分解前の鉛蓄電池内の希硫酸の質量は 500 g，質量パーセント濃度は 36.0%であり，用いた硝酸銀水溶液中には電気分解終了後にも銀イオンが残っていた。

【Ⅱ】次の記述を読み，問1～5の答を解答冊子の解答欄に記せ。ただし，結合エネルギーおよび反応熱は表1，表2から求め，気体はボイル・シャルルの法則に従うものとする。　(39点)

図1のエネルギー図は気体状態の物質のエネルギー変化を表したものである。図中に示す反応熱は，化学反応に伴い出入りする熱量であり，(ぁ)生成物の生成熱の総和と(ぃ)反応物の生成熱の総和との差である。生成物と反応物の生成熱はそれぞれ(ぅ)生成物の結合エネルギーの総和または(ぇ)反応物の結合エネルギーの総和から，(ぉ)単体の結合エネルギーの総和を差し引くことで求めることもできる。そのため，反応熱は生成物の結合エネルギーの総和と反応物の結合エネルギーの総和の差として扱うこともできる。

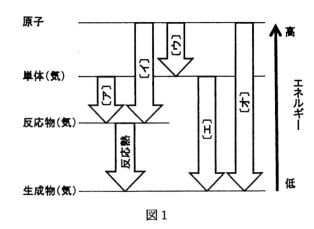

図1

(a) 燃焼は物質が酸素O_2と激しく反応する現象であり，反応とともに燃焼熱が放出される。25℃の乾燥した空気(体積比$N_2:O_2$＝4:1) 5.00 mol と 25℃の液体のエタノール一定量を容積可変の容器に入れ，圧力を1.00×10^5 Pa で一定に保ちながら燃焼させる実験を行う。このとき，エタノールは次の反応式に示すように完全燃焼するものとする。

CH_3CH_2OH(液) ＋ $3O_2$ → $2CO_2$ ＋ $3H_2O$(気) …①

(b) 上記条件でエタノールの燃焼を行ったところ，容器内の温度が上昇し体積も増加したが，燃焼が終了した直後には液体の水は存在しなかった。その後冷却すると，ある温度になったとき液体の水ができ始めた。

表1　結合エネルギー(25℃, 1.0×10^5 Pa)

結合	結合エネルギー[kJ/mol]
H-H (H_2)	436
O=O (O_2)	498
C-C (ダイヤモンド)	354
C=O (CO_2)	804
C-H (CH_4)	415
O-H (H_2O)	463

表2　生成熱(25℃, 1.0×10^5 Pa)

物質	熱量[kJ/mol]
CH_4	72
CO_2	394
H_2O (気)	241
H_2O (液)	285
CH_3CH_2OH (気)	234
CH_3CH_2OH (液)	277

問1 図1中の〔ア〕～〔オ〕に入る最も適当な語句を文中の二重下線(あ)～(お)から選んで記号で記せ。

問2 下線部(a)について，1 mol のメタンが完全燃焼するときの熱化学方程式を，気体の水が生じる場合と液体の水が生じる場合についてそれぞれ記せ。

問3 通常，生成熱を考えるとき，炭素の単体としては黒鉛が用いられる。一般に気体の分子やダイヤモンドは共有結合を切断する熱量で原子の状態にすることができる。しかし，黒鉛は共有結合でできた平面構造がファンデルワールス力（分子間力）によって結びついているので，黒鉛をすべて原子の状態にするのに必要な熱量は黒鉛に含まれる共有結合の結合エネルギーの総和より大きい。次の問に答えよ。答は四捨五入して整数値で記せ。
 （ⅰ）ダイヤモンド中の炭素C 1 mol をすべて原子の状態にするのに必要な熱量は何 kJ か。
 （ⅱ）黒鉛 1 mol をすべて原子の状態にするのに必要な熱量は何 kJ か。CO_2の生成熱と結合エネルギーから求めよ。
 （ⅲ）エタノール 1 mol に含まれる共有結合の結合エネルギーの総和は何 kJ か。

問4 反応式①に従って 1 mol のエタノールが完全燃焼するとき，燃焼前の全反応物の生成熱の総和と燃焼後の全生成物の生成熱の総和は，それぞれ何 kJ か。また，エタノールの燃焼熱は何 kJ/mol か。答は四捨五入して整数値で記せ。

問5 下線部(b)について，次の問に答えよ。ただし，液体の体積は無視でき，気体は水に溶解しないものとし，水の飽和蒸気圧と温度の関係は図2に示すとおりとする。答は四捨五入して小数第2位まで記せ。
 （ⅰ）ある量の液体のエタノールの燃焼を行った後，冷却して温度が 47℃になったときに液体の水ができ始めた。このとき燃焼させたエタノールの物質量は何 mol か。
 （ⅱ）0.15 mol の液体のエタノールの燃焼を行った後，冷却して温度が 25℃になったとき，液体の水が存在しており容器内の気体の体積は燃焼前の体積と等しかった。一連の過程で容器の外に放出された熱量は何 kJ か。

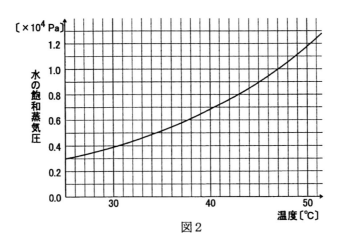

図2

【Ⅲ】次の記述を読み，問1〜6の答を解答冊子の解答欄に記せ。　　　　　　（37点）

　二酸化炭素分子と水分子に含まれる共有結合では，結合を形成している原子の〔ア〕度の差によって共有〔イ〕が一方の原子に引き付けられ，(a) 電荷の偏りを生じている。(b) このような電荷の偏りを結合の極性とよぶ。一方，分子全体の極性を考えると，水は極性分子であるのに対し二酸化炭素は結合に極性があるにもかかわらず無極性分子である。そのため，二酸化炭素は水に少ししか溶けない。(c) 水に溶解した二酸化炭素の一部は水と式①のように反応し炭酸H_2CO_3を生じる。このように酸性酸化物が水と反応して生じた化合物など，分子中に酸素原子を含む酸を〔ウ〕酸とよぶ。

$$CO_2 + H_2O \rightleftharpoons H_2CO_3 \quad \cdots ①$$

　生じた炭酸は水溶液中で2段階に電離しており，酸の電離定数K_{a1}とK_{a2}は次の式で表される。

$$K_{a1} = \frac{[HCO_3^-][H^+]}{[H_2CO_3]} \quad \cdots ②$$

$$K_{a2} = \frac{[CO_3^{2-}][H^+]}{[HCO_3^-]} \quad \cdots ③$$

　K_{a2}の値はK_{a1}の値に比べて非常に小さいので，炭酸の酸性の強さはK_{a1}のみで決まるといえる。炭酸のK_{a1}は酢酸のK_aより大きいので，それほど弱い酸ではない。しかし，二酸化炭素の水溶液がかなり弱い酸とされるのは，炭酸に変化する割合が小さいこと，および溶解した二酸化炭素も含めて酸とみなすためである。この場合，見かけの電離定数$K_{a1}{}^*$は次の式④で表される。

$$K_{a1}{}^* = \frac{[HCO_3^-][H^+]}{[CO_2]+[H_2CO_3]} \quad \cdots ④$$

　ここで，式①の平衡定数をKとし，$K[H_2O] = K_h$とする。K_hは非常に小さい値であるため，[〔エ〕]≫[〔オ〕]となる。よって式④から，溶液中の分子やイオンの濃度と$K_{a1}{}^*$の関係は，$K_{a1}{}^* \fallingdotseq$〔カ〕と表すことができる。〔カ〕の分子分母に〔キ〕を乗じて，式を整理すると〔カ〕＝〔ク〕×〔ケ〕と表すことができる。〔ケ〕＝K_{a1}であるので，$K_{a1}{}^*$は式⑤で近似される。

$$K_{a1}{}^* \fallingdotseq K_h K_{a1} \quad \cdots ⑤$$

問1 〔ア〕～〔ウ〕に入る最も適当な語句を記せ。

問2 下線部(a)について，水および二酸化炭素の分子内での電荷の偏りを解答欄の括弧〔 〕内に $\delta+$，$\delta-$ の記号で記せ。

問3 下線部(b)に関連して，次の分子の極性に関する問に答えよ。

(A) Cl_2 (B) CCl_4
(C) アセチレン   (D) N_2
(E) o-ジクロロベンゼン   (F) トランス-1,2-ジブロモエテン

（ⅰ）結合に極性がない分子をすべて選び，(A) ～ (F) の記号を記せ。

（ⅱ）極性がある結合を含むが，分子に極性がない分子をすべて選び，(A) ～ (F) の記号を記せ。

問4 下線部(c)に関連して，常温常圧で気体の分子が水に溶解して塩基性を示す化学反応の反応式を1つ記せ。

問5 〔カ〕および〔ク〕に入る最も適当な式を記せ。なお，〔エ〕，〔オ〕，〔キ〕および〔ケ〕は解答する必要はない。

問6 25℃，大気圧における二酸化炭素水溶液に関する次の問に答えよ。ただし，二酸化炭素水溶液では $K_h=2.0\times10^{-3}$，$K_{a1}{}^*=4.0\times10^{-7}$ mol/L，$K_{a2}=1.0\times10^{-10}$ mol/L とし，水1Lに二酸化炭素は 3.0×10^{-2} mol 溶解するものとする。また，水への気体分子の溶解による水の体積変化は無視できるものとし，$\log_{10}2=0.30$，$\log_{10}3=0.48$ とする。答は四捨五入して有効数字2桁で記せ。

（ⅰ）炭酸の K_{a1} は何 mol/L か。

（ⅱ）窒素と二酸化炭素の混合気体（体積比 N_2：CO_2＝2：1）が大気圧で接している水のpHはいくらか。ただし，$[H^+]$ は（$[CO_2]+[H_2CO_3]$）に比べて非常に小さいものとする。

（ⅲ）（ⅱ）の水溶液の炭酸イオンの濃度は何 mol/L か。

【IV】次の記述を読み，問1～7の答を解答冊子の解答欄に記せ。ただし，原子量はH＝1.0，C＝12.0，O＝16.0 とする。有機化合物の構造式は解答冊子の解答欄の上に示す例にならって記せ。

(37点)

　一般に，カルボン酸とアルコールやフェノールのようなヒドロキシ基をもつ化合物が脱水縮合すると，〔ア〕とよばれる有機化合物が生成する。また，2分子のカルボン酸から1分子の水がとれる反応がおこると〔イ〕とよばれる化合物が生成する。〔イ〕はアルコールやフェノールと反応して〔ア〕を生成するほか，アミンと反応すると〔ウ〕とよばれる窒素原子を含む化合物が生成する。その例として，$CH_3-CO-O-CO-CH_3$とアニリンが反応すると，有機化合物ⒶおよびCH_3COOHが生成する。

　また，フタル酸やマレイン酸は分子内に存在する2つのカルボキシ基から1分子の水がとれる反応がおきて〔イ〕をつくることができる。同様に，コハク酸$HOOC-CH_2-CH_2-COOH$も分子内から1分子の水がとれる反応がおこり有機化合物Ⓑが生成する。これら分子内の脱水反応により生成した〔イ〕も，アルコールやフェノールと反応して〔ア〕をつくることができる。

　一方，2つのリン酸や2つの硫酸あるいは異なる2つの酸の組み合わせから，1分子の水がとれた形の化合物も存在することが知られている。2分子のリン酸から水がとれてできた形の化合物とアルコールが反応してリン酸エステルができる反応は，細胞内で核酸の合成に利用されている。

カルボン酸　　　　リン酸　　　　硫酸

問1 〔ア〕〜〔ウ〕に入る最も適当な語句を記せ。

問2 ⒶおよびⒷの構造式を記せ。

問3 2分子の安息香酸から1分子の水がとれてできる化合物1分子が，1分子のエタノールと化学反応したときの反応式を記せ。

問4 フタル酸の構造異性体であるテレフタル酸や，マレイン酸の異性体であるフマル酸は，分子内から水がとれる反応は容易にはおこらない。この理由を簡潔に記せ。

問5 マレイン酸174 gが分子内脱水反応によって完全に生成物に変化したとき，生成する水の質量は何 gか。答は四捨五入して整数値で記せ。

問6 1分子のⒷと1分子のR−OH（R＝炭化水素基）が反応してできた化合物Ⓒ 29.2 mgを元素分析したところ，二酸化炭素が52.8 mg，水が18.0 mg生成した。Ⓒの組成式および構造式を記せ。

問7 2分子のリン酸から1分子の水がとれてできた形の化合物Ⓧ，および1分子の酢酸と1分子の硫酸から1分子の水がとれてできた形の化合物Ⓨの構造式をそれぞれ記せ。

【V】次の記述を読み，問1〜5の答を解答冊子の解答欄に記せ。ただし，原子量はH＝1.0，C＝12.0，O＝16.0とする。 (41点)

　デンプンは，多数のα−グルコース（分子量180）が縮合重合した高分子化合物で，希硫酸により完全に加水分解すると，すべてグルコースに変わる。(a) 鎖状構造のグルコースは，同一分子内に存在するヒドロキシ基とアルデヒド基との間で反応し環状構造を形成することができ，(b) 水溶液中ではグルコースは3種の異性体の混合物として存在する。デンプンはアミラーゼを作用させると加水分解され，このとき生じた二糖類は〔ア〕とよばれる。〔ア〕は，グルコース2分子が縮合してグリコシド結合を形成した形の化合物の1つである。アミラーゼによる加水分解反応を途中でとめると，分子量がデンプンより小さい，いろいろな重合度の生成物の混合物となり，これらの糖類は〔イ〕とよばれる。

　デンプンは，直鎖状構造をもつ〔ウ〕と，(c) 枝分れ（分枝）構造を含むアミロペクチンで構成されている。アミロペクチンをヨウ化メチルCH_3Iと反応させると，グリコシド結合を形成していないヒドロキシ基−OHがすべて−OCH_3に変化する。その後，加水分解して生じる化合物Ⓐ〜Ⓒの物質量を比較すると，重合度や分枝の数を推定することができる。なお，Ⓐ〜Ⓒはグルコース同様に水溶液中ではそれぞれ3種の異性体の混合物として存在する。

問1　〔ア〕〜〔ウ〕に入る最も適当な語句を記せ。

問2　デンプンの分子式を記せ。また，デンプンが完全に加水分解するときの化学反応を分子式を用いた反応式で記せ。ただし，重合度nは十分に大きいものとする。

問3　ヘミアセタール構造−CH(OH)O−をもつ化合物を総称してヘミアセタールとよび，グルコースでは下線部(a)の反応においてヘミアセタールが形成する。
　（ⅰ）アルコールR^1−OHとアルデヒドR^2−CHOが反応して生じるヘミアセタールの構造式を記せ。ただし，R^1およびR^2は炭化水素基とし，立体異性体を区別する必要はない。
　（ⅱ）$HOCH_2$−CH(OH)−CH_2−CH_2−CHOは互いに構造異性体である2種類の環状構造を形成することができる。その2つの構造式を解答冊子の解答欄の上に示す例にならって記せ。ただし，立体異性体を区別する必要はない。

問4 下線部(b)のグルコースの異性体のうち,鎖状構造をもつ異性体のみ還元性を示す。鎖状構造をもつ異性体は水溶液中には微量しか存在しないが,銀鏡反応などの還元反応を行うと,水溶液中のほとんどすべてのグルコースが反応することができる。この理由を簡潔に記せ。

問5 下線部(c)に関連して,アミロペクチンの基本的な構造をモデルで示した。アミロペクチンを構成するグルコース単位を丸印(あ)〜(え)で表し,丸印の模様の違いは,隣のグルコースとの結合位置が異なることを意味している。

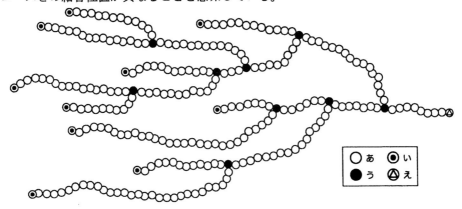

(ⅰ) 上の化合物をヨウ化メチルと反応させ,次いで加水分解すると生じる化合物Ⓐ,Ⓑ,Ⓒは,アミロペクチンを構成するグルコース単位(あ)〜(え)のどれに由来するか。あてはまるものをすべて選び,(あ)〜(え)の記号で記せ。

(ⅱ) 上の化合物においてヘミアセタール構造をもっているのは,(あ)〜(え)のうち,どのグルコース単位か。(あ)〜(え)の記号で記せ。

(ⅲ) 分子量が 8.10×10^5 であるアミロペクチンⓍを,ヨウ化メチルと反応させ,完全に反応が進行した後,うすい酸を用いて完全に加水分解した。その結果,化合物Ⓐ,Ⓑ,Ⓒがそれぞれ 102.12 g,4.16 g,4.72 g 生成した。化合物Ⓐ,Ⓑ,Ⓒの物質量はそれぞれ何 mol か。答は四捨五入して小数第2位まで記せ。また,用いたアミロペクチンⓍは何 g か。答は四捨五入して整数値で記せ。

(ⅳ) アミロペクチンⓍの重合度はいくらか。また,1分子のアミロペクチンⓍに存在する枝分れの数はいくつか。答は四捨五入して整数値で記せ。

英　語

解答　30年度

Ⅰ

〔解答〕

問1[1]（ア）水分を補給する
　　[2]（温水を浴びる）
　　[3]（イ）肩まで湯につかる
　　[4]（ウ）洗い場で全身を洗う
　　[5]（エ）再度湯ぶねにつかる
　　[6]（オ）タオルで体を拭く
　　[7]（水分を再補給する）
　　[8]（カ）入浴後最低30分休む

問2(1)差し控えるべき事項は
　　①「体を洗うタオルを湯ぶねにつける」ことを控える。
　　②「食事後少なくとも1時間は入浴する」ことを控える。
　　③「心臓病の人は42℃以上の湯に入る」ことを控える。
　　(2)それぞれに対応する理由は
　　①「タオルには細菌がついている」
　　②「胃への血流が増えず消化不良になる」
　　③「入浴によって血圧が急激に変化する」
　上記3つから2つを選びそれぞれに対応する理由を選ぶ。

〔出題者が求めたポイント〕
長文の内容理解

〔解答のプロセス〕
〔全訳〕
【温泉の入り方】
　正しい入浴法はあなたの温泉体験の癒やし効果を高めます。この健康に良いお湯に浸かることから最大効果を得るため、次の簡単なガイドラインに従いましょう。
　[1]　温泉に入ると汗をかきます。脱水を防ぐために、入る前によく水分補給をし、出た後でももっと水分を取りましょう。でも食べ過ぎは消化不良を起こすかもしれないのでやめましょう。
　[2]　温泉の高い温度に体を慣らさなければいけないので、入る前に温かいシャワーを浴びてください。心臓から一番遠い体の先端から始めて、徐々に上に向かい、下半身、胴体、それから頭へと進みます。メーキャップを落とすのもこの時にします。
　[3]　温泉に入る時は下半身から始めてください。最初は腰まで入るだけにし、お湯の温度と肌にあたる感じをみます。少しの間じっとしてから、全身を肩のところまで沈めます。
　[4]　体が十分に温まったら、洗い場で全身を洗います。お湯から出るときは、浴槽の中のお湯をむだにしないように気をつけましょう。何回も石鹸で洗うのは肌に良くないので、1日に何回もその温泉に浸かるのであれば、洗いは1回だけで十分です。

　[5]　浴槽に深く体を沈めてもう一度全身を温めます。何回浸かればいいかは、あなたの体調だけでなく、温泉の成分や設備の種類にもよりますので、温泉施設で温泉成分分析表をチェックし、入浴時間が長すぎないようにするのがいいでしょう。
　[6]　温泉から出た後は、体に残る温泉水のミネラルたっぷりの恩恵を最大限にするために、お湯で洗い流さないようにしましょう。タオルで体を拭きます。でも、温泉の成分が強い酸性だったり、そうでなくてもきつい成分だったら、敏感な肌についた温泉水はお湯から出た後ですすいで落としたほうがいいでしょう。
　[7]　10分の入浴だけでも、数百ミリリットルの水分が失われるので、温泉から出た後で再度水分補給するのを忘れないようにしましょう。いろいろな温泉を試して回るのであれば、自分の水筒を持参するようにしてください。
　[8]　温泉入浴はエネルギーを消耗させ、血圧の変化をもたらすので、温泉に浸かった後は、体内組織を安定させるために、少なくとも30分間は休みましょう。休んでいる間は体を冷やさないように気をつけてください。

【注意】
　タオルには細菌がついているので、みんなで入る湯ぶねの近くに持っていくのはよくありません。洗うために普通渡される小さいタオルは、洗い場では使っても、決して湯ぶねにつけてはいけません。では、あなたがお湯に浸かっている間、それをどうしまっておけばいいのでしょうか。よくある方法は、頭を包むか頭の上に乗せるかです。あなたは多くの人がこのようにしているのを目にするでしょう。
　食事の後では、消化を助けるためにより多くの血液が胃に行きます。温かい温泉に浸かることは体全体の血液循環を促進し、これによって食後の消化不良が起こるかもしれません。食後少なくとも1時間は入浴を避けましょう。
　入浴は血圧の急激な変化を引き起こす可能性があります。よって、心臓に病気のある人は42℃以上の湯温を避けなければなりません。また、更衣室と浴室との急な温度変化、たとえば冬場の露天風呂のようなものに、十分注意しなければなりません。

Ⅱ

〔解答〕

問1　D
問2　4—6—7—8—1—3—2—5—10
問3　b
問4　「薬品製造者らは、薬を製造した反応が終わったら、金属やその他の不純物を薬から取り除かなければならない。」
問5　selective

問6　「（化学製品を製造する際には、）廃棄物が出た後で処理や浄化をするより、廃棄物がなるべく出ないようにする。環境的経済的影響を考えて化学処理に使うエネルギーを最小限に抑え、合成は常温常圧で行う。また、原料は使い捨てではなく再生可能なものを使う。」（104字）

問7　（ア）と（ウ）

〔出題者が求めたポイント〕
長文読解総合問題

〔解答のプロセス〕
問1　ⓐは「少ない」ⓑは「多い」という意味の語を選ぶとＣまたはＤが正解となる。ⓒは smaller につく語なので比較級の強調と考えれば much が適切。よってＤが正解。

問2　完成した英文は He also devised a way to make water the only byproduct of those reactions.

問3　選択肢の意味は(a)〜する限り　(b)〜だけでなく　(c)〜ほど早く　(d)〜ほど多く。文意から(b)を選ぶ。

問5　段落の１行目の It's also important to develop catalytic reactions that are more selective, ... に呼応して Making reaction more ⓥ selective ... となる。

〔全訳〕
　Green chemistry は環境によりやさしい化学的な処理と生産物のデザインである。Green chemistry の 12 の指標原理に含まれるものには、(X)出るゴミを減らすこと、再生可能な材料の使用を増やすこと、エネルギーを節約することなどがある。

　Green chemistry が私たちの体に良いのはひとつの面だけではない。これは薬を作るのに役立ち、科学者が医学的に重要な生物学的な作用を幅広く研究するために使う、イメージング機器やプローブを開発するのに役立つ。これはまた、出るゴミを減らし、エネルギー消費をⓐ減らすことによって、私たちの体と環境に有益である。

　ひとりの研究者は、薬を作るときに普通に使われる方法において、危険な化学物質に代わって酸素を、安全かつ効率的に使う方法を開発した。(A)彼はまた、水をそれらの反応にともなう唯一の副産物にする手法を考案した。

　別の研究者は、高コレステロールの治療に一番使われているスタチン薬を製造するための、今までよりすぐれた、よりコスト効果のⓑ高い方法を思いついた。この薬を作るための従来の多段階的な製法は効率が悪い上に、大量の危険な試薬を使うものだった。新しい製法は、いくつかの化学的段階を回避するために、工学的に作り出された酵素を使う。酵素は、人間の体や他の有機体の中の化学反応を促進するタンパク質である。

　重要な課題は―そして未開の分野は―触媒反応を改善することである。化学者は反応を促進するために触媒を使うが、これらの触媒は、希少で高価でⓐしかも毒性のある金属であることが多い。(B)薬品製造者らは、薬を製造した反応が終わったら、金属やその他の不純物を薬から取り除かなければならない。手に入りやすく、よって持続可能性の高い普通にある金属を使うⓐというだけでなく、ⓒもっと少量の金属あるいは毒性のⓓ少ない金属を使って触媒反応を行う方法を、考えだすことは重要である。非金属触媒も選択肢のひとつで、最近研究活動が盛んな分野となっている。

　より精選された触媒反応、つまり私たちの望む性質を持った化合物を、唯一あるいは主要に作り出すような触媒反応を、開発することもまた重要である。現状では、触媒反応のいくつかは同じ原子と同じ原子結合を持つ2種類以上の化合物を作り出すが、原子が3次元空間の中で異なる場所に置かれるので、異なる生物学的性質を持つことになってしまう。反応をさらに精選されたものにすることによって、できた混合物から目的の化合物を純化するための新たな化学処理を不要にし、生産した後で望まれない化合物を取り除くことに伴う廃棄物をなくすことにもなる。

　(C)もうひとつ、将来やらなければならない分野としては、大規模な化学反応を汚れなくかつ効率よく実行するときの触媒として使えるような酵素を、自然界から持ってくること、あるいはゼロから作り出すことなどが挙げられる。上に述べたスタチン薬の新しい製法が良い例である。この製法でなければ、このような大規模な反応は化学処理を追加して行う必要が出てくる。化学処理のそれぞれはおそらく、毒性の試薬、環境汚染の溶媒、そして、大量のエネルギー確保を必要とする高温あるいは高圧を使うのだろう。

資料の訳
Green Chemistry のための 12 の原則より抜粋
１．予防
　廃棄物が出た後で処理あるいは浄化をするより廃棄物が出るのを防いだほうがよい。
６．エネルギー効率の設計
　化学処理に必要とされるエネルギーは環境的経済的影響があり、最小限に留めるべきだと認識されなければならない。できれば合成方法は常温常圧で実行されなければならない。
７．再生可能原料の使用
　技術的経済的に実用性があれば、原料は使い捨てではなく再生可能であるべきである。

Ⅲ
〔解答〕

[1]	[2]	[3]	[4]	[5]
A	C	J	H	F

[6]	[7]	[8]	[9]	[10]
E	D	G	B	I

〔出題者が求めたポイント〕
会話文の空所補充

〔解答のプロセス〕
選択肢の意味については全訳中の下線部参照

〔全訳〕
D: おはよう、ママ。
M: おはようはないでしょう。お昼すぎまで寝てたの

よ。

D: そう？　私、[1] (A)夜の半分くらいは起きてたのよ。

M: どうかしたの？

D: 話せば長くなるわ。[2] (C)気候変動のせいで眠りそこねたの。本当にそれが心配で、だから、いわゆる「カーボンフットプリント」と呼ばれるものを減らすためにライフスタイルを変えた人たちの書いたブログを、全部読んでたの。

M: カーボン、何？

D: カーボンフットプリントよ、ママ。私たちはそれを減らさなくちゃいけないの。[3] (J)だからよ、私が学べる最善の行動をさがして、ネットにそんなに時間を使ったのは。何かをしなくちゃいけないわ、ママ、そう思わない？

M: ええ、たぶんね。それで…カーボンプットプリントね…これ、知らなくちゃいけないんだろうけど、カーボンフットプリントってどういうものなのかあまりわからないわ。

D: そうねえ、つまり…たぶん…[4] (H)私たちのやるすべてのことが気候変動に与えている影響のことよ。そう、地球温暖化ね。

M: ああ、そうなのね。よくわかったわ。

D: たとえばね、私たちは電気を使いすぎている。日中明かりをつける必要はほんとはないの。それに、夜は電気の代わりにろうそくを使ったほうがいいと思わない？

M: ええ、当たってるわ、でも、[5] (F)目に良くないんじゃない？

D: いえ、そうは思わないわ。十分なろうそくがあればね。家にいくつかあるわ…ほら、これ。つまりね、みんながろうそくを使えば、大きな差が出てくるわ。ほら、[6] (E)電気をつけてるみたいでしょ。

M: ええ…そうね…でも、そんなにたくさんろうそくをつけると、また問題が出てくるわね。たとえば、[7] (D)すすの始末はできるの？　それ、大きな問題になるんじゃない？

D: うーん、一理あるわ。ろうそくはよくないけど、今はいいアイディアを思いつかない。私は絶対に朝型人間じゃないし。それで、ママ、[8] (G)午前中ずっと何をしてたの？

M: 私？　そうねえ、暑くなる前に草取りをしなきゃいけなかった。それからキッチンの床を掃いて拭き掃除した。それから布団を干した。お父さんのと私のね。あなたのはぐっすり寝ていて使用中だったわ。

D: すばらしいわ、[9] (B)いろんな仕事をしてたのね。それに、全部、電気もろうそくもつけないでやったんだわ。

M: そうよ！　[10] (I)私の分のカーボンフットプリント減らしはやったと思うわよ！

京都薬科大学　30年度　(27)

数　学

解答

30年度

I

〔解答〕

(1) ア　12　　イ　$272+46\sqrt{35}$

(2) ウ　$\dfrac{1}{4}$　　エ　$\dfrac{\sqrt{41}}{4}$　　(3) オ　32　　カ　213

(4) キ　120　　ク　$\sqrt{7}$　　ケ　3　　コ　$\dfrac{9\sqrt{3}}{4}$

(5) サ　-12　　シ　45　　ス　-51　　セ　$\dfrac{16\sqrt{6}}{9}$

〔出題者が求めたポイント〕

(1) 実数（平方根の計算）

α^2，β^2，$\alpha\beta$ を求め代入する。

$\dfrac{\alpha}{\beta}+\dfrac{\beta}{\alpha}=\dfrac{\alpha^2+\beta^2}{\alpha\beta}$，　$\alpha^4-\alpha^2=\alpha^2(\alpha^2-1)$

(2) 判別式，高次方程式

$ax^2+bx+c=0$ が重解をもつときは，$D=0$

(3) 指数関数・対数関数

$x^8=\dfrac{1}{2}$ より　x^{40} を求める。$x^{40}=(x^8)^5$

上式の両辺を常用対数にとり $\log_{10}x$ を求めて，

$x^n\leqq10^{-8}$ の両辺を常用対数にとったものへ代入して，

n の値の範囲を求める。

(4) 三角比

$\angle A+\angle C=\angle B+\angle D=180°$

$\cos(180°-\theta)=-\cos\theta$

$BD^2=AB^2+AD^2-2AB\cdot AD\cos\angle A$

$BD^2=CB^2+CD^2-2CB\cdot CD\cos\angle C$

$AC^2=BA^2+BC^2-2BA\cdot BC\cos\angle B$

$AC^2=DA^2+DC^2-2DA\cdot DC\cos\angle D$

四角形 ABCD の面積は，△ABD の面積と△BCD の面積の和だから，

$\dfrac{1}{2}AB\cdot AD\sin\angle A+\dfrac{1}{2}CB\cdot CD\sin\angle C$

(5) 関数，積分法

$y=f(x)$ を x 軸方向に p だけ平行移動した曲線の方程式は，$y=f(x-p)$

$ax^2+bx+c=0$ の解を α，$\beta\,(\alpha<\beta)$ とする

$\alpha+\beta=-\dfrac{b}{a}$，$\alpha\beta=\dfrac{c}{a}$

$(\beta-\alpha)^2=(\alpha+\beta)^2-4\alpha\beta$

$\displaystyle\int_\alpha^\beta(ax^2+bx+c)dx=-\dfrac{a}{6}(\beta-\alpha)^3$

〔解答のプロセス〕

(1) $\alpha^2=(\sqrt{7}+\sqrt{5})^2=12+2\sqrt{35}$

$\beta^2=(\sqrt{7}-\sqrt{5})^2=12-2\sqrt{35}$

$\alpha\beta=(\sqrt{7}+\sqrt{5})(\sqrt{7}-\sqrt{5})=2$

$\dfrac{\alpha}{\beta}+\dfrac{\beta}{\alpha}=\dfrac{\alpha^2+\beta^2}{\alpha\beta}=\dfrac{12+2\sqrt{35}+12-2\sqrt{35}}{2}$

$\qquad=12$

$\alpha^4-\alpha^2=\alpha^2(\alpha^2-1)=(12+2\sqrt{35})(11+2\sqrt{35})$

$\qquad=272+46\sqrt{35}$

(2) $(D=)(-2)^2-4(2t-3)(t^2-2)=0$

$-4(2t^3-3t^2-4t+5)=0$

$-4(t-1)(2t^2-t-5)=0$

$t=1,\ t=\dfrac{1\pm\sqrt{41}}{4}=\dfrac{1}{4}\pm\dfrac{\sqrt{41}}{4}$

(3) 1日で x 倍になるとする。

$x^8=\dfrac{1}{2}$，$x^{40}=(x^8)^5=\left(\dfrac{1}{2}\right)^5=\dfrac{1}{32}$

よって，40日前は，32倍

$\log_{10}x^8=\log_{10}\dfrac{1}{2}$ より　$\log_{10}x=-\dfrac{0.301}{8}$

崩壊開始後 n 日目は，$x^n\leqq10^{-8}$

$n\log_{10}x\leqq\log_{10}10^{-8}$

$-\dfrac{0.301}{8}n\leqq-8$ より　$n\geqq\dfrac{64}{0.301}(\fallingdotseq212.6)$

よって，213日後

(4) $BD^2=1+4-2\cdot1\cdot2\cos\angle A=5-4\cos\angle A$

$BD^2=7+7-2\sqrt{7}\sqrt{7}\cos(180°-\angle A)$

$\qquad=14+14\cos\angle A$

よって，$5-4\cos\angle A=14+14\cos\angle A$

$\cos\angle A=-\dfrac{9}{18}=-\dfrac{1}{2}$　　従って，$\angle A=120°$

$BD^2=7$　　従って，$BD=\sqrt{7}$

$AC^2=1+7-2\cdot1\cdot\sqrt{7}\cos\angle B=8-2\sqrt{7}\cos\angle B$

$AC^2=4+7-2\cdot2\cdot\sqrt{7}\cos(180°-\angle B)$

$\qquad=11+4\sqrt{7}\cos\angle B$

$8-2\sqrt{7}\cos\angle B=11+4\sqrt{7}\cos B$

$\cos\angle B=-\dfrac{3}{6\sqrt{7}}=-\dfrac{1}{2\sqrt{7}}$

よって，$AC^2=9$　　従って，$AC=3$

四角形 ABCD の面積は，

$\angle C=180°-120°=60°$ より

$\dfrac{1}{2}1\cdot2\sin120°+\dfrac{1}{2}\sqrt{7}\sqrt{7}\sin60°=\dfrac{9\sqrt{3}}{4}$

(5) $C_2:y=(x-2)^3-6(x-2)^2+9(x-2)-1$

$\qquad=x^3-12x^2+45x-51$

$x^3-12x^2+45x-51=x^3-6x^2+9x-1$

$-6x^2+36x-50=0$

この2次方程式の解を α，$\beta\,(\alpha<\beta)$ とおくと，

$\alpha+\beta=-\dfrac{36}{-6}=6$，$\alpha\beta=\dfrac{-50}{-6}=\dfrac{25}{3}$

$(\beta-\alpha)^2=6^2-4\dfrac{25}{3}=\dfrac{8}{3}=\left(\dfrac{2\sqrt{2}}{\sqrt{3}}\right)^2$

$\displaystyle\int_\alpha^\beta(-6x^2+36x-50)dx=-\dfrac{-6}{6}\left(\dfrac{2\sqrt{2}}{\sqrt{3}}\right)^3$

$\qquad=\dfrac{8\cdot2\sqrt{2}}{3\sqrt{3}}=\dfrac{16\sqrt{6}}{9}$

京都薬科大学 30 年度 (28)

Ⅱ

〔解答〕

ア 3 　イ -5 　ウ $3p-5q+6$

エ 1 　オ -3 　カ $p-3q+5$

キ $\dfrac{1}{3}$ 　ク $\dfrac{4}{3}$ 　ケ 4 　コ 4

サ 43 　シ -36

〔出題者が求めたポイント〕

数列，漸化式

$a_n=c_n+p$，$b_n=d_n+q$ を最初の漸化式に代入する。

$\boxed{ウ}-p=0$，$\boxed{カ}-q=0$ の連立方程式を解く。

c_1，c_5，a_5，d_1，d_5，b_5 を順に求める。

$b_6=a_5-3b_5+5$ で b_6 を求める。

$c_{n+2}=rc_n$ のとき，$c_{n+4}=r^2c_n$

〔解答のプロセス〕

$a_n=c_n+p$，$b_n=d_n+q$ を代入する。

$$c_{n+1}+p=3(c_n+p)-5(d_n+q)+6$$
$$=3c_n-5d_n+3p-5q+6$$
$$d_{n+1}+q=(c_n+p)-3(d_n+q)+5$$
$$=c_n-3d_n+p-3q+5$$

$3p-5q+6-p=0$ のとき $2p-5q+6=0$

$p-3q+5-q=0$ のとき $p-4q+5=0$

$p=4q-5$ より $8q-10-5q+6=0$

従って，$q=\dfrac{4}{3}$，$p=\dfrac{1}{3}$

$$c_{n+1}=3c_n-5d_n,\ d_{n+1}=c_n-3d_n$$
$$c_{n+2}=3c_{n+1}-5d_{n+1}=3(3c_n-5d_n)-5(c_n-3d_n)$$
$$=9c_n-15d_n-5c_n+15d_n=4c_n$$
$$d_{n+2}=c_{n+1}-3d_{n+1}=(3c_n-5d_n)-3(c_n-3d_n)$$
$$=3c_n-5d_n-3c_n+9d_n=4d_n$$

$c_1=3-\dfrac{1}{3}=\dfrac{8}{3}$，$c_5=4c_3=16c_1=\dfrac{128}{3}$

$a_5=\dfrac{128}{3}+\dfrac{1}{3}=\dfrac{129}{3}=43$

$d_1=3-\dfrac{4}{3}=\dfrac{5}{3}$，$d_5=4d_3=16d_1=\dfrac{80}{3}$

$b_5=\dfrac{80}{3}+\dfrac{4}{3}=28$

$b_6=a_5-3b_5+5=43-84+5=-36$

Ⅲ

〔解答〕

(1) 　ア $-\dfrac{1}{3}$ 　イ 2 　ウ $\dfrac{1}{4}$ 　エ $\dfrac{1}{2}$

(2) 　オ 3 　カ 1 　キ 2 　ク $\sqrt{14}$

(3) 　ケ 1 　コ 2 　サ 4

〔出題者が求めたポイント〕

(1) 2点 $(x_1,\ y_1,\ z_1)$，$(x_2,\ y_2,\ z_2)$ を通る直線上の点を $P(x,\ y,\ z)$ とすると，

$$\frac{x-x_1}{x_2-x_1}=\frac{y-y_1}{y_2-y_1}=\frac{z-z_1}{z_2-z_1}$$

(2) 直線 ℓ 上の点 H の座標を(1)より y,z を x で表わす。

直線 ℓ の方向ベクトル $\vec{d}$ は(1)より

$$\vec{d}=(x_2-x_1,\ y_2-y_1,\ z_2-z_1)\ だから$$
$$\vec{d}\perp\overrightarrow{OH}\iff\vec{d}\cdot\overrightarrow{OH}=0$$

(3) 中心が $(a,\ b,\ c)$，半径 r の球面の方程式は，

$$(x-a)^2+(y-b)^2+(z-c)^2=r^2$$

yz 平面なので $x=0$

〔解答のプロセス〕

(1) AB を通る直線 ℓ 上の点 $(x,\ y,\ z)$ は，

$$\frac{x-0}{6-0}=\frac{y-2}{0-2}=\frac{z-6}{-2-6}$$

よって，ℓ の方向ベクトル $\vec{d}$ は，$\vec{d}=(6,\ -2,\ -8)$

$\dfrac{x}{6}=\dfrac{y-2}{-2}$ より $y=-\dfrac{1}{3}x+2$

$\dfrac{y-2}{-2}=\dfrac{z-6}{-8}$ より $y=\dfrac{1}{4}z+\dfrac{1}{2}$

(2) 直線 ℓ 上の点 H の座標を x で表わすと，

$$y=-\frac{1}{3}x+2,\ z=4y-2=-\frac{4}{3}x+6$$
$$H\left(x,\ -\frac{1}{3}x+2,\ -\frac{4}{3}x+6\right)$$
$$\overrightarrow{OH}\perp\vec{d}\iff\overrightarrow{OH}\cdot\vec{d}=0$$
$$6x-2\left(-\frac{1}{3}x+2\right)-8\left(-\frac{4}{3}x+6\right)=0$$
$$\frac{52}{3}x-52=0 \quad よって，x=3$$
$$y=-1+2=1,\ z=-4+6=2$$

従って，$H(3,\ 1,\ 2)$

$OH=\sqrt{3^2+1^2+2^2}=\sqrt{14}$

(3) 中心が H で半径が 5 の球面の方程式は，

$$(x-3)^2+(y-1)^2+(z-2)^2=5^2$$

yz 平面は，$x=0$

$9+(y-1)^2+(z-2)^2=25$ より

$$(y-1)^2+(z-2)^2=16(=4^2)$$

中心 $(0,\ 1,\ 2)$，半径 4 の円

Ⅳ

〔解答〕

(1) 　ア $\dfrac{3}{5}$ 　イ $\dfrac{1}{5}$ 　ウ $\dfrac{1}{5}$

(2) 　ア $\dfrac{3}{8}$ 　エ $\dfrac{1}{4}$ 　カ $\dfrac{5}{72}$

(3) 　キ $\dfrac{4}{35}$ 　(4) 　ク $\dfrac{31}{495}$

〔出題者が求めたポイント〕

確率

赤玉 n 個，白玉 m 個 $(n+m=4)$ をとる確率は，

(1) $\dfrac{{}_3C_n\cdot{}_3C_m}{{}_6C_4}$ 　(2) ${}_4C_n\left(\dfrac{3}{6}\right)^n\left(\dfrac{3}{6}\right)^m$

取り出した赤玉の数の合計と白玉の数の合計が同じになる確率は，

(1) 赤玉 2 個と白玉 2 個が同じ数字になる。

(2) 赤玉2個と白玉2個が同じ数字になるときで，4個の出かたを数える。2個が同じ数字のときもある。

(3) 赤玉2個と白玉2個が異なる数字で和が同じ場合がでてくる。

(4) 赤玉2個と白玉2個が異なる数字で和が同じ場合が3通りのとき，1個と他方が3個で和が同じ場合がでてくる。

〔解答のプロセス〕

(1) 赤2白2：$\dfrac{{}_3C_2 \cdot {}_3C_2}{{}_6C_4} = \dfrac{9}{15} = \dfrac{3}{5}$

　　赤3白1：$\dfrac{{}_3C_3 \cdot {}_3C_1}{{}_6C_4} = \dfrac{3}{15} = \dfrac{1}{5}$

赤玉2個と白玉2個が同じ数字となる。同じ数字は1，2と1，3と2，3の3通り。

$$\dfrac{3}{{}_6C_4} = \dfrac{3}{15} = \dfrac{1}{5}$$

(2) 赤2白2：${}_4C_2\left(\dfrac{3}{6}\right)^2\left(\dfrac{3}{6}\right)^2 = \dfrac{6}{16} = \dfrac{3}{8}$

　　赤3白1：${}_4C_1\left(\dfrac{3}{6}\right)^3\left(\dfrac{3}{6}\right)^1 = \dfrac{4}{16} = \dfrac{1}{4}$

赤玉2個と白玉2個が同じ数字となる。

1，2と1，3と2，3のとき，目の出方は4! 通りあるので，$3 \cdot 4! = 72$

4回とも1，2，3の目がでる出方は${}_4C_2$通りあるので，$3 \times {}_4C_2 = 18$

$$\dfrac{72 + 18}{6^4} = \dfrac{90}{1296} = \dfrac{5}{72}$$

(別解)

　和が2のとき　1，1と1，1
　和が3のとき　1，2と1，2
　和が4のとき　1，3と1，3 もしくは 2，2と2，2
　和が5のとき　2，3と2，3
　和が6のとき　3，3と3，3
　よって，

$$\underset{\text{和が2}}{{}_4C_2} + \underset{\text{和が3}}{4!} + \underset{\text{和が4}}{4! + {}_4C_2} + \underset{\text{和が5}}{4!} + \underset{\text{和が6}}{{}_4C_2}$$

$$= 6 + 24 + 24 + 6 + 24 + 6 = 90$$

$$\dfrac{90}{6^4} = \dfrac{5}{72}$$

(3) 赤玉2個，白玉2個で同じ数字がでる。数字は4つだから，${}_4C_2 = 6$（通り）

赤玉2個，白玉2個が異なる数字だが，和が同じとき。1，4と2，3の場合がある。2! ＝ 2（通り）

$$\dfrac{6 + 2}{{}_8C_4} = \dfrac{8}{70} = \dfrac{4}{35}$$

(4) 赤玉2個，白玉2個で同じ数字がでる。数字は6つだから，${}_6C_2 = 15$（通り）

赤玉2個，白玉2個が異なる数字だが和が同じとき。

　和が5の場合・1，4と2，3
　和が6の場合・1，5と2，4
　和が7の場合・1，6と2，5と3，4
　和が8の場合・2，6と3，5

和が9の場合・3，6と4，5
よって，$4 \cdot 2! + 1 \cdot {}_3P_2 = 8 + 6 = 14$（通り）
一方が1個6で，他方が3個が1，2，3のときで2（通り）

従って，$\dfrac{15 + 14 + 2}{{}_{12}C_4} = \dfrac{31}{495}$

化　学

解答　　30年度

I

〔解答〕

問1〔ア〕典型　〔イ〕遷移　〔ウ〕M　〔エ〕14
　　〔オ〕ジュラルミン　〔カ〕青銅　〔キ〕4
　　〔ク〕2　〔ケ〕ブリキ

問2　(D)

問3(i)　両性元素

　　(ii)　アルミニウム：亜鉛＝18：65

　　(iii)　$Zn(OH)_2 + 2NaOH \longrightarrow Na_2[Zn(OH)_4]$

問4　鉛は塩酸に対して金属表面に難溶性の塩である塩化鉛(Ⅱ)を生成してしまうため，金属内部が保護された状態になるから。

問5(i)　正極：$PbSO_4 + 2H_2O$
　　　　　　　　　　$\longrightarrow PbO_2 + SO_4{}^{2-} + 4H^+ + 2e^-$
　　　　負極：$PbSO_4 + 2e^- \longrightarrow Pb + SO_4{}^{2-}$

　　(ii)　正極の質量：4.8g増加
　　　　質量パーセント濃度：33.9%

〔出題者が求めたポイント〕

無機総合(典型元素，遷移元素，両性元素)，電池と電気分解(鉛蓄電池)

〔解答のプロセス〕

問1〔ウ〕〔エ〕　$_{25}Mn$，$_{26}Fe$の電子配置はそれぞれ，
　　$_{25}Mn：K^2L^8M^{13}N^2$，$_{26}Fe：K^2L^8M^{14}N^2$

　〔オ〕〔カ〕　Alに CuやMgなどを加えた合金をジュラルミンと呼び，軽いが強度が大きいため，航空機の機体に使われている。また，Cu に Sn を加えた合金を青銅という。なお，Cu に Zn を加えた合金は黄銅という。

　〔キ〕〔ク〕　14族の Sn は最外殻電子が4個。Sn^{4+}，Sn^{2+}のイオンになりやすい。

　〔ケ〕　鋼板(Fe)にスズ(Sn)めっきしたものをブリキという。なお，亜鉛(Zn)めっきしたものをトタンという。

問2　鉛は代表的な放射線遮蔽物質で，電磁波の一種であるX線を透過しないため，レントゲン防護服に使われている。

問3(ii)　$2Al + 6HCl \longrightarrow 2AlCl_3 + 3H_2$
　　　　$Zn + 2HCl \longrightarrow ZnCl_2 + H_2$

　　H_2 1mol 発生させるのに必要な各金属の質量は，

　　　(Alの質量) $= \underset{H_2(mol)}{1} \times \underset{Al(mol)}{\frac{2}{3}} \times \underset{(g)}{27.0} = 18(g)$

　　　(Znの質量) $= \underset{H_2(mol)}{1} \times \underset{Zn(mol)}{1} \times \underset{(g)}{65.0} = 65(g)$

　　よって，最も簡単な整数比は，
　　　　Al：Zn＝18：65

　　(iii)　Zn^{2+}は OH^-と錯イオン$[Zn(OH)_4]^{2-}$(テトラヒドロキシド亜鉛(Ⅱ)酸イオン)を生成する。

問4　鉛は硫酸や塩酸に対して金属表面に難溶性の塩を作る。

問5(i)　充電時であることに注意。放電時とは逆向きの反応がおこる。

　　(ii)　陰極：$Ag^+ + e^- \longrightarrow Ag$
　　の反応より，流れた電子の物質量は，

　　　$\underset{Ag(mol)}{\frac{16.2}{108}} \times \underset{e^-(mol)}{1} = 0.15(mol)$

　　鉛蓄電池の正極は電子2mol の放電時，64g 質量が増加する。($PbO_2 \longrightarrow PbSO_4$ になるため。)
　　質量増加量をxgとすれば，
　　　　$2：64 = 0.15：x$　∴　$x = 4.8(g)$
　　また，鉛蓄電池の全体の反応式

　　　　$Pb + PbO_2 + 2H_2SO_4 \xrightarrow{2e^-} 2PbSO_4 + 2H_2O$

　　より，電子2mol の放電時，電解液中の H_2SO_4 は2mol減少，H_2O は2mol増加する。いま流れた電子は 0.15mol であることから，H_2SO_4 は 0.15mol つまり $98 \times 0.15 = 14.7(g)$減少，H_2O は 0.15mol つまり $18 \times 0.15 = 2.7(g)$増加する。以上より，電気分解後の質量パーセント濃度は，

　　　$\dfrac{溶質(g)}{溶液(g)} \times 100 = \dfrac{500 \times \frac{36.0}{100} - 14.7}{500 - 14.7 + 2.7} \times 100$

　　　　　　　　　　　　$= \dfrac{165.3}{488} \times 100$
　　　　　　　　　　　　$= 33.87$
　　　　　　　　　　　　$≒ 33.9(\%)$

II

〔解答〕

問1　〔ア〕(い)　〔イ〕(え)　〔ウ〕(お)
　　〔エ〕(あ)　〔オ〕(う)

問2　気体の場合…$CH_4(気) + 2O_2(気)$
　　　　　　　　$= CO_2(気) + 2H_2O(気) + 804kJ$
　　液体の場合…$CH_4(気) + 2O_2(気)$
　　　　　　　　$= CO_2(気) + 2H_2O(液) + 892kJ$

問3(i)　708kJ
　　(ii)　716kJ
　　(iii)　3223kJ

問4　燃焼前の全反応物の生成熱の総和：277kJ
　　燃焼後の全生成物の生成熱の総和：1511kJ
　　エタノールの燃焼熱：1234kJ/mol

問5(i)　エタノールの物質量：0.18mol
　　(ii)　198.30kJ

〔出題者が求めたポイント〕

熱化学(燃焼熱，生成熱，結合エネルギー)

[解答のプロセス]

問1 〔ア〕〔エ〕

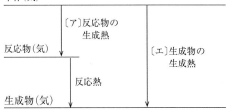

生成熱は化合物 1 mol が成分元素の単体から生成するとき、出入りする熱である。

〔イ〕〔ウ〕〔オ〕 結合エネルギーは気体状態の分子の共有結合 1 mol を切断し、原子にするのに必要なエネルギーである。

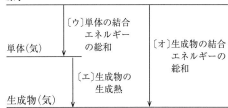

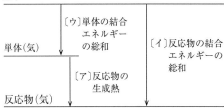

問2 (反応熱) = (生成物の生成熱の総和) − (反応物の生成熱の総和)

より、求める。
$CH_4(気) + 2O_2(気) = CO_2(気) + 2H_2O(気) + Q_1 kJ$
とおくと、
$Q_1 = 394 + 2 \times 241 - 72 = 804 (kJ)$
$CH_4(気) + 2O_2(気) = CO_2(気) + 2H_2O(液) + Q_2 kJ$
とおくと、
$Q_2 = 394 + 2 \times 285 - 72 = 892 (kJ)$

問3 (i) ダイヤモンド中の炭素原子 1 個は 4 つの炭素原子と共有結合を形成する。2 原子間で 1 つの共有結合を作ることを考慮すれば、ダイヤモンド中の炭素 C 1 mol が作る C–C 結合の本数は、$\frac{1 \times 4}{2} = 2$ mol

よって、求める熱量は、
$354 kJ/mol \times 2 mol = 708 (kJ)$
C–C 結合

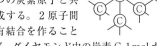

(ii) CO_2 の生成熱
$C(黒鉛) + O_2(気) = CO_2(気) + 394 kJ$
求める熱量を x kJ とおくと、
$C(黒鉛) = C(気) - x kJ$

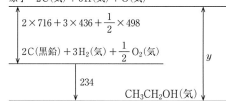

図より、$x = 716 (kJ)$

(iii) エタノール 1 mol に含まれる共有結合の結合エネルギーの総和を y kJ とおくと、
$CH_3CH_2OH(気) = 2C(気) + 6H(気) + O(気) - y kJ$
$\begin{pmatrix} H & H \\ | & | \\ H-C-C-O-H \\ | & | \\ H & H \end{pmatrix}$
原子

と表すことができる。与えられたデータより、エタノール(気)の生成熱に注目し、結合エネルギーを考えることで求める。

$2C(黒鉛) + 3H_2(気) + \frac{1}{2} O_2(気)$
$= CH_3CH_2OH(気) + 234 kJ$

原子 $2C(気) + 6H(気) + O(気)$

$2 \times 716 + 3 \times 436 + \frac{1}{2} \times 498$

$2C(黒鉛) + 3H_2(気) + \frac{1}{2} O_2(気)$

234 $CH_3CH_2OH(気)$ y

図より、$y = 3223 (kJ)$

問4 $CH_3CH_2OH(液) + 3O_2(気)$
$= 2CO_2(気) + 3H_2O(気) + Q kJ$
(燃焼前の全反応物の生成熱の総和)
$= (CH_3CH_2OH(液)$ の生成熱)
$= 277 (kJ)$
単体 (O_2) の生成熱は 0 である。
(燃焼後の全生成物の生成熱の総和)
$= (2 mol 分の CO_2(気)$ の生成熱)
$+ (3 mol 分の H_2O(気)$ の生成熱)
$= 2 \times 394 + 3 \times 241$
$= 1511 (kJ)$
よって、$Q = 1511 - 277 = 1234 (kJ/mol)$

問5 (i) 燃焼させたエタノールの物質量を a mol とおく。空気 5.00 mol 中に O_2 は 1.00 mol 含まれるので、量的関係は次の通り。

$CH_3CH_2OH + 3O_2 \longrightarrow 2CO_2 + 3H_2O$

反応前	a	1.00	0	0 (mol)
反応	$-a$	$-3a$	$+2a$	$+3a$ (mol)
反応後	0	$1.00 - 3a$	$2a$	$3a$ (mol)

47℃ になったときに液体の水ができ始めたので、この瞬間の H_2O(気) の分圧は蒸気圧を示す。

$P_{H_2O(気)} = 1.0 \times 10^4 (Pa)$ （47℃の蒸気圧）
全圧は，$1.00 \times 10^5 Pa$ で一定であることから，
（分圧比）＝（モル比）を考える。
$\dfrac{P_{H_2O(気)}}{P_{全圧}} = \dfrac{n_{H_2O(気)}}{n_{全物質量}}$ より，

$\dfrac{1.0 \times 10^4 (Pa)}{1.0 \times 10^5 (Pa)} = \dfrac{3a (mol)}{\underbrace{4.00}_{N_2} + \underbrace{1.00 - 3a}_{O_2} + \underbrace{2a}_{CO_2} + \underbrace{3a}_{H_2O} (mol)}$

∴ $a = \dfrac{5}{28} = 0.178 ≒ 0.18 (mol)$

(ii) 燃焼前容器内には 0.15mol の液体のエタノールと 4.00mol の N_2，1.00mol の O_2 が全圧 $1.00 \times 10^5 Pa$，25℃で容器内に入っている。
0.15mol のエタノールが完全燃焼するので，量的関係は次の通り。

	CH_3CH_2OH	$+ 3O_2$	$\longrightarrow$	$2CO_2$	$+ 3H_2O$	(mol)
反応前	0.15	1.00		0	0	
反応	-0.15	-0.45		$+0.30$	$+0.45$	
反応後	0	0.55		0.30	0.45	

燃焼の前後で，圧力 $1.00 \times 10^5 Pa$，温度 25℃ は一定であり，気体の体積も等しくなったことから，気体の物質量も等しくなる。生じた H_2O のうち，x mol が気体として存在するとおけば

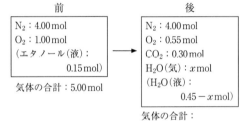

以上より，$4.85 + x = 5.00$ ∴ $x = 0.15$ mol
よって，凝縮した H_2O は，$0.45 - 0.15 = 0.30$ mol
（凝縮した H_2O の物質量を求める別解）
全圧が $1.00 \times 10^5 Pa$，25℃における水の蒸気圧が，グラフより $P_{H_2O(気)} = 0.3 \times 10^4 (Pa)$ なので，
（圧力比）＝（モル比）より，
$\dfrac{0.3 \times 10^4}{1.00 \times 10^5} = \dfrac{x}{4.85 + x}$ ∴ $x = 0.15$ mol

一連の過程で外に放出された熱量は，燃焼前の容器内の状態と燃焼後の容器内の状態とのエネルギーの差と考えられるので，液体のエタノールの燃焼熱 0.15mol 分と，H_2O の凝縮熱 0.30mol 分の和となる。
以上より求める熱量は，
$\underbrace{1234 kJ/mol \times 0.15 mol}_{問4より} + \underbrace{(285 - 241) kJ/mol \times 0.30 mol}_{H_2O の凝縮熱}$
$= 198.30 (kJ)$

Ⅲ
〔解答〕
問1 〔ア〕電気陰性 〔イ〕電子対 〔ウ〕オキソ
問2 H−O−H   O＝C＝O
    [δ+][δ−][δ+]   [δ−][δ+][δ−]
問3 (i) (A)(D)
    (ii) (B)(C)(F)
問4 $NH_3 + H_2O \rightleftarrows NH_4^+ + OH^-$
問5 〔カ〕 $\dfrac{[HCO_3^-][H^+]}{[CO_2]}$

    〔ク〕 $\dfrac{[H_2CO_3]}{[CO_2]}$

問6 (i) 2.0×10^{-4} mol/L
    (ii) 4.2
    (iii) 1.0×10^{-10} mol/L

〔出題者が求めたポイント〕
電離平衡（H_2CO_3 の電離），溶液の性質（ヘンリーの法則）

〔解答のプロセス〕
問2 電気陰性度の大きい原子が電子対を引き寄せるため，$\delta -$ になる。
問3 (i) 同じ元素からなる二原子分子は電気陰性度の差がないため，結合に極性をもたない。
(ii) 分子の形を考えて，結合の極性が打ち消されるかどうか考えるとよい。

(B) 正四面体形

(C) H→−C≡C−H← 直線形

(E) （ベンゼン環に Cl, Cl が隣接）

(F) Br, H / C=C / H, Br

問5 ①式より，
$K = \dfrac{[H_2CO_3]}{[CO_2][H_2O]}$

∴ $K[H_2O] = \dfrac{[H_2CO_3]}{[CO_2]} = K_h$

K_h が非常に小さいため，$\underbrace{[CO_2]}_{[エ]} \gg \underbrace{[H_2CO_3]}_{[オ]}$ となる。よって，④から，

$K_{a1}^* = \dfrac{[HCO_3^-][H^+]}{[CO_2] + [H_2CO_3]}$

$\fallingdotseq \underbrace{\dfrac{[HCO_3^-][H^+]}{[CO_2]}}_{[カ]}$ …④′

と表すことができる。この式に $[H_2CO_3]$ を分母分子に乗じると，

$$\frac{[HCO_3^-][H^+]}{[CO_2]} \times \frac{[H_2CO_3]}{[H_2CO_3]}$$

$$= \underbrace{\frac{[H_2CO_3]}{[CO_2]}}_{(ク)} \times \underbrace{\frac{[HCO_3^-][H^+]}{[H_2CO_3]}}_{(ケ)}$$

以上より，
$K_{a1}{}^* \fallingdotseq K_h \times K_{a1}$ と近似できる。

問6(i)　問5の結果より，

$$K_{a1} \fallingdotseq \frac{K_{a1}{}^*}{K_h} = \frac{4.0 \times 10^{-7}}{2.0 \times 10^{-3}} = 2.0 \times 10^{-4}\,(mol/L)$$

(ii)　$P_{CO_2} = \dfrac{1}{3}$（気圧）なので，ヘンリーの法則より，

$$（水1Lに溶けるCO_2）= 3.0 \times 10^{-2} \times \frac{1}{3}$$
$$= 1.0 \times 10^{-2}\,(mol)$$

よって，$[CO_2] = 1.0 \times 10^{-2}\,(mol/L)$ である。
$H_2CO_3 \rightleftarrows HCO_3^- + H^+$ より，
$[HCO_3^-] = [H^+]$ なので，④'（問5の解説）式より，

$$K_{a1}{}^* = \frac{[HCO_3^-][H^+]}{[CO_2]} = \frac{[H^+]^2}{[CO_2]}$$
$$\therefore\ [H^+] = \sqrt{[CO_2]K_{a1}{}^*}$$
以上より，$[H^+] = \sqrt{1.0 \times 10^{-2} \times 4.0 \times 10^{-7}}$
$$= 2.0 \times 10^{-\frac{9}{2}}\,(mol/L)$$

$$pH = -\log_{10}[H^+] = \frac{9}{2} - \log_{10} 2.0 = 4.2$$

(iii)　(ii)の水溶液中において，$[H^+] = [HCO_3^-]$ が成立するので，③式より，

$$K_{a2} = \frac{[CO_3^{2-}][H^+]}{[HCO_3^-]}$$
$$\therefore\ [CO_3^{2-}] = K_{a2} = 1.0 \times 10^{-10}\,(mol/L)$$

Ⅳ

〔解答〕

問1　〔ア〕エステル　〔イ〕酸無水物　〔ウ〕アミド

問2Ⓐ　⟨benzene⟩–NH–C(=O)–CH₃

Ⓑ　環状構造（無水コハク酸）：
H₂C–C(=O)–O–C(=O)–CH₂（五員環）

問3　⟨benzene⟩–C(=O)–O–C(=O)–⟨benzene⟩ + C₂H₅OH
→ ⟨benzene⟩–C(=O)–O–C₂H₅ + ⟨benzene⟩–C(=O)–OH

問4　テレフタル酸やフマル酸がもつ2つのカルボキシ基は離れているため。

問5　27 g

問6　組成式：$C_3H_5O_2$

構造式：HO–C(=O)–CH₂–CH₂–C(=O)–O–CH₂–CH₃

問7Ⓧ　HO–P(=O)(OH)–O–P(=O)(OH)–OH

Ⓨ　CH₃–C(=O)–O–S(=O)₂–OH

〔出題者が求めたポイント〕

脂肪族化合物，芳香族化合物（エステル，酸無水物，オキソ酸）

〔解答のプロセス〕

問1

〔ア〕
R–C(=O)–OH + H–O–R′
カルボン酸　　アルコール（フェノール類）
→ R–C(=O)–O–R′ + H₂O
エステル結合

〔イ〕
R–C(=O)–OH ＋ R′–C(=O)–OH
→ R–C(=O)–O–C(=O)–R′ + H₂O
酸無水物

〔ウ〕
R–C(=O)–O–C(=O)–R′ + H–N(H)–R″
→ R–C(=O)–N(H)–R″ + R′–C(=O)–OH
アミド結合

問2Ⓐ
CH₃–C(=O)–O–C(=O)–CH₃ ＋ H–N(H)–⟨benzene⟩
無水酢酸　　　　　　　　　アニリン
→ CH₃–C(=O)–N(H)–⟨benzene⟩ + CH₃–C(=O)–OH
アセトアニリド（Ⓐ）

京都薬科大学 30年度 （34）

Ⓑ

コハク酸 → 無水コハク酸(Ⓑ) + H₂O

問3 テレフタル酸 フマル酸

$HO-C(=O)-C_6H_4-C(=O)-OH$

$HO-C(=O)-$ ... $-C(=O)-OH$ (フマル酸構造)

問5

$HOOC-C(H)=C(H)-COOH$ → 無水マレイン酸 + H_2O

マレイン酸（分子量116）

生成する水は,

$$\underset{\text{マレイン酸(mol)}}{\frac{174}{116}} \times 1 \underset{\text{H}_2\text{O(mol)}}{} \times 18 = 27(g)$$

問6

無水コハク酸(Ⓑ) + H–O–R →

$HO-C(=O)-CH_2-CH_2-C(=O)-O-R$

化合物Ⓒ

元素分析より

C 原子 : $52.8 \times \dfrac{12}{44} = 14.4(mg)$

H 原子 : $18.0 \times \dfrac{2}{18} = 2.0(mg)$

O 原子 : $29.2 - (14.4 + 2.0) = 12.8(mg)$

$C : H : O = \dfrac{14.4}{12} : \dfrac{2.0}{1} : \dfrac{12.8}{16} = 3 : 5 : 2$

よって組成式は $C_3H_5O_2$

上記の化合物Ⓒの構造より，O 原子を 4 つ有するので，分子式は $C_6H_{10}O_4$。

以上より，$R=C_2H_5$ と決まり，Ⓒの構造が次のように決まる。

$HO-C(=O)-CH_2-CH_2-C(=O)-O-CH_2-CH_3$

問7 カルボン酸同様，オキソ酸2分子から，水がとれた構造を考えるとよい。

$HO-P(=O)(OH)-O-H + H-O-P(=O)(OH)-OH$

→ $HO-P(=O)(OH)-O-P(=O)(OH)-OH + H_2O$

Ⓧ

$CH_3-C(=O)-O-H + H-O-S(=O)(=O)-OH$

→ $CH_3-C(=O)-O-S(=O)(=O)-OH + H_2O$

Ⓨ

Ⅴ

〔解答〕

問1 〔ア〕マルトース（または麦芽糖）
〔イ〕デキストリン
〔ウ〕アミロース

問2 分子式 : $(C_6H_{10}O_5)_n$
反応式 : $(C_6H_{10}O_5)_n + n\,H_2O \longrightarrow n\,C_6H_{12}O_6$

問3(i) $R^2-C(H)(OH)-O-R^1$

(ii)

問4 銀鏡反応により鎖状構造のグルコースが消費されるため，鎖状構造生成方向に平衡が移動し，最終的にすべてのグルコースが鎖状構造のグルコースとして銀鏡反応をおこすから。

問5(i) Ⓐ…(あ),(え)
Ⓑ…(う)
Ⓒ…(い)

(ii) (え)

(iii) Ⓐ 0.46 mol Ⓑ 0.02 mol Ⓒ 0.02 mol
Ⓧ 81 g

(iv) 重合度 5000
枝分かれ数 200

京都薬科大学 30年度 （35）

〔出題者が求めたポイント〕

糖類（ヘミアセタール構造，アミロペクチンの枝分かれ）

〔解答のプロセス〕

問3(i) アルコールの −OH がアルデヒド基の $\diagdown C=O$ に付加する。

$$R^1-O^{\delta-}\cdots C^{\delta+}-R^2 \longrightarrow R^1-O-\overset{H}{\underset{HO}{C}}-R^2$$

(ii) $\underset{⑤}{HOCH_2}-\underset{④}{CH(OH)}-\underset{③}{CH_2}-\underset{②}{CH_2}-\underset{①}{CHO}$

アルデヒド基に付加するヒドロキシ基は④位または⑤位の2通り考えられる。

〈⑤位のとき〉

〈④位のとき〉

問4

α-グルコース　　鎖状構造　　β-グルコース

鎖状構造のグルコースが消費されると，①の平衡は右へ，②の平衡は左へ移動する。その結果，すべてのグルコースは鎖状構造のグルコースへと変化する。

問5(i) 各グルコース単位のうち(あ)は1位と4位，(い)は1位のみ，(う)は1位と4位と6位，(え)は4位のみでグリコシド結合している。

グリコシド結合に使われていないヒドロキシ基がヨウ化メチルと反応することから，Ⓐ～Ⓒの構造のうち，−OH を有する部分が結合に使われていたことがわかる。なお，(え)に相当するグルコース単位は，次のように反応する。

（1位のヨウ化メチルと反応したヒドロキシ基は，加水分解により，元のヒドロキシ基に戻る。）

(ii) (え)に相当するグルコース単位のみが，ヘミアセタール構造を有する。

ヘミアセタール構造

((え)を還元末端という。)

(iii) 化合物Ⓐの分子量 M_A は
$$M_A = 180 + \underset{(CH_2)}{14 \times 3} = 222$$

よって，$\dfrac{102.12}{222} = 0.46(mol)$

同様にⒷの分子量 $M_B = 208$ より，

$\dfrac{4.16}{208} = 0.02(mol)$

Ⓒの分子量 $M_C = 236$ より，

$\dfrac{4.72}{236} = 0.02(mol)$

加水分解により得られたグルコースは，
$$0.46 + 0.02 + 0.02 = 0.50(mol)$$
なので，アミロペクチンⓍの質量は，

$$\underset{グルコース(mol)}{0.50} \times \underset{Ⓧ(mol)}{\dfrac{1}{n}} \times \underset{(g)}{162n} = 81(g)$$

(iv) アミロペクチンⓍの分子量 M より，
$$M = 162n = 8.1 \times 10^5 \qquad \underset{(重合度)}{n = 5000}$$

また，Ⓧに存在する枝分かれは(う)(化合物Ⓑ)の数に等しい。

全グルコースの 0.50 mol のうち，Ⓑは 0.02 mol 存在するので，

$$5000 \times \dfrac{0.02}{0.50} = 200(個)$$

| 英　語 | 200点満点 |

【解答冊子】（1〜6ページ）　　2018年度　　〈一般B方式〉

受験番号	氏　名
B	

受験番号	氏　名
B	

(記入しないこと)

(記入しないこと)

(記入しないこと)

	採　点　欄		
Ⅰ	1		
	2		
Ⅱ	1〜3		
	4〜5		
	6〜7		
Ⅲ			
合　計			

（注　意）

1. 試験開始の合図があるまで、この解答冊子を開かないこと。
2. 表紙の受験番号、氏名欄（2箇所）に各自の受験番号、氏名を記入すること。
3. 試験開始後、解答冊子のページ数（1〜6ページ）を確認すること。
4. 各ページの余白を下書きに使用してもよい。ただし、採点はしない。
5. **試験時間　10：00〜11：30**
6. 解答冊子は持ち帰らないこと。

この解答用紙は実物大です。

I （60点）

問1

[1]	ア												
[2]	温水を浴びる												
[3]	イ												
[4]	ウ												
[5]	エ												
[6]	オ												
[7]	水分を再補給する												
[8]	カ												

10

（記入しないこと）

問2

(1)

その1															
				ことを控える。											

16

その2															
				ことを控える。											

16

(2)

その1 の理由															

16

その2 の理由															

16

（記入しないこと）			
(1)		(2)	

（記入しないこと）

この解答用紙は実物大です。

京都薬科大学　30 年度　(39)

II （90 点）

問1

（解答欄：空欄の四角）

問2　＊左から順に数字を記入すること。

He also 〔□□□□□□□□□〕．

問3

（解答欄：空欄の四角）

（記入しないこと）			
1	2		3

（記入しないこと）

この解答用紙は実物大です。

問4

薬品製造者らは、

問5

（記入しないこと）		
4		5

（記入しないこと）

問6

化学製品を製造する際には、

問7

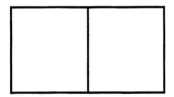

III （50点）

問

1	2	3	4	5	6	7	8	9	10

（記入しないこと）

この解答用紙は実物大です。

数　学　200点満点

【解答冊子】（1～4ページ）

2018年度　　〈一般B方式〉

受験番号	氏　名
B	

受験番号	氏　名
B	

(記入しないこと)

(記入しないこと)

(記入しないこと)

	採　点　欄		
Ⅰ			
Ⅱ			
Ⅲ			
Ⅳ			
合　計			

（注　意）
1. 試験開始の合図があるまで、この解答冊子を開かないこと。
2. 表紙の受験番号、氏名欄（2箇所）に各自の受験番号、氏名を記入すること。
3. 試験開始後、解答冊子のページ数（1～4ページ）を確認すること。
4. 各ページの余白を下書きに使用してもよい。ただし、採点はしない。
5. **試験時間　15：00 ～ 16：30**
6. 解答冊子は持ち帰らないこと。

この解答用紙は実物大です。

京都薬科大学　30 年度　(44)

Ⅰ の解答欄 （指定欄以外は採点されない。）

(1) ア：　　　　イ：

(2) ウ：　　　　エ：

(3) オ：　　　　カ：

(4) キ：　　　　ク：　　　　ケ：　　　　コ：

(5) サ：　　　　シ：　　　　ス：　　　　セ：

（記入しないこと）

(1)	(2)	(3)	(4)	(5)		(計)

この解答用紙は実物大です。

京都薬科大学　30 年度　(45)

Ⅱの解答欄 （指定欄以外は採点されない。）

ア：

イ：

ウ：

エ：

オ：

カ：

キ：

ク：

ケ：

コ：

サ：

シ：

（記入しないこと）

（計）

この解答用紙は実物大です。

Ⅲの解答欄 （指定欄以外は採点されない。）

(1)

ア：

イ：

ウ：

エ：

(2)

オ：

カ：

キ：

ク：

(3)

ケ：

コ：

サ：

（記入しないこと）

(1)	(2)	(3)

(計)

京都薬科大学　30年度　（47）

Ⅳの解答欄 （指定欄以外は採点されない。）

(1)

| ア： | イ： | ウ： |

(2)

| エ： | オ： | カ： |

(3)

キ：

(4)

ク：

（記入しないこと）

(1)	(2)	(3)	(4)

（計）

この解答用紙は実物大です.

化　学　200点満点

【解答冊子】（1〜12ページ）　　2018年度　　〈一般B方式〉

受　験　番　号	氏　　　名
B	

受　験　番　号	氏　　　名
B	

(記入しないこと)

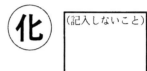

(記入しないこと)

(記入しないこと)

採　点　欄		
I		
II		
III		
IV		
V		
合　計		

（注　意）
1. 試験開始の合図があるまで、この解答冊子を開かないこと。
2. 表紙の受験番号、氏名欄（2箇所）に各自の受験番号、氏名を記入すること。
3. 試験開始後、解答冊子のページ数（1〜12ページ）を確認すること。
4. 各ページの余白を下書きに使用してもよい。ただし、採点はしない。
5. **試験時間　12：40〜14：10**
6. 解答冊子は持ち帰らないこと。

この解答用紙は実物大です。

【Ⅰ】

解答欄

問1	〔ア〕	〔イ〕	〔ウ〕
	〔エ〕	〔オ〕	〔カ〕
	〔キ〕	〔ク〕	〔ケ〕

問2		

| 問3 | （ⅰ） | （ⅱ） Al : Zn ＝ ： |
| | （ⅲ） ⟶ | |

問4		

問5	（ⅰ）正極 ⟶	
	（ⅰ）負極 ⟶	
	（ⅱ）正極の電極の質量の増加分 g	（ⅱ）希硫酸の質量パーセント濃度 ％

（記入しないこと）

（記入しないこと）

この解答用紙は実物大です.

京都薬科大学 30 年度 （50）

【Ⅱ】

解答欄

問1	〔ア〕	〔イ〕	〔ウ〕	〔エ〕	〔オ〕

問2	気体の場合				
	液体の場合				

問3	（ⅰ） kJ		（ⅱ） kJ	
	（ⅲ） kJ			

問4	反応物 kJ		生成物 kJ	
	燃焼熱 kJ/mol			

問5	（ⅰ） mol		（ⅱ） kJ	

（記入しないこと）

（記入しないこと）

この解答用紙は実物大です。

【Ⅲ】

解答欄

問1	〔ア〕		〔イ〕		〔ウ〕

問2

水
H－O－H
〔　　〕〔　　〕〔　　〕

二酸化炭素
O＝C＝O
〔　　〕〔　　〕〔　　〕

問3	(i)	(ii)

問4　　　　　　　　　　⟶

問5	〔カ〕	〔ク〕

問6

(i)　　　　　　　mol/L	(ii)
(iii)　　　　　　mol/L	

(記入しないこと)

(記入しないこと)

【IV】

例：

解答欄

問1	〔ア〕	〔イ〕
	〔ウ〕	
問2	Ⓐ	Ⓑ
問3		
問4		
問5	g	
問6	組成式	構造式
問7	Ⓧ	Ⓨ

（記入しないこと）

（記入しないこと）

この解答用紙は実物大です。

京都薬科大学　30 年度　(53)

【Ⅴ】

例：

(chemical structure diagram showing a pyranose ring with substituents: CH₂OCH₃, HO-CH, OCH₃, H, OCH₃, CH-OH)

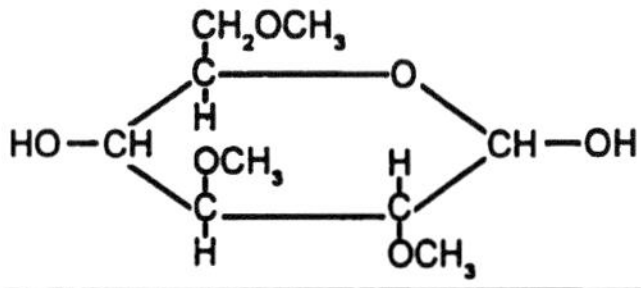

解答欄

問1	〔ア〕	〔イ〕	〔ウ〕

問2	分子式	
	反応式　　　　　　　　　⟶	

問3	(ⅰ)	(ⅱ)	(ⅱ)

問4	

問5	(ⅰ) Ⓐ	(ⅰ) Ⓑ	(ⅰ) Ⓒ	(ⅱ)
	(ⅲ) Ⓐ　　　　mol	(ⅲ) Ⓑ　　　　mol	(ⅲ) Ⓒ　　　　mol	(ⅲ) Ⓧの質量　　　g
	(ⅳ) 重合度		(ⅳ) 枝分れ	

(記入しないこと)

(記入しないこと)

この解答用紙は実物大です。

平成29年度

問 題 と 解 答

平成29年度

英 語

問題

29年度

Ⅰ 東日本大震災後に岩手県釜石市で開かれた催し物についての次の英文雑誌記事を読み、下記の設問に答えよ。答は解答冊子に記入せよ。　（50点）

"I believe that food, and good cooking, have the power to make people happy." So says Daniel Boulud, leader of the New York Cooks for Tohoku project. "We had charity events in New York, but it was hard to form a mental image of the survivors of the disaster, or to know who would be benefiting from the money we raised. That's when the idea for this project came up."

The Kamaishi "restaurant" where the New York chefs worked their magic was a track-and-field arena. Dishes were lined up cafeteria-style under a 50-meter length of tent. Each chef supervised the preparation of one menu item, thus producing a nine-dish, full-course meal. Out of consideration for the many older people who would be partaking of*1) the feast, the cooks took pains to use familiar Japanese flavors and textures.

David Bouley, who prepared pork braised*2) in *sake* and soy sauce with a flavoring accent of black truffles*3), said that he got the inspiration for his dish from Yuji Wakiya of the restaurant Wakiya.

Bill Telepan used *miso* and *sake kasu* in his fish dish. "This is the first time I ever prepared a Japanese dish," he confessed. "But I love Japanese food, so these flavors are familiar to me."

Floyd Cardoz offered a chicken curry. "To prepare," he said, "I tasted Japanese curries and created a spice recipe especially for the occasion."

Michael Romano created a dish of chilled pasta with *karasumi* fish roe*4). "I got the idea from a Japanese friend," he explained. "The sample I prepared in New York turned out well, so I think people here will enjoy it."

Dessert master François Payard noted, "The main dessert is *tofu*-based and doesn't use the eggs or butter normally found in Western desserts."

Over 2,000 people arrived for the meal, nearly double the prepared servings for 1,100. The threatened food shortage put the Japanese staff in a panic, but the chefs were unfazed*5). Adjusting quantities or revising the menu, they served every single person in line with the same warm smiles they give in their own restaurants. As the New Yokers passed out the trays, they addressed their "customers" in Japanese: "Thank you for waiting. I hope you'll enjoy this food."

Matsuri chef and Tokyo native Tadashi Ono said he jumped at the chance to participate in the event. "We want to bring comfort to the people of Tohoku, and to let them know that not just New Yorkers, but people all over the world, are pulling for*6) them."

京都薬科大学　29 年度　(2)

Commented Craig Koketsu, "I'm very happy that we could do something for the people here through our cooking.　It makes me proud to be a chef."

The citizens of Kamaishi returned the chefs' goodwill with smiles and gratitude.　All seemed to be enjoying themselves as they partook of dishes they had never tasted before.　The unexpected gourmet picnic filled the air with a peaceful mood: tasty food really does soothe*7) the soul.

Boulud summed up the day with these words: "The best restaurant on earth today is here!"　Everyone greeted his declaration with a grin.

(出典：Satoru Miyake, "New York Chefs' Tohoku Tribute", *KATEIGAHO INTERNATIONAL EDITION*,

Vol.28, Sekai Bunka Publishing Inc., 2011　＊必要に応じて原文に変更を加えてある。)

*1) partake of 〜：〜を食べる、飲む　　*2) braise：(肉や野菜) をとろ火で蒸し煮する

*3) truffle：トリュフ (キノコの１種)　　*4) fish roe：魚卵、魚精

*5) unfazed：平然としている　　*6) pull for 〜：〜を応援する

*7) soothe：(感情など) を静める

問　次の(1)〜(10)の質問に対する答をいずれも 2 文字以上 6 文字以内の日本語で記せ。なお、数字を使うばあいには、整数で答え、算用 (アラビア) 数字を使用すること。

(1)　ニューヨークの料理人たちは、東日本大震災の被災者のために、ニューヨークで何を集めるイベントを催したか？

(2)　ニューヨークの料理人たちによる釜石市での「レストラン」は、どの場所にテントを張って開かれたか？

(3)　釜石市での「レストラン」のデザートは、主としてどのような食材を使って作成されたか？

(4)　ニューヨークの料理人たちが、日本人になじみ深い香りと歯ざわりを出すのに苦労したのは、どのような人たちのことを考慮したためであったか？

(5)　釜石市での「レストラン」では、何人のシェフが料理やデザートの作成の指揮にあたったか？

(6)　釜石市での「レストラン」へは、用意した料理の数に対して約何倍の人たちがやって来たか？

(7)　釜石市民たちは、「レストラン」のシェフたちに対して、何と何でもって報いたか？

(8)　Floyd Cardoz は、自分の担当料理を準備するためにどこの何を味わってみたか？

(9)　魚料理には、日本の伝統的食材では味噌のほかに何が使われたか？

(10)　カラスミを使った冷製パスタは事前にニューヨークで試作されたが、その評判はどうであったか？

Ⅱ 次の英文を読んで、下記の設問に答えよ。答は解答冊子に記入せよ。(90点)

At the age of just 23, Kristin mentioned worries about a lump in her breast to her mom and twin sister Maren on a trip to Barcelona. (a)Upon their return home, Kris went to see her GP*1), who examined her and said that it might just be a hormonal reaction to the contraceptive pill*2). They briefly discussed breast cancer—Kris's grandmother had had the disease in her thirties but lived till 75—but the GP was not concerned and prescribed*3) evening primrose oil*4). The pain continued, and six months later after a long work trip to China, Kris returned. A different GP, without examining her, suggested that she change her contraceptive pill—(1)which she stopped, [　] no effect. At last, several weeks later, at the insistence of her mother, Kris returned to her original GP and (2)insisted [　] a referral to the local hospital, where the diagnosis*5) was eventually made. It was breast cancer.

'It was a real shock for me but also very hard for me to tell Maren, but I knew it would be even harder for her to hear. But she needed to be tested too,' she said. Maren quickly had an MRI scan*6), which came up clear. Further tests brought more bad news: Kris's tumor*7) was already very large and had spread to her spine*8). As she put it bluntly*9): 'I've got stage-four cancer. There is no stage five.'

Three years on, Kris amazingly is still very much alive and has now had chemotherapy*10) and radiotherapy*11) to shrink the tumor, (3)followed [　] a mastectomy. Having been totally bald when I last saw her, she has now regrown her hair and is having cement put into a vertebra*12) of her spine damaged by radiotherapy and the tumor. 'One of the worst things about being bald and sick (4)was not being recognized [　] identical twins any more—that was a real low point—but I'm much better now, and look like Maren again.'

Kris and Maren are the daughters of Anglo-German parents. They ___⑦___, but ___④___ after their parents divorced in the mid-1990s. At school the tall skinny*13) blonde Germans were very close, sat in the same classes, studied the same A levels*14), and ___⑨___. They had very similar upbringings and environment until the age of 19, and ___④___ in their gap year*15) together. They ___⑦___. (5)They kept [　] close contact through student life and spoke every day.

'I did think: "Why her, why not me?"' says Maren. 'But then I realized that (b)もし私が、私たち2人のうちどちらがガンになりやすいかと聞かれたら, it was always going to be Kris. She was always the one with most health problems. She alone had headaches and was homesick, she had her appendix*16) and wisdom teeth*17) removed, while I still have mine.' 'I guess I was the slightly [a], [b] anxious one, who get [c] stressed,' agrees Kris. 'My sister was always a little bit [d].'

(c)以上のことを除けば、なぜクリスが病に冒され、マレンはそうならなかったのかということへの主な手がかりはなかった. They both grew well, had their first periods*18) late—at 14 and 15—had their first boyfriends at 17, and both had irregular periods. They both had the same traditional sausage and potato diet for their early German years, then continued with their mom's fish fingers*19). They are now both non-dairy vegetarians since the diagnosis.

Genetic tests performed in Oxford have established that Kris is not a carrier*20) of the rare breast cancer gene mutations*21) called BRCA1 and BRCA2, (d)which is a relief to Maren, who now has yearly scans. Kris is positive and upbeat*22): 'I could let those questions about my cancer get to me and stop me from doing things. But I can't see into the future and I definitely can't live every day clouded by the thought of death. So the only answer is to live—and live well.' Kris has set up (e)a charity called CoppaFeel, which is educating young women about self-screening early in life, to reduce delayed diagnoses*5) like hers.

(出典：Tim Spector, *Identically Different—Why You Can Change Your Genes—*, Phoenix, 2013
＊必要に応じて原文に変更を加えてある。)

*1) GP: general practitioner（一般医、かかりつけ医。イギリスの医療制度では、最初は GP の診察を受け、必要に応じて GP の紹介(referral)のもとに病院の専門医を受診できる。)

*2) contraceptive pill: 避妊薬　　　　*3) prescribe: 処方する

*4) evening primrose oil: 月見草油　　*5) diagnosis: 診断（diagnoses は複数形）

*6) MRI scan: magnetic resonance imaging（核磁気共鳴画像）による精密検査

*7) tumor: 腫瘍　　　　　　　　　　*8) spine: 脊柱

*9) bluntly: あけすけに　　　　　　*10) chemotherapy: 化学療法

*11) radiotherapy: 放射線療法　　　　*12) vertebra: 脊椎骨

*13) skinny: やせこけた　　　　　　*14) A level: Advanced level（上級レベルのクラス）

*15) gap year: イギリスなどで、大学に入る前に旅行・アルバイト・ボランティア活動など をして人生経験を積む期間　　　*16) appendix: 虫垂

*17) wisdom tooth: 親知らず　　　　*18) periods: 月経

*19) fish finger: 細長い切り身魚のフライ

*20) carrier: 保因者　　　　　　　*21) gene mutation: 遺伝子異常

*22) upbeat: 楽天的な

問1 次の①と②の空欄に適する語を記し、いずれも下線部(a)とほぼ同じ意味になる副詞節を作りなさい。

① 〔   〕〔   〕〔   〕 they returned home
② The 〔   〕 they returned home

問2 下線部(1)〜(5)が、次のような意味となるように、それぞれの空欄に適する語を下記の選択肢から選び、A, B, C,…の文字で答えよ。それぞれの選択肢は2回以上使用できない。

(1) 彼女は避妊薬の服用を止めたが、なんの効果もなかった
(2) 地元の病院に紹介してくれるよう強く求めた
(3) そのあと、乳房を切除する手術（mastectomy）を受けた
(4) もはや、一卵性双生児（identical twins）とは認識されないことであった
(5) 彼女たちは頻繁に連絡をとりあった

　　　(A) as　　(B) by　　(C) in　　(D) from　　(E) to　　(F) on

問3 下線部(b)と(c)を、解答欄に指定された語を使った英文となるよう、与えられた語（句）を1度ずつ用い、適切な順に並べ換えよ。答は、1〜11の数字で記せ。ただし、解答欄に与えられた語の位置は動かせないものとする。また、文頭にくるべき語の語頭も小文字で示してある。

下線部(b)

① to	② one of us	③ more	④ get
⑤ likely	⑥ I	⑦ had	⑧ been
⑨ cancer	⑩ was	⑪ asked	

下線部(c)

① affected	② apart	③ major clues	④ no
⑤ and not	⑥ from	⑦ was	⑧ why
⑨ to	⑩ were	⑪ there	

問4　二重下線部㋐〜㋔に文脈から考えて最も適する英語表現を次の選択肢から選び、A, B, C,...の文字で答えよ。それぞれの選択肢は1度しか使用できない。

(A)　even traveled round Australia
(B)　achieved the same top grades
(C)　moved to the UK
(D)　then chose different universities
(E)　spent the first half of their childhood in Germany

問5　文中の空所[a]〜[d]に入る語の組み合わせとして、前後の文脈から考えて最も適切な選択肢を1つ選び、A, B, C,...の文字のいずれかで答えよ。

(A)	[a] weaker	[b] more	[c] less	[d] stronger
(B)	[a] weaker	[b] more	[c] more	[d] stronger
(C)	[a] weaker	[b] less	[c] less	[d] stronger
(D)	[a] stronger	[b] less	[c] less	[d] weaker
(E)	[a] stronger	[b] more	[c] more	[d] weaker
(F)	[a] stronger	[b] less	[c] more	[d] weaker

問6　下線部(d)について、なぜマレンは安心したか。「遺伝子」「一卵性双生児」という語句を用いて、その理由を日本語で説明せよ。ただし、用いる順番は問わない。

問7　下線部(e)の慈善団体はどのような活動に取り組んでいるか。日本語で説明せよ。

京都薬科大学 29年度 (7)

Ⅲ 以下は、Travel agent (TA)と Customer (CU)との間でやりとりされた会話である。
これを読んで、下記の設問に答えよ。答は解答冊子に記入せよ。   (60点)

TA: So, you're looking for a short break somewhere romantic.

CU: That's right.   But I have a very tight budget.   You see, ____(1)____.

TA: Oh, really?   Ah, well, what about Venice?   I'm sure your wife would love it there.

CU: But isn't it very expensive?

TA: Oh, no, ____(2)____ at the moment.   And everyone knows that it's the most romantic city in the world.   So many of our clients come in to tell me what a wonderful time they had there.   In fact, the head of our company went there only last weekend.   He said it was amazing.

CU: Really?   So, how much will it cost?

TA: Well, it's your lucky day because ____(3)____.   Book today and you can get four days for the price of three.

CU: Well, I only really wanted to go for three days.   I have to work, you see.

TA: It's up to you, sir, but I'd advise you to think about this deal.   It's in a beautiful hotel in an excellent location.   Not only that, ____(4)____.   Actually, you'll save a considerable amount on restaurants.

CU: You haven't said ____(5)____.

TA: I can tell you right now.   Er, …   Two people, flights and accommodation, gold class.

CU: Gold class?

TA: Well, after all, it is a special occasion, isn't it, sir?   Let me see, um, … that'll be £˚350 per person.

CU: Well, er, ____(6)____…

TA: Look, I tell you what, I'll give you an additional five percent discount. ____(7)____.

CU: Well, that's very kind of you.

TA: And I'm sure you don't mind getting up at 4 a.m. for the early flight.

CU: Oh, 4 a.m.—that's a bit early, isn't it?

TA: Ah, but the good thing about that is ____(8)____.   I'll go ahead and book that then, shall I?

CU: Erm, maybe I should think about it.

TA: Well, I don't want to put pressure on you, but ____(9)____.   Oh, and I can see on my computer that the flights are booking up very quickly.   As I said, it's a very popular destination.

CU: Oh. Um, …   Right, you'd better book it then.

TA: Wonderful.   Your wife will have such a lovely surprise.   Now, as I'm sure
　　you're aware, ____(10)____.   That's £20 extra per person.

CU: No, erm …   I wasn't aware of that.

TA: And you'll also need to add baggage allowance and airport tax. … that'll be £58
　　…   And insurance, of course.

CU: I think I have insurance at home.   I can check.

TA: Well, of course you may already have travel insurance.   However, ____(11)____
　　that our insurance covers you for water accidents.

CU: Water accidents?

TA: Well, there's quite a lot of water in Venice, isn't there, sir?   I mean, you could
　　fall out of a gondola or off a bridge.   Take out our insurance and ____(12)____
　　knowing that no little problems will spoil your holiday.

CU: … Oh, OK then, go ahead.

TA: Marvelous.   Now, let's look at any excursions you might like to take your wife
　　on, after all it is her birthday.

（出典：Irene Barrall & John Rogers, *Lifestyle: English for work, socializing, & travel*, Pearson Education Limited, 2012

＊必要に応じて原文に変更を加えてある。）

*£: ポンド（イギリスの通貨単位の1つ）

問　会話文中の空所(1)〜(12)に、会話の流れから考えて最も適する英語表現を、下記の(A)
　〜(L)から1つずつ選べ。それぞれの選択肢は1度しか使用できない。文頭に来るべき
　語の語頭も小文字で示してある。答は A, B, C,...の文字で記せ。

(A) you'll have peace of mind

(B) how much this will cost yet

(C) it's still worth bearing in mind

(D) the offer does end at midnight tonight

(E) it's quite bit more than I wanted to pay

(F) you'll have more time to enjoy the city

(G) it's a surprise for my wife for her birthday

(H) there are transfer fees on top of that price

(I) I shouldn't really, but it's such a romantic present

(J) we have a very special offer on at the moment

(K) you also get breakfast and dinner included in the price

(L) and it's one of our most popular short break destinations

数　学

問題

29年度

I (配点 50 点)

次の□にあてはまる数または式を解答欄に記入せよ。

(1) x の 2 次不等式 $x^2 + (k+2)x - (k^2 - 5k + 2) > 0$ の解がすべての実数であるような定数 k の値の範囲は，$\boxed{ア} < k < \boxed{イ}$ である。

(2) 白，赤，青の 3 個のさいころを同時に投げるとき，3 個の目の積が奇数になるのは $\boxed{ウ}$ とおりで，偶数になるのは $\boxed{エ}$ とおりである。また，3 個の目の和が奇数になるのは $\boxed{オ}$ とおりで，偶数になるのは $\boxed{カ}$ とおりである。

(3) 空間に 3 点 A$(2,0,0)$，B$(0,2,0)$，C$(0,0,3)$ をとるとき，三角形 ABC の面積は $\boxed{キ}$ である。また，空間の原点 O から平面 ABC へ下ろした垂線の長さは $\boxed{ク}$ である。

(4) $\log_{10} 2 = a$，$\log_{10} 3 = b$ のとき，次の値を a と b で表せ。

$$\log_{10} 12 = \boxed{ケ}, \quad \log_2 3 = \boxed{コ}, \quad \log_{24} 5 = \boxed{サ}$$

(5) $0 \leqq \theta < 2\pi$ のとき，方程式 $2\tan^2 \theta = \dfrac{3}{1 + \cos 2\theta}$ を満たす θ の値は，全部で $\boxed{シ}$ 個ある。それらの値のうちで，最も大きい値は $\boxed{ス}$ であり，最も小さい値は $\boxed{セ}$ である。

II (配点 50 点)

3次関数 $f(x) = x^3 - 3px^2 + q + 2p^3$ を考える。ただし，p と q は定数で，$p > 0$ とする。次の □ にあてはまる数または式を解答欄に記入せよ。

(1) 3次関数 $f(x)$ は，$x = \boxed{\text{ア}}$ のとき極大値 $\boxed{\text{イ}}$ をとる。また，$x = \boxed{\text{ウ}}$ のとき極小値 $\boxed{\text{エ}}$ をとる。

(2) $f(x) = 0$ が異なる 3 個の実数解を持つような q の範囲は，$\boxed{\text{オ}} < q < \boxed{\text{カ}}$ である。

(3) $q = -2p^3$ のとき，点 $(0, -27p^3)$ から曲線 $y = f(x)$ へ引いた接線の方程式は，$y = \boxed{\text{キ}}$ である。この接線の接点を通り，接線と垂直に交わる直線の方程式は，$y = \boxed{\text{ク}}$ である。

III (配点 50 点)

Oを原点とする座標平面上に，$P(1, -p)$ と $Q(0, p)$ という 2 点をとる。ただし，p は定数で，$p > 0$ とする。t を任意の実数とし，$\overrightarrow{OR} = (2-t)\overrightarrow{OP} + t\overrightarrow{OQ}$ を満たす点 R を考える。次の $\boxed{}$ にあてはまる数または式を解答欄に記入せよ。

(1) t がすべての実数値をとって変わるとき，点 R は直線 $y = \boxed{\text{ア}}$ 上にある。

(2) $|\overrightarrow{OR}|^2$ は t と p を用いて $|\overrightarrow{OR}|^2 = \boxed{\text{イ}}$ と表せる。よって，$t = \boxed{\text{ウ}}$ のとき，$|\overrightarrow{OR}|^2$ は最小値 $\boxed{\text{エ}}$ をとる。

(3) (2) で答えた $t = \boxed{\text{ウ}}$ のとき，3 点 O，R，$(0, 2p)$ を通る円の半径は $\boxed{\text{オ}}$ で，中心は $\left(\boxed{\text{カ}}, \boxed{\text{キ}} \right)$ である。

(4) (2) で答えた $t = \boxed{\text{ウ}}$ のとき，3 点 O，R，$(1, 0)$ を通る放物線と x 軸で囲まれる部分の面積 S を p で表すと，$S = \boxed{\text{ク}}$ である。S は $p = \boxed{\text{ケ}}$ のとき，最小値 $\boxed{\text{コ}}$ をとる。

IV (配点50点)

以下で定めるルールにしたがって，投げたさいころの目に応じて座標平面上で点Pを進める。さいころを4回投げて，原点Oを出発点として点Pを進めるとき，次の□にあてはまる数または式を解答欄に記入せよ。

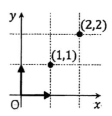

(1) 次のルールAにしたがって，原点Oを出発点として点Pを進める。

> ルールA　さいころの出た目をnで表す。$1 \leq n \leq 3$ならば，Pを上へ1だけ進める。$4 \leq n \leq 6$ならば，Pを右へ1だけ進める。

さいころの目が3，5，4，2の順に出たとき，点Pは($\boxed{ア}$，$\boxed{イ}$)に到達する。さいころを4回投げたとき，Pが到達可能な点は5つあり，それらはすべて直線$y = \boxed{ウ}$上にある。Pの到達点のx座標がrになる確率を$f(r)$で表すと，$f(0) = f(4) = \boxed{エ}$，$f(1) = f(3) = \boxed{オ}$，$f(2) = \boxed{カ}$である。Pの到達点の座標を(a,b)と表すとき，「$a^2 + b^2 \geq m$になる確率は1」が成り立つような自然数mの最大値は$\boxed{キ}$である。また，Pが$(1,1)$を通ったとき，$(2,2)$に到達する条件付き確率は$\boxed{ク}$である。

(2) 次のルールBにしたがって，原点Oを出発点として点Pを進める。

> ルールB　さいころの出た目をnで表す。$1 \leq n \leq 2$ならば，Pを上へ1だけ進める。$3 \leq n \leq 4$ならば，Pを右へ1だけ進める。$5 \leq n \leq 6$ならば，Pをどの方向へも進めない。

さいころの目が3，5，4，2の順に出たとき，点Pは($\boxed{ケ}$，$\boxed{コ}$)に到達する。さいころを4回投げたとき，Pの到達点が(s,t)になる確率を$g(s,t)$で表すと，$g(0,0) = \boxed{サ}$，$g(0,1) = \boxed{シ}$，$g(1,1) = \boxed{ス}$である。Pの到達点の座標を(a,b)と表すとき，$a^2 + b^2 \leq 4$になる確率は$\boxed{セ}$である。

化 学

問題

29年度

【Ⅰ】次の記述を読み，問1～7の答を解答冊子の解答欄に記せ。　　　　　　　（40点）

　試料中に含まれている化学種を検出・確認する操作を定性分析という。金属陽イオンの定性分析法は，金属陽イオンを特定の陰イオンと反応させて，沈殿として検出する方法が確立されている。

　今回，Ag^+，Ba^{2+}，Cd^{2+}，Zn^{2+}，Al^{3+}，金属陽イオン⊗および⊙の7種類の金属イオンを含む水溶液（中性水溶液）Ⓦを用いて，次の操作を行った。ただし，化合物Ⓐ～Ⓔは金属イオンを含む化合物とする。

操作1：Ⓦに希塩酸を加えて生じた化合物Ⓐおよび化合物Ⓑを含む白色の沈殿をろ過して分離した。

操作2：操作1のろ液に硫化水素を通じて生じた化合物Ⓒを含む黄色の沈殿をろ過して分離した。

操作3：操作2のろ液に過剰量の〔ア〕を加えて生じた水酸化アルミニウムを含む白色の沈殿をろ過して分離した。

操作4：操作3のろ液に硫化水素を通じて生じた (a) 化合物Ⓓを含む沈殿をろ過して分離した。

操作5：操作4のろ液に炭酸アンモニウム水溶液を加えて生じた化合物Ⓔを含む白色の沈殿をろ過して分離した。

操作6：操作5のろ液を白金線の先につけ，ガスバーナーの外炎の中に入れると，赤紫色の炎が生じた。

操作7：操作1で得た沈殿物に熱湯を加えて溶け残ったⒶを含む白色の沈殿をろ過して分離した。

操作8：操作7で得た (b) Ⓐを含む沈殿の一部を別のろ紙に塗り付け，直射日光に当てた。

操作9：(c) 操作7で得られたろ液にクロム酸カリウム水溶液を添加すると，黄色の沈殿が生じた。

問1　〔ア〕に入る最も適当な水溶液の名称を記せ。

問2　金属陽イオン⑧，⑨(順不同)のイオン式を記せ。

問3　下線部(a)で生じる沈殿の色，および⑩の化学式を記せ。

問4　⑩に硫化水素を通じたときに沈殿物として得られる金属イオンを含む化合物のうち，⑩以外のすべての化合物の化学式を記せ。

問5　操作3に関連して，次の問に答えよ。

（ⅰ）⑩にFe³⁺イオンが含まれている場合，そのすべてを水酸化鉄（Ⅲ）の沈殿として得るために，操作3を行う前に煮沸し，希硝酸を加える必要がある。希硝酸を加えなければならない理由を簡潔に記せ。また，希硝酸を加えることによりおこる化学反応のイオン反応式を記せ。

（ⅱ）操作4で検出される陽イオンの水酸化物が操作3の沈殿に混じらない理由を簡潔に記せ。

問6　下線部(b)について，次の問に答えよ。

（ⅰ）直射日光に当てることで，ろ紙に塗られた沈殿物は視覚的にどのような変化が生じるか記せ。

（ⅱ）（ⅰ）の変化が生じる⑭が有する性質を何とよぶか。その名称を記せ。

（ⅲ）（ⅰ）の変化時に生じる化学反応の反応式を記せ。

（ⅳ）⑭の25℃における溶解度積は，1.80×10^{-10} $(mol/L)^2$ である。25℃において 3.00×10^{-6} mol の⑭を 100 mL の水とかき混ぜ，十分な時間が経過したときに固体として残っている⑭は何 mol か。答は四捨五入して有効数字3桁で記せ。ただし，液体の体積変化は無視できるものとし，必要なときは，次の数値を使用せよ。

$$\sqrt{2} = 1.41, \quad \sqrt{3} = 1.73, \quad \sqrt{5} = 2.24$$

問7　下線部(c)でおこる化学反応のイオン反応式を記せ。

【Ⅱ】次の記述を読み、問1〜4の答を解答冊子の解答欄に記せ。ただし、$\log_e 2 = 0.69$, $\log_e 3 = 1.1$, $\log_e 5 = 1.6$, $\log_e 10 = 2.3$ とする。また、気体は理想気体とみなせるものとする。　　　　（36点）

　化学反応には、瞬時に完了するものや、ゆっくりと進行するものなどがある。また、同じ化学反応でも、反応の速さは、(a) 反応物濃度、温度、触媒の存在などの要因で変化する。化学反応の速さは、単位時間あたりの反応物の〔ア〕量、または生成物の〔イ〕量で表し、反応が一定体積中でおこる場合、物質の変化量は濃度の変化量として表すことが多い。

　五酸化二窒素 N_2O_5 の四塩化炭素溶液を温めると、次式のように分解して酸素 O_2 が発生する。

$$2N_2O_5 \rightarrow 2N_2O_4 + O_2$$

　N_2O_5 の分解速度を求めるために、O_2 以外の物質は気体に変化せず、溶液の体積変化および O_2 の溶液への溶解は無視できるものとして、45℃で実験を行った。分解した N_2O_5 の物質量は、発生した O_2 の物質量の〔ウ〕倍であることから求められる。表1は、発生した O_2 の総体積を 1000 秒間ごとに測定し、(b) 残存 N_2O_5 のモル濃度 $[N_2O_5]$ を算出したものである。

〈表1〉

時間 t〔秒〕	0	1000	2000	3000	4000	5000
$[N_2O_5]$〔mol/L〕	2.00	1.20	0.70	0.42	0.25	0.15

　(c) この場合、各時間間隔における平均濃度に対して、平均分解速度をプロットすると、原点を通る直線のグラフになる。よって N_2O_5 の平均の分解速度 $\overline{v}$ は、N_2O_5 の平均濃度 $\overline{[N_2O_5]}$ に比例することから、$\overline{v} = k\overline{[N_2O_5]}$（$k$ は比例定数）と表され、この k は〔エ〕とよばれる。

　時間 t から $t + \Delta t$ の間における N_2O_5 の濃度変化を $\Delta[N_2O_5]$ とすると、Δt の間の平均速度 $\overline{v}$ は次式で表される。

$$\overline{v} = -\frac{\Delta[N_2O_5]}{\Delta t} \quad \text{（式1）}$$

　Δt を限りなく 0（ゼロ）に近づけると、t における N_2O_5 の分解速度 v（瞬間の速度）を求めることができる。v は、N_2O_5 の濃度を時間で微分した値であり、次式で表される。

$$v = -\frac{d[N_2O_5]}{dt} \quad \text{（式2）}$$

　一方、v は $[N_2O_5]$ に比例するから、式2は次のように表される。

$$v = -\frac{d[N_2O_5]}{dt} = k[N_2O_5] \quad \text{（式3）}$$

　$t = 0$ のときの N_2O_5 の濃度を $[N_2O_5]_0$ とし、式3を積分すると、残存濃度と時間との関係を表す式4が得られる。

$$\log_e[N_2O_5] = -kt + \log_e[N_2O_5]_0 \quad \text{（式4）}$$

問1 〔ア〕および〔イ〕に入る適当な語句として，該当する解答欄の語句を〇で囲め。また，〔ウ〕および〔エ〕に入る最も適当な語句あるいは数値を記せ。

問2 下線部(a)について，次の問に答えよ。
(ⅰ) 化学反応がおこるためには，反応する粒子どうしの衝突が必要になる。したがって，反応物濃度が大きいと単位時間あたりの衝突回数が増加するため，反応速度は大きくなる。AとBの2種類の粒子が1対1で衝突する場合を考えたとき，一定温度では，Aの濃度が4倍，Bの濃度が6倍になると，単位時間，単位体積あたりのAとBの衝突回数の総数はもとの何倍になるか。答は四捨五入して整数値で記せ。
(ⅱ) 気体どうしの反応の場合，温度 T および体積 V が一定であれば，反応する気体Cの分圧 p_c が大きくなると，反応速度も大きくなる。気体Cの物質量を n_c，気体定数を R として，分圧と濃度との関係式を記し，反応速度が大きくなる理由を簡潔に記せ。

問3 下線部(b)および(c)について，次の問に答えよ。
(ⅰ) 表1の数値を用いて，各時間間隔における平均分解速度 $\bar{v}$ とN_2O_5の平均濃度 $\overline{[N_2O_5]}$ を算出した表を作成したい。(あ)，(お)，(か)，(こ)に入る数値を記せ。答は四捨五入して小数第1位まで記せ。

時間間隔〔秒〕	0～1000	1000～2000	2000～3000	3000～4000	4000～5000
$\bar{v}$〔mol/(L・秒)〕	(あ)×10^{-3}	(い)×10^{-3}	(う)×10^{-3}	(え)×10^{-3}	(お)×10^{-3}
$\overline{[N_2O_5]}$〔mol/L〕	(か)	(き)	(く)	(け)	(こ)

(ⅱ) k の値は (さ)×10^{-4} と求めることができる。(さ)に入る数値を記せ。答は四捨五入して整数値で記せ。
(ⅲ) k の単位として，最も適当なものはどれか。次の (し) ～ (て) から1つ選び，記号を記せ。

(し) (濃度)　　　　　　　　　　　　　(す) (濃度)$^{-1}$
(せ) (時間)　　　　　　　　　　　　　(そ) (時間)$^{-1}$
(た) (濃度)×(時間)　　　　　　　　　(ち) (濃度)$^{-1}$×(時間)
(つ) (濃度)×(時間)$^{-1}$　　　　　　　(て) (濃度)$^{-1}$×(時間)$^{-1}$

問4 ある温度における四塩化炭素溶液中のN_2O_5の分解速度を測定したところ，反応速度は以下の式で表されることがわかった。

$$v = 3.0 \times 10^{-4} \times [N_2O_5]$$

前頁の式4を用いることで，ある時間におけるN_2O_5の残存濃度を見積もることができる。
(ⅰ) 反応開始時 ($t = 0$) のN_2O_5濃度が 2.00 mol/L のとき，濃度が 1.00 mol/L になるのに要する時間は，反応開始後何秒か。答は四捨五入して整数値で記せ。
(ⅱ) 反応開始時 ($t = 0$) のN_2O_5濃度が 2.00 mol/L のとき，濃度が 0.25 mol/L になるのに要する時間は，(ⅰ)で求めた時間の何倍か。答は四捨五入して整数値で記せ。
(ⅲ) 反応開始時 ($t = 0$) のN_2O_5濃度が 0.16 mol/L のとき，濃度が 0.08 mol/L になるのに要する時間は，(ⅰ)で求めた時間の何倍か。答は四捨五入して整数値で記せ。

【Ⅲ】次の記述を読み，問1〜8の答を解答冊子の解答欄に記せ。ただし，nは正の整数を表すものとし，原子量はH＝1.0, C＝12.0, O＝16.0とする。有機化合物の構造式は解答欄の上に示す例にならって記せ。 (45点)

C_nH_{2n+2}の分子式で表される化合物はアルカンとよばれる鎖式炭化水素である。nが1〜3のときはそれぞれ1種類のアルカンしか存在しない。しかし，(a)nが4以上の場合，分子式が同じでも構造の異なる複数の分子が存在できる。これらを互いに異性体とよび，$n＝6$のときは下図に示すように5種類の構造異性体が存在できる。

$$CH_3\text{-}CH_2\text{-}CH_2\text{-}CH_2\text{-}CH_2\text{-}CH_3$$

$$CH_3\text{-}CH_2\text{-}CH_2\overset{\underset{\displaystyle CH_3}{|}}{\text{-}CH}\text{-}CH_3$$

$$CH_3\overset{\underset{\displaystyle CH_3}{|}}{\text{-}CH}\overset{\underset{\displaystyle CH_3}{|}}{\text{-}CH}\text{-}CH_3$$

$$CH_3\text{-}CH_2\overset{\underset{\displaystyle CH_3}{|}}{\text{-}CH}\text{-}CH_2\text{-}CH_3$$

$$CH_3\text{-}CH_2\overset{\displaystyle CH_3}{\underset{\displaystyle CH_3}{\overset{|}{\underset{|}{\text{-}C}}}}\text{-}CH_3$$

アルカンのように，共通の一般式で表され化学的性質がよく似ている一群の化合物を〔ア〕という。一般に直鎖状のアルカンは分子量が大きくなるほど〔イ〕が大きくなるため沸点が高くなる。

(b)炭素・炭素二重結合を1つ含み，他はすべて単結合の鎖式炭化水素はアルケンとよばれ，炭素数が4以上のとき異性体が存在する。アルケンには炭素原子間の二重結合が自由に回転できないことに基づく異性体が存在することがあるが，このような異性体を特に〔ウ〕異性体という。

(c)炭素・炭素三重結合を1つ含み，他はすべて単結合の鎖式炭化水素はアルキンとよばれ，炭素数が4以上のとき異性体が存在する。分子を構成するすべての原子が直線状に並んだ構造をもつアルキンは〔エ〕のみである。

問1 〔ア〕～〔エ〕に入る最も適当な語句を記せ。

問2 （ i ）下線部(a)に関連して，$n = 5$ のアルカンの場合，異性体は何種類存在するか。その数を記せ。

（ ii ）炭素数が5で分子中の炭素・炭素原子間に不飽和結合をもたない鎖式1価アルコールは何種類存在するか。また，それらの分子式を記せ。ただし，それらのアルコールには光学異性体の組合せが3組存在することを考慮し，立体異性体の数も含めた数を記せ。

（ iii ）（ ii ）のアルコールのうち酸化することによってアルデヒドが得られるものは何種類存在するか。その数を記せ。

問3 下線部(b)に関連して，アルカンの分子は必ず C_nH_{2n+2} の形で表すことができる分子式をもつが，化学式が C_nH_{2n} で表される化合物はアルケンであるとは限らない。その理由を2つそれぞれ簡潔に記せ。

問4 炭素数が2で，炭素・炭素二重結合を1つもつ1価アルコールは不安定で，すぐに構造異性体の関係にある化合物に変化する。この化学反応の反応式を記せ。また，炭素数が3で，炭素・炭素二重結合を1つもつ鎖式1価アルコールのうち，安定に存在できるものは1種類のみである。その構造式を記せ。

問5 下線部(c)の化合物のなかで，炭素数が m 個の鎖式炭化水素の分子式を m を用いた一般式で記せ。ただし，m は2以上の整数を表すものとする。

問6 下線部(c)の化合物のうち，立体異性体が存在し，その中で分子量が最も小さい化合物の構造式を記せ。また，不斉炭素原子には右肩に＊を付けて表せ。

問7 炭素数が17で炭素・炭素二重結合を1つ含み，他はすべて単結合の直線状の鎖式炭化水素の片方の末端の炭素原子に結合する水素原子1つを，カルボキシ基に置き換えた形の化合物は何種類存在するかを考える。この化合物では炭素・炭素二重結合の位置は〔オ〕通り考えられる。さらに，立体異性を考えるとこの化合物は〔カ〕種類存在すると考えられる。〔オ〕および〔カ〕に入る数字を記せ。また，このような化合物は，炭素・炭素二重結合を含んでいるといった特徴から一般に何とよばれるか。その名称を記せ。

問8 分子量が 250 以下で，奇数個の炭素・炭素二重結合を含む鎖式炭化水素を完全燃焼させたところ，生成した二酸化炭素と水の質量比は 55:18 であった。この化合物を構成する炭素原子および水素原子の個数の比を最も簡単な整数比で記せ。また，この化合物の分子式を記せ。ただし，燃焼により二酸化炭素と水以外の物質は生成しないものとする。

【IV】次の記述を読み，問1～7の答を解答冊子の解答欄に記せ。ただし，原子量はH＝1.0，C＝12.0，N＝14.0，O＝16.0とする。　　　　　　　　　　　　　　　　　　　　(36点)

(a) アミノ酸のペプチド結合により生じた物質をペプチドとよぶ。多数のアミノ酸のペプチド結合により形成したポリペプチドはタンパク質とよばれ，その働きは立体構造によって決まる。タンパク質の立体構造は，構成するアミノ酸の種類や数だけでなく，その配列順序によっても決まるため，アミノ酸の配列順序はタンパク質の性質に大きな影響を与える。

図1に示したように，ペプチドやタンパク質において，アミノ酸単位の側鎖（置換基）以外にアミノ基がある末端をアミノ末端（N末），カルボキシ基がある末端をカルボキシ末端（C末）とよぶ。(b) カルボキシペプチダーゼは，最もC末側にあるペプチド結合の加水分解を触媒する酵素である。この酵素をペプチド水溶液に加えると，C末側から順次ペプチド結合が加水分解されるので，アミノ酸の配列順序をC末から順に調べることができる。

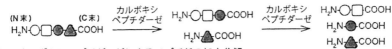

図1．カルボキシペプチダーゼによるペプチドの加水分解
○，□，●，△は，隣のアミノ酸との間でペプチド結合を形成したアミノ酸単位を示している。

ここに，分子量が981で，N末のアミノ酸がグリシンである直鎖状のペプチドⓍがある。0.01 mol/LのⓍの水溶液10 mLにうすい酸を加え完全に加水分解してアミノ酸組成を調べた結果，表1のアミノ酸が検出され，すべてのアミノ酸の物質量の合計は8×10^{-4} molであり，そのうちグリシンは1×10^{-4} mol，アルギニンは2×10^{-4} mol含まれていた。さらに，0.01 mol/LのⓍの水溶液10 mLを用いて以下の操作1～3を行い，アミノ酸の配列順序を解析した。ただし，アルギニンのN末側のペプチド結合は，ここで用いたカルボキシペプチダーゼによって加水分解されないものとする。

操作1： Ⓧの水溶液にカルボキシペプチダーゼを適当量加え，一定時間毎に反応液を〔ア〕mLとり，カルボキシペプチダーゼとペプチドを除き，アミノ酸の混合物を取り出した。

操作2： 操作1で取り出したアミノ酸混合物の組成を調べ，反応時間に対するアミノ酸あ～えの物質量をグラフにプロットした（図2）。反応時間を十分に延ばしても，アミノ酸の種類や物質量は反応時間6時間のときと同じだった。

表1．ペプチドⓍを構成するアミノ酸

アミノ酸	略号	等電点	分子量
グリシン	G	6.0	75
セリン	S	5.7	105
リシン	K	9.7	146
グルタミン酸	E	3.2	147
アルギニン	R	10.8	174
チロシン	Y	5.7	181

操作3： 操作1で反応2，4，6時間後の反応液から取り出したアミノ酸混合物の水溶液を，図3に示すようにろ紙の中央に染み込ませた。その後pH 5.7の緩衝液で湿らせ電圧をかけ泳動し，ニンヒドリン溶液を噴霧してドライヤーで温め呈色させた。それぞれの呈色部位に存在するアミノ酸の相対的な物質量は次のようになった。

呈色①:②:③＝10:12:1， 呈色④:⑤:⑥＝10:23:8， 呈色⑦:⑧:⑨＝10:30:10，
呈色③:⑥:⑨＝1:8:10

問1　下線部(a)に関連し，2つ以上のペプチド結合をもつペプチドはビウレット反応により赤紫色に呈色する。この時，錯イオンを形成している金属イオンのイオン式を記せ。

問2　下線部(b)に関連し，酵素に関する次の問に答えよ。
（ⅰ）一般に，酵素が触媒として作用する物質を何というか。その名称を記せ。
（ⅱ）酵素はそれぞれ決まった物質にしか触媒として作用しない。この性質を何というか。その名称を記せ。
（ⅲ）酵素が最もよくはたらく温度を何というか。その名称を記せ。
（ⅳ）一般的に（ⅲ）より高い温度になると急激に酵素反応の速度が小さくなり失活する。この理由を簡潔に記せ。

問3　Ⓧの1分子は，何分子のアミノ酸の縮合により生じるか。その数を記せ。

問4　操作1の〔ア〕に入る数値を，操作2の結果を元にして求めよ。答は四捨五入して小数第1位まで記せ。

問5　操作3において，呈色①および③の位置まで泳動されたアミノ酸は何か。表1に示したアミノ酸の略号で記せ。

問6　アミノ酸ⓐ，ⓘ，ⓤ，ⓔはそれぞれ何か。表1に示したアミノ酸の略号で記せ。

問7　Ⓧ中のアミノ酸の配列順序を，N末側から順に，表1に示したアミノ酸の略号で記せ。

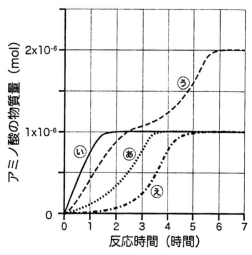

図2．操作2において検出されたアミノ酸の物質量と反応時間の関係

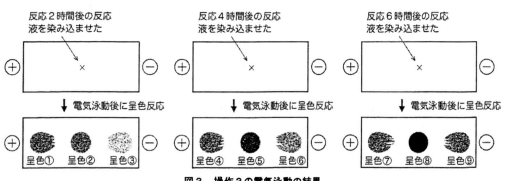

図3．操作3の電気泳動の結果

【V】次の記述を読み，問1～10の答を解答冊子の解答欄に記せ。ただし，原子量はH＝1.0，C＝12.0，O＝16.0，Na＝23.0とし，気体には気体の状態方程式が適用でき，気体定数は8300 Pa・L/(mol・K)とする。有機化合物の構造式は解答欄の上に示す例にならって記せ。（43点）

ヒトや動物の病気の治療や予防などに使用する物質を医薬品という。医薬品は，体内に侵入した病原微生物を除去するために用いる化学療法薬や，病気の症状を緩和するために用いる〔ア〕療法薬などに分類される。化学療法薬には，スルファニルアミド構造をもつサルファ剤，およびペニシリンなどの微生物が産生したものやそれをもとに作られた医薬品である〔イ〕などがある。一方，〔ア〕療法薬には，〔ウ〕作用をもつサリチル酸メチルなどがある。

今回，下に示す操作に従って，サリチル酸からサリチル酸メチルを合成した。

操作1：サリチル酸（融点159℃，沸点211℃）と過剰のメタノール（沸点65℃）を乾いた丸底フラスコにとり溶解させ，(a) 少量の濃硫酸（沸点337℃）を加えた。

操作2：図1のように，丸底フラスコに，冷却器（物質の蒸気を冷却して液体に凝縮させる器具）を付けて (b) 水浴上で加熱した。

操作3：反応が終わった後，溶液を室温まで冷やし，(c) ジエチルエーテル（沸点35℃）と水の入った分液ろうと（図2）に移し，振り混ぜ放置した。

操作4：溶液が二層となった後，(d) 水層を取り除き，さらに (e) 飽和炭酸水素ナトリウム水溶液を分液ろうとに加え，振り混ぜ放置した。

操作5：溶液が二層となった後，ジエチルエーテル層を三角フラスコに取り出し，無水塩化カルシウムの固体を少量加え，ジエチルエーテル層に溶け込んだ少量の水を取り除いた。

操作6：(f) 塩化カルシウムをろ過で除いた後，ろ液に含まれる (g) ジエチルエーテルを取り除いて，サリチル酸メチル（融点－9℃，沸点220℃）を得た。

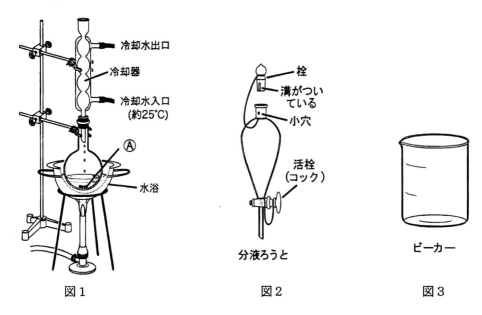

図1　　　　　　　　図2　　　　　　　　図3

問1 〔ア〕〜〔ウ〕に入る最も適当な語句を記せ。

問2 下線部(a)について，濃硫酸の代わりに希硫酸を用いるとサリチル酸メチルの生成量が減る。濃硫酸と希硫酸の違いを考慮し，その理由を簡潔に記せ。

問3 下線部(b)において，水浴の温度が 100℃であった場合，フラスコの中の溶液の温度はおおよそ何℃か。最も適当なものを次の（A）〜（E）より１つ選び，記号を記せ。

(A) 25℃　　(B) 65℃　　(C) 100℃　　(D) 220℃　　(E) 340℃

問4 下線部(c)において，操作や条件が適切でないと二層に分離しないことがある。溶液が分離しなかった場合，その原因として最も適当と考えられるものを次の（A）〜（E）より１つ選び，記号を記せ。

(A) 反応が十分に進行せず，サリチル酸が多量に残った。
(B) 硫酸の脱水作用により，水層の水が奪われた。
(C) 硫酸が触媒となり，ジエチルエーテルが分解した。
(D) ジエチルエーテルと水の両方を溶かす物質が多量に存在した。
(E) 分液ろうとの振り混ぜ方が足りなかった。

問5 下線部(d)において，分液ろうとの活栓（コック）を開いたが溶液の流出速度が遅く，溶液をうまく取り出すことができなかった。その原因として最も適当と考えられるものを次の（A）〜（D）より１つ選び，記号を記せ。

(A) 分液ろうとに入れた溶液の量が多すぎた。
(B) 分液ろうとの振り混ぜ方が足りなかった。
(C) 分液ろうとを振り混ぜたとき，ときどき活栓を開けてガス抜きを行わなかった。
(D) 分液ろうとの上の栓の溝を小穴に合わせていなかった。

問6 下線部(e)において，メスシリンダーに 15.0 mL の飽和炭酸水素ナトリウム水溶液を正確にはかりとった。液面を正しく表しているものとして，最も適当なものを次のA〜Dより１つ選び，記号を記せ。

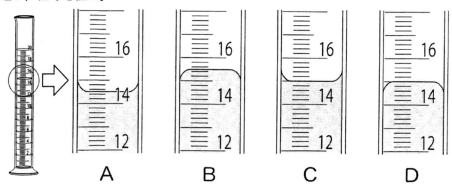

問7 下線部(e)の操作は，硫酸などの酸性の物質をできるだけ除去するために行った。未反応のサリチル酸が残っていた場合，この操作によっておこる有機化合物の化学反応の反応式を記せ。

問8 下線部(f)で使用する器具を解答欄に示す。受け器（受器）であるビーカー（図3）を解答欄の図中の正しい位置に描き入れ，図を完成せよ。必要ならば図の意図がわかるように説明文を記してもよい。

問9 （i）下線部(g)について，下図は沸点を確認しながらジエチルエーテルを蒸発させて取り除く装置を表している。この図では，受け器（受器）の口の部分はゴム栓で密封されているが，実際には密封してはいけない。その理由を簡潔に記せ。また，それ以外に図中に不適切な点が1箇所ある。その箇所を記せ。ただし，装置は動かないように固定されているものとする。

（ii）図中のⒶは液体を加熱する際，液中に加えるもので，素焼き板などの多孔質の小片が用いられる。Ⓐの名称およびその役割を簡潔に記せ。

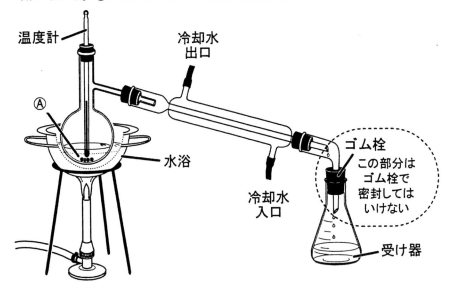

問10 （i）サリチル酸27.6 gを用い，サリチル酸メチルを合成するとサリチル酸メチルは最大何g得られるか。答は四捨五入して小数第1位まで記せ。

（ii）サリチル酸は，ナトリウムフェノキシドに二酸化炭素を反応させ化合物Ⓑへと変換後，希硫酸を作用させると得られる。二酸化炭素2.0 molとナトリウムフェノキシドの2つのみを体積が一定の密閉容器に入れたところ，圧力は6.0×10^6 Paであった。反応が進行し，Ⓑが96 g生成したときの容器内の圧力は何Paか。答は四捨五入して有効数字2桁で記せ。ただし，二酸化炭素はすべて気体として存在し，目的以外の反応はおこらないものとする。また，反応の前後で温度は変化しないものとし，Ⓑおよびナトリウムフェノキシドの体積は無視できるものとする。

英 語

解答

29年度

I

〔解答〕

(1) 募金　(2) 陸上競技場　(3) 豆腐
(4) お年寄り　(5) 9人　(6) 約2倍
(7) 笑顔と感謝　(8) 日本のカレー　(9) 酒粕
(10) 良かった

〔出題者が求めたポイント〕
〔解答のプロセス〕

(1) 第1パラグラフ　2行目～3行目に、We had charity events in New York, とあるので、ニューヨークでの募金活動と分かる

(2) 第2パラグラフ　1行目～2行に、The Kamaishi "restaurant" where the New York chefs worked their magic was a track-and-field arena. とあるので、陸上競技場にレストランを設置したことがわかる

(3) 第7パラグラフ　1行目～2行に、Dessert master Francois Payard noted, "The main dessert is tofu-based and doesn't use eggs or butter normally found in Western desserts."とあるので、デザートは豆腐を主として作成されたことがわかる

(4) 第2パラグラフ　4行目～6行目に、Out of consideration for the many older people who would be partaking of the feast, the cooks took pains to use familiar Japanese flavors and textures. とあるので、この催しに参加する多くのお年寄りに配慮していたことが分かる。out of consideration for ～「～に対する配慮から」

(5) 第2パラグラフ　3行目～4行に、Each chef supervised the preparation of one menu item, thus producing a nine-dish, full-course meal. それぞれのシェフが、一品目のメニューを監修し、9品目のフルコースにしたとあるので、9人のシェフが料理とデザートの指揮にあたったことが分かる

(6) 第8パラグラフ　1行目～2行目に、Over 2,000 people arrived for the meal, nearly double the prepared servings for 1,100. とあるので、1,100人分の準備に対し、約2倍の2,000人を越える人々が食事に訪れたことが分かる

(7) 第11パラグラフ　1行目～2行目に、The citizens of Kamaishi returned the chefs' goodwill with smiles and gratitude. とあるので、釜石の市民たちは、シェフたちの善意に笑顔と感謝で応えたことが分かる

(8) 第5パラグラフ　1行目～2行目に、Floyd Cardoz offered a chicken curry. "To prepare," he said, "I tasted Japanese curries and created a spice recipe especially for the occasion," とあるので、日本のカレーを食べたことが分かる

(9) 第4パラグラフ　1行目に、Bill Telepan used miso and sake kasu in his fish dish. とあるので、

Bill Telepan は、自分の魚料理に味噌と酒粕を使ったことが分かる

(10) 第6パラグラフ　2行目～3行目に、"I got the idea from a Japanese friend," he explained. "The sample I prepared in New York turned out well, so I think people here will enjoy it."とあるので、評判が「良かった」ことが分かる

〔全訳〕

「食べ物やおいしい料理は、人々を幸せにする力があると私は信じています」。東北プロジェクトのためのニューヨークの料理人たちのリーダー、Daniel Boulud はそう語る。「私たちはニューヨークで募金活動を行いました。しかし、この大災害から生き延びた人たちを想像することや、私たちが集めたお金で、誰が恩恵を受けるのか知ることは、難しいことでした。」

ニューヨークのシェフたちが腕を振るった釜石レストランは、陸上競技場にあった。料理は、長さ50メートルのテントの下に、カフェテリア形式に一列に並べられた。それぞれのシェフが一品目のメニューを監修し、9品目のフルコースのメニューを生み出した。このごちそうを食べる多くのお年寄りに配慮して、料理人たちは、日本人になじみ深い香りと歯ざわりを出すのに苦労した。

David Bouley は黒トリュフで香りのアクセントをつけた、酒と醤油による豚肉のとろ火煮を用意したが、彼はこの料理のヒラメキを、レストランワキヤの脇屋友詞から得たと語っている。

Bill Telepan は味噌と酒粕を自分の魚料理に使った。「私が日本料理を手掛けたのは、今回初めてだったんです」と彼は告白した。「しかし、私は日本料理が大好きです。ですからこれらの調味料は、私にとってなじみのあるものなのです」。

Floyd Cardoz はチキンカレーを提供したが、「調理するにあたって、私は日本のカレーを試食し、特に今回のために香辛料のレシピを作った」と語った。

Michael Romano はからすみを使った冷製パスタ料理を作った。彼は説明した。「私はこのアイデアを日本の友人から得たんだ」「私がニューヨークで調理した試作品の評判が良かったので、ここの人たちにも喜んでもらえると思ったんだ」。

デザート名人の Francois Payard は次のように語った。「主デザートは豆腐を使っていて、西洋のデザートで通常見られる、卵やバターは使っていないんだ」。

1,100人分の準備に対し、約2倍の2,000人を越える人々が食事に訪れた。食材が不足する恐れが日本人スタッフをパニックに陥れたが、シェフたちは平然としていた。量の調整をし、メニューを変更して、彼らは列に並んでいるひとり一人に対し、自分たちのレストランでお客に与えているのと同じ温かい笑顔でもてなした。ニューヨーカーにトレーを配るように、彼らは自分たち

のお客に対し、日本語で「お待たせしました。この料理をお楽しみください」と話しかけた。

Matsuri のシェフで、東京生まれのオオノ・タダシは、このイベントに参加する機会に飛びついたと語った。「私たちは東北の人々に安らぎをもたらしたいのです。そして、ニューヨーカーだけでなく、世界中のすべての人々が、彼らを応援していることを知らせたいのです」。

Craig Koketsu は次のようにコメントした。「私たちがここにいる人たちに料理を通じて何かできるということが、私はとても嬉しいのです。シェフであることを私は誇りに思うのです」。

釜石の市民たちは、シェフの善意に笑顔と感謝をもって応えた。すべての人達が、今まで決して味わったことのない食事を食べて、愉快に過ごしたように見えた。予期せぬ野外のご馳走は、平和な雰囲気であたりの空気を満たした。おいしい料理は、まったくもって魂を鎮めるのである。

Boulud はその日、次の言葉をもって締めくくった。「今日の地上最高のレストランはここです！」すべての人が彼の宣言ににこやかな笑顔で応えた。

II
〔解答〕
問1　① 〔As〕〔soon〕〔as〕 they returned home
　　　② The 〔moment〕 they returned home
問2　(1) E　(2) F　(3) B　(4) A　(5) C
問3　下線部(b) ⑦⑥⑧⑪(which)②⑩③⑤①④⑨
　　　下線部(c) ②⑥(this,)⑪⑩④③⑨⑧(Kris)⑦①⑤
問4　⑦ (E)　④ (C)　⑦ (B)　④ (A)　④ (D)
問5　(B)
問6　オックスフォードで行われた遺伝子検査が、クリスは BRCA1 や BRCA2 と呼ばれる遺伝子異常による、まれな乳がんの保因者でないことを証明したので、彼女と一卵性双生児であるマレンもそうでないことが分かったから。
問7　若い女性に人生の早い時期における自己検診を啓蒙する活動。

〔出題者が求めたポイント〕
〔解答のプロセス〕
問1　Upon their return home,「彼らが家に帰るとすぐに」という意味なので、as soon as と the moment が接続詞として適切
問2
　(1) to no effect「何の効果もない」
　(2) insisted on ～「～を要求する、主張する」
　(3) followed by ～「続いて～がある」
　(4) be recognized as ～「～として認識される」
　(5) keep in contact「連絡を保つ」
問3　並べ替えた英文
　下線部(b)
　had I been asked (which) one of us was more likely to get cancer
　(if I had been asked, ～ の if 省略による倒置構文)

下線部(c)
apart from (this,) there were no major clues to why (Kris) was affected and not (Maren)
問4　正解選択肢を挿入した英文
　Kris and Maren are the daughters of Anglo-German parents. They ⑦ spent the first half of their childhood in Germany, but ④ moved to the UK after their parents divorced in the mid-1990s. At school the tall skinny blonde Germans were very close, sat in the same classes, studied the same A levels, and ⑦ achieved the same top grades. They had very similar upbringings and environment until the age of 19, and ④ even traveled round Australia in their gap year together. They ④ then chose different universities.
問5　正解選択肢を挿入した英文
　'I guess I was the slightly weaker, more anxious one, who get more stressed,' agrees Kris. 'My sister was always s little bit stronger.'
問6
　which is a relief to Maren, の前文、Genetic tests performed in Oxford have established that Kris is not a carrier of the rare breast cancer gene mutations called BRCA1 and BRCA2, に安心した理由が述べられている。
問7
　a charity called CoppaFeel, の後ろの文、which is educating young women about self-screening early in life, to reduce delayed diagnoses like hers. に慈善団体が取り組んでいる内容が書かれている。

〔全訳〕
　ちょうど23歳の時、バルセロナへの旅行中、クリスティンは自分の胸のしこりについての心配を、母親と双子の姉のマレンに伝えた。彼らが家に帰るとすぐに、クリスは自分のかかりつけ医のところへ行ったのだが、彼は彼女を診察して、単なる避妊薬の使用によるホルモン作用にすぎないだろうと言った。クリスの祖母は30歳の時にこの病気にかかったが、75歳まで生きたことなど、彼らは乳がんについてしばらく話し合った。しかし、この医者は、乳がんの心配をすることなく、月見草油を処方したのだった。痛みは続き、6ヶ月後、中国への長期出張を終えてクリスは帰ってきた。別の医者は、彼女を診察することなく、避妊薬を変えるように勧めた。彼女は避妊薬の服用を止めたが、なんの効果もなかった。ついに数週間後、彼女の母親の強い勧めでクリスは、最初の医者のところへ戻り、地域病院への紹介状を求めた。そして、そこでついに、乳がんという診断が下された。

　「それは私にとって本当にショックなことでしたが、マレンに伝えることもまた、私にとって大変厳しいことでした。しかし私は、彼女が話を聞くことの方が一層厳しいことであろうと分かっていました。しかし彼女もまた、検査を受ける必要があったのです」と彼女は語った。

マレンはすぐに、MRI による精密検査を受け、問題はなかった。さらなる検査が、より悪い知らせをもたらした。クリスの腫瘍は、すでにとても大きくなっており、脊柱にまで広がっていた。彼女はそのことを次のように、あけすけに表現した。「私はステージ 4 の癌になったの。その次のステージ 5 はないのよ」。

3 年間ずっと、驚くべきことにクリスは依然として元気に生きているし、これまで彼女は、腫瘍を縮めるために化学療法と放射線療法を行い、そのあと、乳房を切除する手術を受けた。私がこの前彼女に会った時には、まったく頭が禿げていたが、今は再び毛髪が生えて、放射線療法と腫瘍によって損傷を受けた脊柱の脊椎骨に接着剤を入れていた。「頭が禿げて病気であることの最悪のひとつは、もはや、一卵性双生児とは認識されないこと。それは本当にいやなことですが、現在、私はずっと調子が良いし、再びマレンと同じように見えるようになった」。

クリスとマレンは、英国系ドイツ人を両親に持つ姉妹である。彼女たちは、少女時代の前半をドイツで過ごしたが、1990 年代中頃に両親が離婚した後、イギリスに移った。学校では、背の高いやせこけた金髪のドイツ人が、寄り添って同じ教室の席に座り、同じ上級レベルのクラスで勉強し、同じように最高位の成績を修めた。彼女たちは、19 歳まで極めて似た教育を受け、似た環境に育った。そして、大学に入る前には一緒にオーストラリア旅行にさえ行った。その後彼女たちは、違う大学に進学したのだった。彼女たちは、学生時代を通じて、ずっと密接な連絡を取り合っていたし、毎日話をしていた。

「私は心底思ったの『なぜ、彼女が？ なぜ私じゃないの？』って」とマレンは言う。「だけどその時、もし私が、私たち 2 人のうちどちらがガンになりやすいかと聞かれたら、クリスよ、といつも答えていたことに気づいたの。彼女はいつも、健康に問題がある人だったの。彼女だけが、頭痛になったり、ホームシックになったり、虫垂や親知らずを抜いてもらったりしたのよ。その一方で、私は今でも虫垂も親知らずもあるわ」。

「私が思うに、私はちょっとだけ病弱で、心配性で、それでストレスを余分に抱えてしまうの」とクリスは同意した。「私の姉は、いつも少しだけ丈夫なのよ」。

以上のことを除けば、なぜクリスが病に冒され、マレンはそうならなかったのかということへの主な手がかりはなかった。彼女たちはともに、すくすく成長したし、初潮も 14 歳から 15 歳と遅かったし、17 歳で最初のボーイフレンドを持ち、二人とも月経不順であった。彼女たちはともに、小さいころのドイツ時代は、同じ伝統的なソーセージとジャガイモの料理を食べていたし、その後は、細長い切り身魚のフライを食べていた。診断後、彼女たちは二人とも、今や乳製品を取らない菜食主義者である。

オックスフォードで行われた遺伝子検査は、クリスがBRCA1 や BRCA2 と呼ばれる遺伝子異常による、まれな乳がんの保因者でなかった事を証明したので、今や毎年検査を受けているマレンにとっても安心だった。クリ

スは積極的で楽天的である。「私はガンの問題が自分のところへ来るままにして、物事を行うのを止めてしまうことは出来ます。でも、未来がわからないし、死を考えることで心を曇らせて毎日を生きることは出来ません。だから唯一の答えは、生きること。よく生きること」。クリスは、コッパフィールドと呼ばれる慈善団体を立ち上げた。それは、彼女のように診断が遅れることを減らすために、若い女性に人生の早い時期における自己検診を啓蒙している。

Ⅲ
〔解答〕
(1) G　(2) L　(3) J　(4) K　(5) B　(6) E
(7) I　(8) F　(9) D　(10) H　(11) C　(12) A
〔出題者が求めたポイント〕
〔解答のプロセス〕
選択肢訳
(A) ご安心いただけます
(B) まだ、これがいくらかかるか
(C) やはり心に留めていただく価値がございます
(D) このオファーは今夜午前零時で終わります。
(E) 私が払いたい金額よりもかなり高い
(F) あなたが街を楽しむ時間をたくさん持てる
(G) これは妻の誕生日のサプライズ・プレゼントなんだ
(H) この料金に加えて移動費がかかります
(I) 本当はいけないのですが、あまりにもロマンチックなプレゼントなので
(J) 今、私どもは特別価格でご提供している
(K) 朝食と夕食も料金に含まれております
(L) そこは、最も人気がある短期休暇の旅先のひとつです
〔全訳〕
TA：それで、あなたはどこかロマンチックなところでの短期休暇をお探しなのですね。
CU：その通り。でも予算的にとても厳しい。実は、(1)これは妻の誕生日のサプライズ・プレゼントなんだ。
TA：えっ、本当ですか？　ああ、それでしたらベニスはいかがでしょうか？きっと奥様のお気に召すと思います。
CU：だけど、とても高くない？
TA：いいえ、現在のところ、(2)そこは、最も人気がある短期休暇の旅先のひとつです。そして、世界でもっともロマンチックな街であることは誰もが知っています。ですから、私たちのお客様の多くが、自分たちがそこでどんなに素晴らしい時間を過ごしたかを、私に言いに来てくださるんです。実際、私どもの社長も、つい先週そこに行ったばかりです。彼も素晴らしいと申しておりました。
CU：本当ですか？で、いくらかかるの？
TA：え～、今日はあなた様にとってラッキーな日でございます。なぜなら(3)今、私どもは特別価格でご

提供しているからです。今日予約をいただくと、3日分の料金で4日間泊まれます。

CU：う～ん、私は実際3日間行きたいだけなんだ。仕事があるのでね。

TA：お客様次第ですが、私はこのお買い得品はよくお考えになることをアドバイス申し上げます。最高の場所にある美しいホテルです。それだけではなく、(4)朝食と夕食も料金に含まれております。実際、レストラン代をかなり節約していただけます。

CU：君は(5)まだ、これがいくらかかるか言ってないけど。

TA：ただ今申し上げます。え～、大人2名様で、飛行機、宿泊はゴールドクラス。

CU：ゴールドクラス？

TA：そうです。何しろ特別な機会でございますよね、お客様。え～っと、お一人様当たり350ポンドでございます。

CU：う～ん、(6)私が払いたい金額よりもかなり高い、、、。

TA：では、こう致しましょう。追加で5パーセント割引します。(7)本当はいけないのですが、あまりにもロマンチックなプレゼントなので。

CU：それはどうもご親切さま。

TA：早朝のフライト用に、午前4時に起床されるのは大丈夫でございますよね。

CU：え～、午前4時、少し早すぎない？

TA：ええ、でもこれの良い点は、(8)あなたが街を楽しむ時間をたくさん持てるところです。それでは先に進めさせていただき、予約してもよろしいでしょうか？

CU：う～ん、もう少し考えたいのですが。

TA：え～、あなた様にプレッシャーを与えたい訳ではないのですが、(9)このオファーは今夜零時で終わります。おや、いまパソコンを見ているのですが、飛行機の座席が瞬く間に予約されていますよ。先ほど申し上げましたように、とても人気の行き先でございますから。

CU：う～ん、わかりました。なら予約を入れて下さい。

TA：素晴らしい。奥様もうれしい驚きをなさいますよ。もうお気づきとは思いますが、(10)この料金に加えて移動費がかかります。一人あたり20ポンドの追加になります。

CU：いや、あ～、気づかなかったなぁ。

TA：そして、手荷物制限や空港税もございますので、58ポンドですか、あと、もちろん保険代ですね。

CU：家に保険があったと思うので確認するよ。

TA：え～、もちろん、すでに旅行保険にお入りになっていると思いますが、我々の保険は、水の事故もカバーしていることを、(11)やはり心に留めていただく価値がございます。

CU：水の事故？

TA：ええ、ベニスは大量の水がございますよね。つまり、ゴンドラや橋から落ちることがありうるのです。

我どもの保険にご加入ください。そうすれば、あなたの休日を台無しにしてしまうようなトラブルの心配がまったくなく、(12)ご安心いただけます。

CU：オッケー。じゃ手続きを進めて。

TA：素晴らしいです。それでは奥様を連れていきたくなるあらゆるオプショナルツアーをご覧頂きましょう。何といっても奥様の誕生日なのですから。

数 学

解 答　　29年度

Ⅰ

〔解答〕

(1)　ア　$\dfrac{6}{5}$　　イ　2

(2)　ウ　27　　エ　189　　オ　108　　カ　108

(3)　キ　$\sqrt{22}$　　ク　$\dfrac{3\sqrt{22}}{11}$

(4)　ケ　$2a+b$　　コ　$\dfrac{b}{a}$　　サ　$\dfrac{1-a}{3a+b}$

(5)　シ　4　　ス　$\dfrac{5}{3}\pi$　　セ　$\dfrac{\pi}{3}$

〔出題者が求めたポイント〕

(1)　二次関数

(2)　場合の数

(3)　空間座標
　　　ベクトルをうまく利用すると解きやすい。

(4)　対数の基本性質

(5)　三角比　三角関数

　解答のプロセスでは触れていないが，$\theta=\dfrac{\pi}{2}$，$\dfrac{3}{2}\pi$ が

存在しないことにも注意しておくこと。

〔解答のプロセス〕

(1)　判別式 $D=(k+2)^2+4(k^2-5k+2)$
　　　　　　　$=5k^2-16k+12$
　　　　　　　$=(k-2)(5k-6)<0$
　　　∴　$\dfrac{6}{5}<k<2$

(2)　3個のさいころの目の積が奇数となるのは3つの目が
　　すべて奇数のときである。よって $3\times3\times3=27$（通り）
　　目の出方は全部で $6\times6\times6=216$（通り）あるので，積
　　が偶数となるのは $216-27=189$（通り）
　　和が奇数となるのは全て奇数となるか，3つのうち1
　　つが奇数となるとき。よって，
　　　　$3\times3\times3+(3\times3\times3)\times3=108$（通り）
　　和が偶数となるのも同様に，108（通り）

(3)　$\overrightarrow{AB}=(-2,\,2,\,0)$, $\overrightarrow{AC}=(-2,\,0,\,3)$ より
　　$|\overrightarrow{AB}|=2\sqrt{2}$, $|\overrightarrow{AC}|=\sqrt{13}$, $\overrightarrow{AB}\cdot\overrightarrow{AC}=4$
　　$\triangle ABC=\dfrac{1}{2}\sqrt{|\overrightarrow{AB}|^2|\overrightarrow{AC}|^2-(\overrightarrow{AB}\cdot\overrightarrow{AC})^2}$
　　　　　　　$=\sqrt{22}$
　　O から $\triangle$ABC に下ろした垂線の足を H とすると，
　　四面体 $OABC=\dfrac{1}{3}\times\triangle ABC\times OH$
　　　　　　　　　　$=\dfrac{1}{3}\times\dfrac{1}{2}\times OA\times OB\times OC$
　　∴　$OH=\dfrac{3\sqrt{22}}{11}$

(4)　$\log_{10}12=2\log_{10}2+\log_{10}3=2a+b$

$\log_2 3=\dfrac{\log_{10}3}{\log_{10}2}=\dfrac{b}{a}$

$\log_{24}5=\dfrac{\log\log_{10}5}{\log_{10}24}=\dfrac{1-\log_{10}2}{3\log_{10}2+\log_{10}3}=\dfrac{1-a}{3a+b}$

(5)　$2\left(\dfrac{1}{\cos^2\theta}-1\right)=\dfrac{3}{1+(2\cos^2\theta-1)}$

　　$\dfrac{2}{\cos^2\theta}-2=\dfrac{3}{2\cos^2\theta}$　　∴　$\cos\theta=\pm\dfrac{1}{2}$

$0\leqq\theta<2\pi$ であるから，$\cos\theta$ 1つに対して角 θ は2つ
が対応する。ゆえに，θ は4個存在する。

このうち，最も大きいのは $\theta=\dfrac{5}{3}\pi$ で，最も小さい

のは $\theta=\dfrac{\pi}{3}$ である。

Ⅱ

〔解答〕

(1)　ア　0　　イ　$q+2p^3$　　ウ　$2p$　　エ　$q-2p^3$

(2)　オ　$-2p^3$　　カ　$2p^3$

(3)　キ　$9p^2x-27p^3$　　ク　$-\dfrac{1}{9p^2}x+3p$

〔出題者が求めたポイント〕

微分

文字を使う分式が長くなりがちなので，次数や係数に注
意する。

〔解答のプロセス〕

(1)　$f'(x)=3x^2-6px$ となるので，$f(x)$ は $x=0,\,2p$ で
　　極値をもつ。
　　$p>0$ であるから
　　　　$x=0$ で極大値 $q+2p^3$
　　　　$x=2p$ で極小値 $q-2p^3$
　　をとる。

(2)　$f(x)=0$ が異なる3つの実数解をもつのは
　　$q+2p^3>0$ かつ $q-2p^3<0$ のときである。
　　よって，$-2p^3<q<2p^3$

(3)　$f(x)=x^3-3px^2$ について，接点の x 座標が t であ
　　る接線は
　　　　$y-(t^3-3pt^2)=(3t^2-6pt)(x-t)$
　　と表せる。これが$(0,\,-27p^3)$を通ることから，
　　　　$2t^3-3pt^2-27p^3=0$
　　　　$(t-3p)(2t^2-3p+9p^2)=0$
　　$2t^2-3p+9p^2=2\left(t-\dfrac{3}{4}\right)^2+\dfrac{63}{8}>0$ より $t=3p$
　　よって，$y=9p^2x-27p^3$
　　また接点$(3p,\,0)$における法線は
　　　　$y=-\dfrac{1}{9p^2}x+\dfrac{1}{3p}$

Ⅲ

〔解答〕

(1) ア $-2px+2p$

(2) イ $(4p^2+1)t^2-4(2p^2+1)t+4p^2+4$

ウ $\dfrac{2(2p^2+1)}{4p^2+1}$ エ $\dfrac{4p^2}{4p^2+1}$

(3) オ p カ, キ $0,\ p$

(4) ク $\dfrac{4p^2+1}{12p}$ ケ $\dfrac{1}{2}$ コ $\dfrac{1}{3}$

〔出題者が求めたポイント〕

ベクトル・平面図形・関数

(1), (2)にベクトルが登場するので一見ベクトルに見えるが, 実際には関数の応用問題。平面図形の性質, 積分の性質を上手く利用して時間を短縮できるかが鍵となる。

〔解答のプロセス〕

(1) $\overrightarrow{OR}=(2-t)\begin{pmatrix}1\\-p\end{pmatrix}+t\begin{pmatrix}0\\p\end{pmatrix}=\begin{pmatrix}2-t\\2pt-2p\end{pmatrix}$

よって, R は直線

$\begin{cases}x=2-t\\y=2pt-2p\end{cases}$ (t は実数)上に存在する。

t を消去すれば $y=-2px+2p$

(2) $|\overrightarrow{OR}|^2=(2-t)^2+(2pt-2p)^2$

$=(4p^2+1)t^2-4(2p^2+1)t+4p^2+4$

$=(4p^2+1)\left\{t-\dfrac{2(2p^2+1)}{4p^2+1}\right\}^2+\dfrac{4p^2}{4p^2+1}$

よって $|\overrightarrow{OR}|^2$ は $t=\dfrac{2(2p^2+1)}{4p^2+1}$ のとき,

最小値 $\dfrac{4p^2}{4p^2+1}$ をとる。

(3) $A(0,\ 2p)$ とすると, A は $y=-2px+2p$ の y 切片であるから $OR\perp RA$ が成り立ち, △ORA は直角三角形である。すなわち, 3 点 O, R, A を通る円は △ORA の外接円で, 斜辺 OR を直径とする円である。ゆえに, その半径は p, 中心は $(0,\ p)$

(4) $R\left(\dfrac{4p^2}{4p^2+1},\ \dfrac{2p}{4p^2+1}\right)$ である。

原点 O, および $(1,\ 0)$ を通る放物線の式は定数 a を用いて, $y=ax(x-1)(a\neq0)$ と書ける。

これが R を通ることから

$\dfrac{2p}{4p^2+1}=a\cdot\dfrac{4p^2}{4p^2+1}\cdot\left(\dfrac{4p^2}{4p^2+1}-1\right)$

$a=-\dfrac{4p^2+1}{2p}$

よって, $S=\displaystyle\int_0^1 ax(x-1)dx$

$=a\displaystyle\int_0^1 x(x-1)dx$

$=-\dfrac{4p^2+1}{2p}\cdot-\dfrac{1}{6}(1-0)^3$

$=\dfrac{4p^2+1}{12p}$

さらに, $\dfrac{4p^2+1}{12p}=\dfrac{1}{3}p+\dfrac{1}{12p}$ で, $p>0$ であるから, 相加相乗平均の関係から,

$S=\dfrac{1}{3}p+\dfrac{1}{12p}\geqq 2\sqrt{\dfrac{p}{3}\cdot\dfrac{1}{12p}}=\dfrac{1}{3}$

等号成立は, $\dfrac{1}{3}p=\dfrac{1}{12p}$, すなわち $p=\dfrac{1}{2}$ のとき

Ⅳ

〔解答〕

(1) ア, イ $2,\ 2$ ウ $-x+4$ エ $\dfrac{1}{16}$

オ $\dfrac{1}{4}$ カ $\dfrac{3}{8}$ キ 8 ク $\dfrac{2}{3}$

(2) ケ, コ $2,\ 1$ サ $\dfrac{1}{81}$ シ $\dfrac{4}{81}$

ス $\dfrac{4}{27}$ セ $\dfrac{11}{27}$

〔出題者が求めたポイント〕

反復試行

確率の計算自体はさほど難しくないが, 話の組み立てがややこしい。図を描きながら, 題意を満たすための条件を絞り込む。

〔解答のプロセス〕

(1) ア, イ $\underset{\text{上}}{3}\ \underset{\text{右}}{5}\ \underset{\text{右}}{4}\ \underset{\text{上}}{2}$ よって $(2,\ 2)$

ウ. サイコロを振ったときの移動は上か右かの 2 パターンしかないので, 上の移動を t 回行えば, 右への移動は $4-t$ 回となる。ゆえに, 到達する点は $(4-t,\ t)$ で表されるから, それらは $y=-x+4$ 上にある。

エ, オ, カ. $r=0$ もしくは 4 となるのは, それぞれ上 4 回, 右 4 回となるときであるから

$f(0)=f(4)=\left(\dfrac{1}{2}\right)^4=\dfrac{1}{16}$

$r=1$, もしくは 3 となるのは, それぞれ上 3 回, 右 1 回のときと, 右 3 回, 上 1 回のときであるから

$f(1)=f(3)={}_4C_1\cdot\left(\dfrac{1}{2}\right)^3\cdot\left(\dfrac{1}{2}\right)=\dfrac{1}{4}$

同様にして

$f(2)={}_4C_2\left(\dfrac{1}{2}\right)^2\cdot\left(\dfrac{1}{2}\right)^2=\dfrac{3}{8}$

キ. $x^2+y^2=m$ を考える。

題意をみたすには, 円 $x^2+y^2=m$ と直線 $y=-x+4$ が交点を 2 つもたなければよい。円の中心 $(0,\ 0)$ と $y=-x+4$ との距離 d は

$d=\dfrac{|0+0-4|}{\sqrt{1^2+1^2}}=2\sqrt{2}$ であるから $\sqrt{m}\leqq 2\sqrt{2}$

よって, $0<m\leqq 8$ となるので最大値は 8

ク. $(1,\ 1)$ と $(2,\ 2)$ の両方を通る確率は

${}_2C_1\times\left(\dfrac{1}{2}\right)\times\left(\dfrac{1}{2}\right)\times{}_2C_1\times\left(\dfrac{1}{2}\right)\times\left(\dfrac{1}{2}\right)=\dfrac{1}{4}$

∴ 求める条件付き確率は $\dfrac{\dfrac{1}{4}}{f(2)}=\dfrac{2}{3}$

(2) ケ，コ．3　5　4　2
　　　　　右　×　右　上　　よって$(2, 1)$

サ，シ，ス．Pが$(0, 0)$に来るのは5か6が4回出たときなので

$$g(0, 0)=\left(\dfrac{1}{3}\right)^4=\dfrac{1}{81}$$

同様に $g(0, 1)={}_4C_1\left(\dfrac{1}{3}\right)^3\cdot\left(\dfrac{1}{3}\right)=\dfrac{4}{81}$

$$g(1, 1)=\dfrac{4!}{2!\,1!\,1!}\left(\dfrac{1}{3}\right)^2\cdot\left(\dfrac{1}{3}\right)\cdot\left(\dfrac{1}{3}\right)=\dfrac{4}{27}$$

セ．$a^2+b^2\leqq4$ を満たす (a, b) をすべて挙げると
$(0, 0)$，$(0, 1)$，$(0, 2)$，$(1, 0)$，$(1, 1)$，$(2, 0)$
の6パターンである。

$$g(1, 0)=g(0, 1)=\dfrac{4}{81},$$

$$g(0, 2)=g(2, 0)={}_4C_2\left(\dfrac{1}{3}\right)^2\cdot\left(\dfrac{1}{3}\right)^2=\dfrac{2}{27}$$

となるから

$$\dfrac{1}{81}+2\times\dfrac{4}{81}+2\times\dfrac{2}{27}+\dfrac{4}{27}=\dfrac{11}{27}$$

化 学

解答

29年度

$$x = 6\sqrt{5} \times 10^{-7} = 6 \times 2.24 \times 10^{-7}$$
$$= 1.344 \times 10^{-6} \text{ (mol)}$$
よって，固体として残っている⒜は
$$3.00 \times 10^{-6} - 1.344 \times 10^{-6} = 1.656 \times 10^{-6}$$
$$\fallingdotseq 1.66 \times 10^{-6} \text{ (mol)}$$

I

〔解答〕

問1 アンモニア水

問2 Pb^{2+}，K^+

問3 色…白色　　化学式…ZnS

問4 Ag_2S，CdS，PbS

問5

(i) 硫化水素で還元された Fe^{2+} を酸化して Fe^{3+} とするため
$$3Fe(NO_3)_2 + 4HNO_3 \longrightarrow 3Fe(NO_3)_3 + NO + 2H_2O$$

(ii) 亜鉛イオンは錯イオンとして溶解しているため

問6 (i) 黒色に変色していく　　(ii) 感光性

(iii) $2AgCl \longrightarrow 2Ag + Cl_2$　　(iv) 1.66×10^{-6} (mol)

問7 $Pb^{2+} + CrO_4^2 \longrightarrow PbCrO_4$

〔出題者が求めたポイント〕

金属イオンの系統分離，溶解度積

〔解答のプロセス〕

問2 操作1から，塩酸を加えて⒜と⒝は白色の沈殿を生じ，操作7より，熱湯を加えると⒝が溶けて⒜が残る。さらに，操作8より，⒜は感光性をもつので⒜は AgCl，⒝は $PbCl_2$ とわかる。
　　よって，Pb^{2+} を含む。一方，操作6より，赤紫色の炎色反応を示すので K^+ を含む。

問3，4 硫化物の沈殿が生成するかどうかは，イオン化傾向（イオン化列）で考える。

大 Li K Ca Na Mg Al | Zn Fe Ni | Sn Pb(H) Cu Hg Ag Pt Au 小

液性によらず沈殿…Sn Pb(H) Cu Hg Ag

中性・塩基性下で沈殿…Zn Fe Ni

沈殿しない…Li K Ca Na Mg Al

硫化物の沈殿は多くは黒色である。例外：ZnS(白色)，CdS(黄色)，MnS(淡赤色)など。

問5 (i) 硫化水素で還元された Fe^{2+} を酸化して Fe^{3+} とするために硝酸を加える。
$$Fe^{2+} \longrightarrow Fe^{3+} + e^- \quad \cdots\cdots①$$
$$HNO_3 + 3H^+ + 3e^- \longrightarrow NO + 2H_2O \quad \cdots\cdots②$$
①，②より，
$$3Fe(NO_3)_2 + 4HNO_3 \longrightarrow 3Fe(NO_3)_3 + NO + 2H_2O$$

(ii) 亜鉛イオンを含む水溶液にアンモニア水を過剰に加えると，錯イオンとして溶解する。
$$Zn(OH)_2 + 4NH_3 \longrightarrow [Zn(NH_3)_4]^{2+} + 2OH^-$$

問6 塩化銀は感光性があり，光を当てると分解して銀が析出し黒くなる。
$$2AgCl \xrightarrow{\text{光}} 2Ag + Cl_2$$

(iv) 溶解している AgCl⒜を x (mol)とおくと，溶液は飽和溶液であり，溶解度積の関係式を満たしている。
$$K_{sp} = [Ag^+][Cl^-] = \frac{x}{0.100} \times \frac{x}{0.100}$$
$$= 1.80 \times 10^{-10} \text{ (mol/L)}^2$$

II

〔解答〕

問1 ア 減少　イ 増加　ウ 2　エ 反応速度定数

問2 (i) 24 倍　　(ii) $P_c = \dfrac{n_c}{V} RT$

理由：気体どうしの反応の場合，反応する気体の分圧が大きくなると，反応物の濃度を大きくしたことになり反応速度も大きくなる。

問3 (i) (あ) 0.8　(お) 0.1　(か) 1.6　(こ) 0.2

(ii) (さ) 5　　(iii) (そ)

問4 (i) 2300 秒　　(ii) 6900 秒　　(iii) 1 倍

〔出題者が求めたポイント〕

反応速度，1 次反応

〔解答のプロセス〕

問1 ウ $2N_2O_5 \longrightarrow 4NO_2 + O_2$ より，反応式の係数から発生した酸素 O_2 の物質量の2倍が五酸化二窒素 N_2O_5 の物質量である。

問2 (i) 衝突回数は A と B のモル濃度の積に比例するので，A の濃度が4倍，B の濃度が6倍になると，A と B の衝突回数は $4 \times 6 = 24$ 倍になる。

(ii) 気体の状態方程式（$PV = nRT$）より，気体 C の分圧 P_c と濃度との関係式は $P_c = \dfrac{n_c}{V} RT$ である。

問3 (i) 1000 秒間ごとの$[N_2O_5]$より，各時間間隔における平均の反応速度 $\overline{v}$〔mol/(L・秒)〕は

(あ) 0〜1000 秒
$$\overline{v} = -\frac{1.20 - 2.00 \text{ (mol/L)}}{1000 - 0 \text{ (秒)}}$$
$$= 0.80 \times 10^{-3} \text{〔mol/(L・秒)〕}$$

(い) 1000〜2000 秒
$$\overline{v} = -\frac{0.70 - 1.20 \text{ (mol/L)}}{2000 - 1000 \text{ (秒)}}$$
$$= 0.50 \times 10^{-3} \text{〔mol/(L・秒)〕}$$

(う) 2000〜3000 秒
$$\overline{v} = -\frac{0.42 - 0.70 \text{ (mol/L)}}{3000 - 2000 \text{ (秒)}}$$
$$= 0.28 \times 10^{-3} \text{〔mol/(L・秒)〕}$$

(え) 3000〜4000 秒
$$\overline{v} = -\frac{0.25 - 0.42 \text{ (mol/L)}}{4000 - 3000 \text{ (秒)}}$$
$$= 0.17 \times 10^{-3} \text{〔mol/(L・秒)〕}$$

(お) 4000〜5000 秒

$$\bar{v} = -\frac{0.15 - 0.25 \, (\text{mol/L})}{5000 - 4000 \, (\text{秒})}$$
$$= 0.10 \times 10^{-3} \, [\text{mol/(L·秒)}]$$

また，各時間間隔における H_2O_2 の平均の濃度 $[\overline{H_2O_2}]$ (mol/L) は，

(か) 0～1000 秒
$$[\overline{N_2O_5}] = \frac{2.0 + 1.20}{2} = 1.60 \, (\text{mol/L})$$

(き) 1000～2000 秒
$$[\overline{N_2O_5}] = \frac{1.20 + 0.70}{2} = 0.95 \, (\text{mol/L})$$

(く) 2000～3000 秒
$$[\overline{N_2O_5}] = \frac{0.70 + 0.42}{2} = 0.56 \, (\text{mol/L})$$

(け) 3000～4000 秒
$$[\overline{N_2O_5}] = \frac{0.42 + 0.25}{2} = 0.335 \, (\text{mol/L})$$

(こ) 4000～5000 秒
$$[\overline{N_2O_5}] = \frac{0.25 + 0.15}{2} = 0.20 \, (\text{mol/L})$$

(ii)(iii)
$$\bar{v} = k' \times [\overline{N_2O_5}] \text{ より，}$$
$$平衡定数 \ k' \, (\text{/s}) = \frac{\bar{v} \, (\text{mol/L·秒})}{[\overline{N_2O_5}] \, (\text{mol/L})}$$

$0～1000 秒の \ k' = \dfrac{\bar{v}}{[\overline{N_2O_5}]} = \dfrac{0.8 \times 10^{-3}}{1.60}$
$\qquad = 5.0 \times 10^{-4} \, (\text{/秒})$

$1000～2000 秒の \ k' = \dfrac{\bar{v}}{[\overline{N_2O_5}]} = \dfrac{0.5 \times 10^{-3}}{0.95}$
$\qquad = 5.263 \times 10^{-4} \, (\text{/秒})$

$2000～3000 秒の \ k' = \dfrac{\bar{v}}{[\overline{N_2O_5}]} = \dfrac{0.28 \times 10^{-3}}{0.56}$
$\qquad = 5.0 \times 10^{-4} \, (\text{/秒})$

$3000～4000 秒の \ k' = \dfrac{\bar{v}}{[\overline{N_2O_5}]} = \dfrac{0.17 \times 10^{-3}}{0.335}$
$\qquad = 5.074 \times 10^{-4} \, (\text{/秒})$

$4000～5000 秒の \ k' = \dfrac{\bar{v}}{[\overline{N_2O_5}]} = \dfrac{0.10 \times 10^{-3}}{0.20}$
$\qquad = 5.0 \times 10^{-4} \, (\text{/秒})$

よって，k' の平均値は，
$$k' = \frac{5.0 \times 10^{-4} + 5.263 \times 10^{-4} + 5.0 \times 10^{-4} + 5.074 \times 10^{-4} + 5.0 \times 10^{-4}}{3}$$
$$= 5.07 \times 10^{-4} \fallingdotseq 5 \times 10^{-4} \, (\text{/秒})$$

問 4　$\log_e [N_2O_5] = -kt + \log_e [N_2O_5]_0$　(式 4)

(i)　(式 4) より，$\log_e 1.00 = -kt + \log_e 2.00$
$kt = \log_e 2 - \log_e 1 = 0.69 - 0 = 0.69$
$t = \dfrac{0.69}{k} = \dfrac{0.69}{3.0 \times 10^{-4}} = 2300 \, 秒$

(ii)　(式 4) より，$\log_e 0.25 = -kt + \log_e 2.00$
$kt = \log_e 2 - \log_e 0.25 = 0.69 + 2 \times 0.69 = 2.07$
$t = \dfrac{2.07}{k} = \dfrac{2.07}{3.0 \times 10^{-4}} = 6900 \, 秒$

＜別解＞
(i)で求めた時間 2300 秒は $[\overline{N_2O_5}]$ の半減期であるので，$[\overline{N_2O_5}]_0 \longrightarrow \dfrac{1}{8}[\overline{N_2O_5}]_0$ に要する時間は，半減期を 3 回繰り返した時間である。$2300 \times 3 = 6900 \, 秒$

(iii)　(式 4) より，$\log_e 0.08 = -kt + \log_e 0.16$
$kt = \log_e 0.16 - \log_e 0.08 = \log_e 2 = 0.69$
$t = \dfrac{0.69}{k} = \dfrac{0.69}{3.0 \times 10^{-4}} = 2300 \, 秒$

＜別解＞
1 次反応の半減期は反応物の初濃度に関係なく一定である。つまり，$[\overline{N_2O_5}]_0 \longrightarrow \dfrac{1}{2}[\overline{N_2O_5}]_0$ に要する時間と $0.16[\overline{N_2O_5}]_0 \longrightarrow 0.08[\overline{N_2O_5}]_0$ に要する時間は同じである。

Ⅲ
〔解答〕
問 1　ア　同族体
　　　イ　分子間力(ファンデルワールス力)
　　　ウ　幾何(シス-トランス)
　　　エ　アセチレン(エチン)
問 2　(i)　3 種類
　　　(ii)　分子式…$C_5H_{12}O$　異性体…11 種類
　　　(iii)　5 種類
問 3　・n ＝ 1 のときでは炭素・炭素二重結合が存在しないため。
　　　・n ≧ 3 ではシクロアルカンの構造異性体も考えられるため。
問 4　反応式：$CH_2 = CHOH \longrightarrow CH_3CHO$
　　　構造式：$CH_2 = CH-CH_2-OH$
問 5　C_mH_{2m-2}
問 6
$$\text{HC} \equiv \text{C} - \overset{\overset{\displaystyle CH_3}{|}}{\text{C}^*}\text{H} - CH_2 - CH_3$$
問 7　オ　16
　　　カ　31 種類(⑯の位置も含めて，30 ＋ 1 ＝ 31)　高級不飽和脂肪酸
問 8　炭素原子の個数：水素原子の個数＝5：8
　　　分子式…$C_{10}H_{16}$

〔出題者が求めたポイント〕
異性体
〔解答のプロセス〕
問 2　(i)　n ＝ 5 のアルカン C_5H_{12} の異性体は 3 種類存在する。

①　　　　　　　　②　　　　　　　　③
　　　　　　　　　　　　　　　　　　　　　C
　　　　　　　　　　　　　　　　　　　　　|
C-C-C-C-C　　　C-C-C-C　　　C-C-C
　　　　　　　　　　　　|　　　　　　　　|
　　　　　　　　　　　　C　　　　　　　　C

(ii)　$C_5H_{12}O$ の異性体は 8 ＋ 3 ＝ 11 種類存在する。また，②，④，⑥は光学異性体をもつ。

① C-C-C-C-C-OH ② C-C-C-C*-C ③ C-C-C-C-C
　　　　　　　　　　　　　　｜　　　　　　　　　　｜
　　　　　　　　　　　　　OH　　　　　　　　　OH

④　　　　　　　　　⑤　　　OH　　　⑥　　　OH
　　　　　　　　　　　　　　｜　　　　　　　　　｜
C-C-C*-C-OH　　　C-C-C-C　　　C-C*-C-C
　　　｜　　　　　　　　　　｜　　　　　　　　　｜
　　　C　　　　　　　　　　C　　　　　　　　　　C

⑦　OH　　　　　⑧　　　C
　　　｜　　　　　　　　　｜
C-C-C-C　　　C-C-C-OH
　　　｜
　　　C

(iii) 第1級アルコールを酸化するとアルデヒドになるので，第1級アルコールは(ii)のアルコールから①，④，⑦，⑧の4＋1＝5種類である。（④は光学異性体をもつ）

問3　アルケン C_nH_{2n}（n≧3）とシクロアルカン C_nH_{2n}（n≧3）とは構造異性体の関係にある。

問4　炭素・炭素二重結合 C=C に直接 –OH がつく化合物は一般に不安定で，カルボニル化合物に変わる。

$$CH_2=CHOH \longrightarrow CH_3CHO$$

　　　ビニルアルコール　　アセトアルデヒド

問5　アルキンの分子式は，一般式 C_mH_{2m-2}（m≧2）で表される。

問6　アルキンは炭素数6から立体異性体（光学異性体）が存在する。

問7　本問の化合物は，炭素数18でC=Cを1つもつ高級不飽和脂肪酸であり，C=Cの位置は16通り考えられる。また，立体異性体である幾何異性体（シス–トランス異性体）を考えるとこの化合物は30種類存在する。

C17個
C-C-C-C……C-C-C-COOH
⑯ ⑮ ⑭　　　② ①
2種 ×2種 ×………×2種 ×2種＝2×15＝30種類

⑯は末端のC=Cなので幾何異性体をもたない。

問8　この化合物の分子式を C_nH_m とすると，

$$C_nH_m + \left(n+\frac{m}{4}\right)O_2 \longrightarrow nCO_2 + \frac{m}{2}H_2O$$

生成した CO_2 と H_2O の質量比は 55：18 なので，

$$44n : 18 \times \frac{m}{2} = 55 : 18 \ \text{より，} \ n : m = 5 : 8$$

よって，炭素原子の個数：水素原子の個数＝5：8である。

また，分子量250以下で，奇数個のC=Cを含むことから，この化合物の考えられる分子式は，$C_{10}H_{16}$（分子量136，不飽和度3）である。

Ⅳ
〔解答〕
問1　Cu^{2+}

問2　(i) 生体触媒　　(ii) 基質特異性
(iii) 最適温度
(iv) 酵素をつくるタンパク質が熱により変性（熱変性）してしまうからである。

問3　8
問4　ア　0.1
問5　呈色①…E　呈色③…K
問6　㋐ Y　㋑ E　㋒ S　㋓ K
問7　$H_2N-G-R-R-K-Y-S-S-E-COOH$

〔出題者が求めたポイント〕
アミノ酸，ペプチド

〔解答のプロセス〕
問1　ビウレット反応は，2個以上のペプチド結合が Cu^{2+} と錯化合物をつくり赤色に呈色する反応である。

問2　(i) 酵素は，生体内の特定の反応に触媒として作用するので生体触媒という。
(ii) 基質特異性は酵素が特定の基質だけに作用する性質。
(iii) 酵素には最適温度があり，酵素反応の反応速度が最も速くなる温度である。
(iv) 温度が上がるほど反応速度は大きくなるが，高温の条件下では変性し活性を失い反応速度が著しく低下する。

問3　塩酸で完全に加水分解すると，ペプチドⓍ（物質量 $0.01 \times 0.010 = 1 \times 10^{-4}$ mol）からアミノ酸の物質量の合計 8×10^{-4} mol が生成するため，Ⓧの1分子は8分子のアミノ酸からなるとわかる。

問4　操作2の図2から，6時間後アミノ酸㋐〜㋓の物質量の合計が 5×10^{-6} mol となっているので，取り出した反応液のⓍの物質量は 1×10^{-6} mol であり，その体積は $10 \times \dfrac{1}{100} = 0.1$ (mL) である。

問5　呈色①の位置は陽極側にあり，陽極側に移動するのは pH5.7 の緩衝液中で陰イオンになっているグルタミン酸 E である。呈色③の位置は陰極側にあり，陰極側に移動するのは pH5.7 の緩衝液中で陽イオンになっているリシン K である。

問6，7　グラフの傾きから，C末端側からアミノ酸㋑，㋒，㋐，㋓の順で切り離されていくことがわかる。呈色⑦：⑧：⑨＝10：30：10から，酸性アミノ酸1分子，中性アミノ酸3分子，塩基性アミノ酸1分子が存在するとわかる。また，呈色①：②：③＝10：12：1より，酸性アミノ酸はC末端に最も近くにありアミノ酸㋑に相当し，塩基性アミノ酸は最後に切り離されるアミノ酸㋓に相当する。よって，アミノ酸㋑…E，アミノ酸㋓…K

一方，まだアミノ酸の分子の数が決まっていないのはセリン S とチロシン Y であり，S と Y の分子の数をそれぞれ a，b とおくと次のようになる。
ペプチドⓍ＋7H₂O ⟶ G＋aS＋K＋E＋2R＋bY
Ⓧの分子量は981なので，
$981+18 \times 7 = 75+105a+146+147+174 \times 2+181b$

105a + 181b = 391
(i) a = 1, b = 2のとき
105a + 181b = 105 + 181×2 = 467…不適
(ii) a = 2, b = 1のとき
105a + 181b = = 105×2 + 181 = 391

よって、Sが2分子、Yが1分子存在する。また、図2のグラフから、6時間後③、あの物質量の比は2:1とわかるので、アミノ酸③…S、アミノ酸あ…Yである。
以上より、Ⅹ中のアミノ酸の配列順序は次のようになる。

H₂N - G - R - R - K - Y - S - S - E - COOH

Ⅴ
〔解答〕
問1　ア　対症療法薬　　イ　抗生物質
　　　ウ　消炎鎮痛(作用)
問2　濃硫酸を用いると脱水作用によりエステル化が起こり、サリチル酸メチルを生じる。希硫酸を用いるとエステル化の逆反応(加水分解)が起こり、サリチル酸メチルの生成量が減る。
問3　B
問4　E
問5　D
問6　C
問7

$$\underset{\text{}}{\begin{array}{c}\text{OH}\\\text{COOH}\end{array}} + NaHCO_3 \longrightarrow \underset{\text{}}{\begin{array}{c}\text{OH}\\\text{COONa}\end{array}} + H_2O + CO_2$$

問8

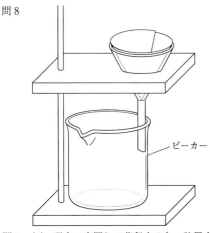

問9　(i) 理由：密閉して蒸留すると、装置全体が加圧状態となり、接続部が外れたり器具を破損する恐れがあるため。
　　　不適切な点：温度計の球部の位置
　　(ii) Aの名称…沸騰石　役割…突沸を防ぎ、穏やかに沸騰させるため。
問10　(i) 30.4 (g)　(ii) $4.2×10^6$ (Pa)

〔出題者が求めたポイント〕
サリチル酸メチルの合成、蒸留

〔解答のプロセス〕
問3　100℃以下の一定温度で加熱する場合は、水浴を使う。エステル化の反応は反応速度が遅いので、フラスコ中の溶液を約70℃まで加熱する。
問4　分液ろうとの活栓を閉じて栓と活栓(コック)をしっかりと押さえ、上下によく振り混ぜる。分液ろうと内の気体の圧力が高くなるので、途中で活栓(コック)を開いてガス抜きをする。これを数回繰り返す。
問5　下層の液を流出させるときは、空気孔(小穴)を栓の溝に合わせ、活栓(コック)を開いて下層の溶液をゆっくりと流し出す。
問6　目盛りを読むときは、液面の最も低いところに目の位置をそろえ、最小目盛りの1/10まで読み取る。
問7　未反応のサリチル酸を反応させ、水溶性の塩として取り除く。

$$\underset{\text{サリチル酸}}{\begin{array}{c}\text{OH}\\\text{COOH}\end{array}} + NaHCO_3 \longrightarrow \underset{\text{}}{\begin{array}{c}\text{OH}\\\text{COONa}\end{array}} + H_2O + CO_2$$

問9　(i) 蒸気の温度を測るため、温度計の球部は、フラスコの枝の高さにくるようにする。
　　(ii) 蒸留を行うときは突沸を防ぐため沸騰石を入れる。突沸とは液体が沸点に達しても沸騰せず、さらに加熱を続けると沸点より高い温度で突然激しく沸騰する現象である。

問10 (i)

$$\underset{\text{サリチル酸(138)}}{\begin{array}{c}\text{OH}\\\text{COOH}\end{array}} \longrightarrow \underset{\text{サリチル酸メチル(152)}}{\begin{array}{c}\text{OH}\\\text{COOCH}_3\end{array}}$$

より、反応式の係数から、
サリチル酸：サリチル酸メチル＝1:1(物質量の比)で反応するので

$$\frac{27.6}{138} × 152 = 30.4 \text{ (g)}$$

(ii) サリチル酸ナトリウムBは、ナトリウムフェノキシドと二酸化炭素を高温・高圧下で反応させると生成する。(コルベ・シュミット反応)

$$\underset{\text{ナトリウム}\atop\text{フェノキシド(116)}}{\begin{array}{c}\text{ONa}\end{array}} \xrightarrow{CO_2} \underset{\text{Ⓑ(160)}}{\begin{array}{c}\text{OH}\\\text{COONa}\end{array}}$$

	CO_2	Ⓑ	
反応前	—	2.0	0	(mol)
反応量	—	−0.6	0.6	(mol)
反応後	—	1.4	0.6	(mol)

同温、同体積では、$PV = nRT$ より、P と n が比例するので、(圧力比) = (物質量比)の関係が成立する。よって、反応後の容器内の圧力は、

$$6.0×10^6 × \frac{1.4}{2.0} = 4.2×10^6 \text{ (Pa)}$$

英 語 200点満点

【解答冊子】（1〜4ページ）　　2017年度　　〈一般B方式〉

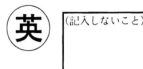

（注意）
1. 試験開始の合図があるまで、この解答冊子を開かないこと。
2. 表紙の受験番号、氏名欄（2箇所）に各自の受験番号、氏名を記入すること。
3. 試験開始後、解答冊子のページ数（1〜4ページ）を確認すること。
4. 各ページの余白を下書きに使用してもよい。ただし、採点はしない。
5. **試験時間　10：00〜11：30**
6. 解答冊子は持ち帰らないこと。

京都薬科大学 29年度 (36)

I (50 点)

＊左寄せで、1マスに1文字／数字で記入すること。長音符号も1文字とみなす。

(1)								(2)							
(3)								(4)							
(5)								(6)							
(7)								(8)							
(9)								(10)							

(記入しないこと)

この解答用紙は実物大です。

京都薬科大学 29年度 （37）

II （90点）

問1

①	
②	

問2

(1)	(2)	(3)	(4)	(5)

問3

下線部(b)

				which								

下線部(c)

	this,					Kris			Maren

（記入しないこと）

1		2		3	

（記入しないこと）

この解答用紙は実物大です

京都薬科大学 29年度 (38)

問4

㋐	㋑	㋒	㋓	㋔

問5

問6

問7

（記入しないこと）				（記入しないこと）
4	5	6	7	

この解答用紙は実物大です。

Ⅲ (60 点)

(1)	(2)	(3)	(4)	(5)	(6)

(7)	(8)	(9)	(10)	(11)	(12)

(記入しないこと)

この解答用紙は実物大です

京都薬科大学 29年度 （40）

数　学　　200点満点

【解答冊子】（１～４ページ）　　　２０１７年度　　　〈一般Ｂ方式〉

受験番号	氏　　名
B	

受験番号	氏　　名
B	

（記入しないこと）

数　（記入しないこと）

（記入しないこと）

採　点　欄		
Ⅰ		
Ⅱ		
Ⅲ		
Ⅳ		
合　計		

（注　意）
1. 試験開始の合図があるまで、この解答冊子を開かないこと。
2. 表紙の受験番号、氏名欄（２箇所）に各自の受験番号、氏名を記入すること。
3. 試験開始後、解答冊子のページ数（１～４ページ）を確認すること。
4. 各ページの余白を下書きに使用してもよい。ただし、採点はしない。
5. **試験時間**　15：00～16：30
6. 解答冊子は持ち帰らないこと。

この解答用紙は実物大です。

Ⅰ の解答欄（指定欄以外は採点されない。）

(1) ア：　　イ：

(2) ウ：　　エ：　　オ：　　カ：

(3) キ：　　ク：

(4) ケ：　　コ：　　サ：

(5) シ：　　ス：　　セ：

(記入しないこと)

(1)	(2)	(3)	(4)	(5)	(計)

この解答用紙は実物大です。

京都薬科大学 29年度 (42)

II の解答欄 （指定欄以外は採点されない。）

(1)　ア：　　　　　　　イ：　　　　　　　ウ：

　　　エ：

(2)　オ：　　　　　　　カ：

(3)　キ：　　　　　　　ク：

(記入しないこと)

(1)	(2)	(3)

(計)

この解答用紙は実物大です。

京都薬科大学 29年度 (43)

Ⅲの解答欄 （指定欄以外は採点されない。）

(1) ア：

(2) イ：

(3) ウ：　　　エ：

(3) オ：　　　カ：　　　キ：

(4) ク：　　　ケ：　　　コ：

(記入しないこと)

(1)	(2)	(3)	(4)		(計)

この解答用紙は実物大です

京都薬科大学 29 年度 （44）

Ⅳの解答欄 （指定欄以外は採点されない。）

(1)

| ア： | イ： | ウ： |

| エ： | オ： | カ： |

| キ： | ク： |

(2)

| ケ： | コ： |

| サ： | シ： | ス： | セ： |

（記入しないこと）

(1)	(2)

(計)

この解答用紙は実物大です。

化 学　200点満点

【解答冊子】（1〜12ページ）　2017年度　〈一般B方式〉

受験番号	氏　名
B	

（記入しないこと）

受験番号	氏　名
B	

（記入しないこと）

（記入しないこと）

採　点　欄			
I			
II			
III			
IV			
V			
合　計			

（注　意）
1. 試験開始の合図があるまで、この解答冊子を開かないこと。
2. 表紙の受験番号、氏名欄（2箇所）に各自の受験番号、氏名を記入すること。
3. 試験開始後、解答冊子のページ数（1〜12ページ）を確認すること。
4. 各ページの余白を下書きに使用してもよい。ただし、採点はしない。
5. **試験時間　12：40〜14：10**
6. <u>解答冊子は持ち帰らないこと。</u>

この解答用紙は実物大です

京都薬科大学 29 年度 (46)

【 I 】

解答欄

問1		
問2		
問3	色	化学式
問4		
問5	(i) 理由	
	(i) 反応式 →	
	(ii)	
問6	(i)	(ii)
	(iii) →	
	(iv) mol	
問7	→	

(記入しないこと)

(記入しないこと)

この解答用紙は実物大です。

【Ⅱ】

解答欄

<table>
<tr>
<td rowspan="2">問1</td>
<td>〔ア〕

増加　　　減少</td>
<td>〔イ〕

増加　　　減少</td>
<td>〔ウ〕</td>
<td>〔エ〕</td>
</tr>
<tr>
<td colspan="4"></td>
</tr>
<tr>
<td rowspan="2">問2</td>
<td colspan="2">（ⅰ）

　　　　　　　　　　倍</td>
<td colspan="2">（ⅱ）関係式

　　$p_c =$</td>
</tr>
<tr>
<td colspan="4">（ⅱ）理由</td>
</tr>
<tr>
<td rowspan="2">問3</td>
<td>（ⅰ）（あ）</td>
<td>（ⅰ）（お）</td>
<td>（ⅰ）（か）</td>
<td>（ⅰ）（こ）</td>
</tr>
<tr>
<td colspan="2">（ⅱ）</td>
<td colspan="2">（ⅲ）</td>
</tr>
<tr>
<td>問4</td>
<td colspan="2">（ⅰ）

　　　　　　　　　秒</td>
<td>（ⅱ）

　　　　　　　倍</td>
<td>（ⅲ）

　　　　　　　倍</td>
</tr>
</table>

（記入しないこと）

（記入しないこと）

この解答用紙は実物大です

京都薬科大学 29 年度 (48)

【Ⅲ】

例：
$$C=C$$
（H, H / H, H）

解答欄

問1	〔ア〕		〔イ〕	
	〔ウ〕		〔エ〕	

問2	（ⅰ）	（ⅱ）数	（ⅱ）分子式	（ⅲ）

問3	

問4	反応式	構造式

問5		問6	

問7	〔オ〕	〔カ〕	名称

問8	炭素原子数：水素原子数＝　　：ｃ	分子式

（記入しないこと）

（記入しないこと）

この解答用紙は実物大です。

【IV】

解答欄

問1		
問2	（ i ）	（ ii ）	（ iii ）
	（ iv ）		
問3		
問4		
問5	呈色①	呈色③
問6	⑥	⑥	③	②
問7	（N末）G	（C末）

（記入しないこと）

（記入しないこと）

この解答用紙は実物大です

京都薬科大学 29 年度 （50）

【V】

例： $C_6H_5-CH_2-C(=O)-O-CH_2-ONa$

解答欄

問1	〔ア〕	〔イ〕	〔ウ〕

問2	

問3		問4		問5		問6	

問7	$\longrightarrow$

問8	

問9	（ i ）密封してはいけない理由
	（ i ）不適切な点
	（ ii ）名称　　　　　　　　　　（ ii ）役割

問10	（ i ）　　　　　　　　　g	（ ii ）　　　　　　　　　Pa

（記入しないこと）

（記入しないこと）

この解答用紙は実物大です。

平成28年度

問　題　と　解　答

平成28年度

英　語

問題　28年度

I 　次の英文を読んで、下記の設問に答えよ。答は解答欄に記入せよ。（60点）

　　Using plants as natural remedies for health problems is nothing new.　In fact, almost two-thirds of the earth's population still rely on the （　1　） of plants.　For them, nothing else is affordable or available.　Plant-(a)base medicine has also captured the attention of many scientists, who are studying plants' ability to restore health and fight diseases such as cancer.

　　In India, where many people talk about their symptoms with a （　2　） instead of a medical doctor, Darshan Shankar has created the Foundation for Revitalization of Local Health Traditions.　He says that (b)preserve the knowledge of these healers is as crucial as conserving the plants they use.　"㋐世界は、生物多様性を保護することに関心を持つべきだということを自覚してきている.　But cultural knowledge is just as important."

　　Nat Quansah, an ethnobotanist[*1)] who lives in Madagascar, studies plants such as the rosy periwinkle[*2)].　A （　3　） of the active chemical from that plant is now produced in laboratories and (c)make into drugs that inhibit[*3)] cancer growth.　Quansah knows about hundreds of other （　4　） species that could be the basis for future medicines.

　　Jim Duke, now (d)retire from the U. S. Department of Agriculture, still teaches and writes about medicinal plants such as chicory[*4)], which (e)contain chicoric acid—a chemical that may someday be used to fight a （　5　）.　Duke says that empirical studies of medicinal plants are needed.　"We can use science to test plants, to find what works best.　㋑問題は、最良の薬を得るためには、科学をどのように利用すべきなのかということである, be it natural or synthetic."

（出典：B. T. Chase & K. L. Johannsen, *Pathways* 3, 2012）

*1) ethnobotanist：民族植物学者　　　　*2) periwinkle：ツルニチソウ（植物名）
*3) inhibit：抑制する　　　　　　　　　*4) chicory：チコリ（植物名、chicoric は形容詞形）

問1　空欄(1)〜(5)に最も適する語句を下記から選び、A, B, C,...の文字で記入せよ。なお、それぞれの選択肢は、2回以上使用することはできない。（20点）

(A) synthetic version　　(B) power plant　　(C) deadly virus　　(D) chemical healer

(E) promising plant　　(F) available virus　　(G) healing power　　(H) traditional healer

問2　下線部(a)〜(e)の語を文意に則して適切な形に変化させよ。ただし、2語以上にしないこと。（20点）

問3　下線部㋐と㋑の日本文が、解答欄に指定された文頭をもつ英文となるよう、それぞれの枠内に与えられた語を1度ずつ用い、適切な順に並べ換えよ。（20点）

㋐	about	be	biodiversity	concerned	has	it	realized	saving	should	world
㋑		best	get	how	is	issue	medicine	the	science	to	to	use

Ⅱ 次の英文は、イギリスで公表された、医学・薬学などの研究のなかで実験に動物を使うことについての倫理問題に関する報告書の序文である。これを読み、下記の設問に答えよ。答は解答欄に記入せよ。　　　　　　　　　　（80点）

　　Humans have a variety of different relationships with animals. They bring pleasure to our lives as companions, and when we observe them in their natural environment, or in zoos and wildlife parks. But we also use animals extensively for food, clothing, transport and sports such as racing or hunting. Animals are sometimes killed to maintain stable populations in natural ecosystems, or killed when they come into conflict with humans. For example rats, flies and mosquitoes are generally considered to be pests*1). (1)These examples show clearly that the relationships between humans and animals differ in terms of the benefits they bring to humans, and their effects on the welfare of the animals. This report focuses on an examination of the ethical*2) issues raised by the use of animals in one particular area: basic and applied scientific and medical research.

　　Debate about research on animals is not new. Animals have been used in basic and applied research for more than 2,000 years and (2)the acceptability of this practice has been contested for a similar length of time. During the last century, the technological capacity of the medical, biological and pharmaceutical sciences has developed substantially and both the number of researchers and the number of animals used in research have increased. In recent years the debate has intensified and has become more public in several countries.

　　There is a wide range of opinions concerning the acceptability of research involving animals. Most medical research charities*3), many patient groups, the current UK Government and most members of the scientific community emphasize (3)the scientific and medical benefits that have resulted from animal research. They stress that it has made a substantial contribution to our understanding of biological processes, and that it has been responsible for many crucial biomedical advances. Historically, the discovery of the circulation of blood, the function of the lungs, and the hormonal system in humans has involved research on animals. More recently, the development of important therapies*4) and preventative*5) treatments, including antibiotics*6), vaccines*7), organ transplantation and modern medicines, has involved animal research and testing. Moreover, such research has begun to provide critical insights into some of the more complex diseases, such as cancers, heart disease, depression, and HIV. Farm animals and pets have also benefited from the development of new veterinary medicines*8) and vaccines. (4)動物を使った研究を支持する人たちは、倫理的かつ科学的な根拠にもとづいてそうした研究を続けるべきだ、と主張する。

　　Others also drawing on*9) ethical and scientific arguments object to this conclusion. Campaigning organizations, with support from some scientists, question whether the results of experiments undertaken on （　a　） can be reliably applied to （　b　）. They argue that animal research is too often perceived as the only means of addressing*10) specific research questions, that scientists are (c) to explore (d) methodologies[11] and that more effort should be made in exhausting the potential of alternative scientific methods. They also question whether it is right for humans to subject animals to procedures that cause pain and suffering, and from which they will not benefit. Accordingly, some commentators take the view that all animal research should be abandoned __(5)__ .

A range of further positions can be found in the debate. (6)Many people may have sympathy for some assumptions, but reject others made by those taking the two opposite positions sketched above. For example, some accept the basic scientific validity and necessity of animal research, but question whether enough effort is made to reduce the suffering of the animals involved. Others object to specific kinds of research, and have concerns about the species used, or the aims of the research. There are also (7)those who acknowledge that a sudden abandonment is not straightforward[12]. For them, a phasing out of[13] all research on animals, combined with maximum efforts to reduce any pain or suffering that animals might experience, is a highly desirable goal.

(出典：Nuffield Council on Bioethics, *The ethics of research involving animals*, 2005
＊必要に応じて原文に変更を加えてある。)

*1) pest：有害な動物・虫　　　　　*2) ethical：倫理的な

*3) medical research charity：医学研究支援団体　　　　　*4) therapy：治療、療法

*5) preventative：予防の　　　　　*6) antibiotic：抗生物質　　　*7) vaccine：ワクチン

*8) veterinary medicine：獣医学　　*9) draw on：〜に頼る

*10) address：〜に取り組む　　　　*11) methodology：方法論

*12) straightforward：単純な、簡単な　　*13) phase out of：〜を段階的に廃止する

問1　下線部(1)を和訳せよ。（15点）

問2　下線部(2)とほぼ同じ意味で、解答欄に指定された文頭と文末をもつ英文となるよう、与えられた語（句）を1度ずつ用い、適切な順に並べ換えよ。答は、数字で記せ。（10点）

① could be　　　　　② debated　　　　　③ animals in　　　　④ using

⑤ has been　　　　　⑥ for more than 2,000 years　　　⑦ whether

⑧ basic and applied research

問3　下線部(3)の具体例として挙げられている歴史上の発見を日本語で記せ。（10点）

問4　下線部(4)を、解答欄に指定された語（句）を使った英文となるよう、与えられた語（句）を１度ずつ用い、適切な順に並べ換えよ。答は、**数字**で記せ。ただし、解答欄に与えられた語（句）の位置は動かせないものとする。（10点）

①　argue　　　　　②　is　　　　　　③　who　　　　　④　necessary

⑤　support　　　　⑥　it　　　　　　⑦　that　　　　　⑧　research

⑨　for such research　　　　　⑩　involving animals

⑪　on both ethical and scientific

問5　文中の空所(a)〜(d)に入る語の組み合わせとして、前後の文脈から考えて最も適切な選択肢を選べ。答は、**数字**で記せ。（5点）

①　(a) animals　　(b) humans　　(c) reluctant　　(d) another

②　(a) humans　　(b) animals　　(c) willing　　　(d) another

③　(a) animals　　(b) humans　　(c) willing　　　(d) other

④　(a) humans　　(b) animals　　(c) reluctant　　(d) another

⑤　(a) animals　　(b) humans　　(c) reluctant　　(d) other

⑥　(a) humans　　(b) animals　　(c) willing　　　(d) other

問6　空所(5)に、本文の論旨から考えて最も適する語（句）を次の①〜④の中から選び、数字で記せ。（5点）

①　gradually　　　②　so far　　　③　in vain　　　④　immediately

問7　下線部(6)を和訳せよ。（15点）

問8　下線部(7)の"those"は、動物を使う実験についてどのようにしていくのが望ましい目標であると考えているか。本文の内容に則して日本語で述べよ。（10点）

京都薬科大学 28 年度 (5)

Ⅲ 次の日本語によるイントロダクションと英会話を読んで、設問に答えよ。答は解答
欄に記入せよ。 (60 点)

　　Davis-Carr 先生は、アメリカ合衆国シカゴの高校で英語を教えている。先生は 1 年前
に、1 年生をラジオ局主催のある教育プログラムに参加させ、自分たちが抱えている問題
を、声に出して周囲の人々や社会に届けることで、乗り越える術を考えていく機会を持
たせた。ラジオから流れる生徒たちの話を聞いていた先生は、教え子の 1 人、Aaron が、
ホームレスで苦しい生活を送っていることを知り立ち上がった。それから 1 年を経て、
このラジオ番組に先生と Aaron が 2 人で登場し、1 年の出来事を振り返った。

Davis-Carr: When you shared your story with everyone, how did you feel, Aaron?

Aaron: _____(1)_____, because, I mean, I just said it.　I don't know what made me say it but I'm
　like, let me just be honest and just get it out.

DC: I was scared because I felt helpless.　I didn't know what to do, but at the same time
　㋐君を助けるために自分の最善をつくさなければならないと感じたの.

A: Yeah, I didn't even know you actually listened to that one.

DC: _____(2)_____, Aaron [laughs].

A: Yeah, I didn't really think that I would ever tell a teacher, but it makes me know that you're
　special because you care.　㋑あなたは、僕に話しかけて僕がちゃんとしてるか確認してくれる.
　Because sometimes kids were bullying me, throwing chairs, throwing glass and stuff at me.

DC: _____(3)_____.　I was always picked on because I was a tomboy and I was afraid.　Were you
　surprised that I would tell you that?

A: I mean, you seem pretty cool, _____(4)_____.

DC: So overall how do you feel?　You have more friends this year?

A: Yes, I have more friends this year.

DC: _____(5)_____?

A: Yeah.　You know, I'm in a foster home now — been there since October.

DC: Do you feel different living in a foster home?

A: It's good actually.　I feel comfortable.　_____(6)_____.

DC: So can I tell you one thing that I really admire about you, Aaron?　Because I've never told
　you.　Do you know how strong you are?

A: [Laughs]　No.

DC: You've never realized that…

A: No.

DC: But you have a strength that ㋒no matter what anyone says about you or they do to you, you
　don't change who you are as a person.　_____(7)_____.　So I admire that about you.

A: Thank you.

DC: Don't make me cry again, Aaron.

A: [Laughs]

DC: I want to see you happy. _____(8)_____.

A: Thank you. _____①_____.

（出典："I didn't think I would ever tell a teacher..." StoryCorps　＊必要に応じて原文に変更を加えてある。）

問1　空所(1)〜(8)に適する表現を、下記の(A)〜(H)から1つずつ選んで意味が通るように
せよ。それぞれの選択肢は1度しか使えない。答は、A, B, C,...の文字で記せ。

(32点)

(A) And a lot of people don't have that strength

(B) I listened to all of them

(C) Just your smile is the best moments of you

(D) So it's better than last year

(E) I think no one would mess with you

(F) Where I am now, it feels like home

(G) I felt awkward, like a big load was let off

(H) I've had to deal with some bullying issues when I was in school but not to the extent that you have

問2　下線部⑦と①の日本文が、解答欄に指定された文頭と文末をもつ英文となるよう、
それぞれの枠内に与えられた語を1度ずつ用い、適切な順に並べ換えよ。(18点)

⑦		to	to	an	best	had	try	my	help	obligation	I	

①			and	me	I'm	sure	to	make	talk	that	

問3　下線部⑦の"no matter what"を1語で言い換えよ。　(5点)

問4　空所①の Aaron の言葉として最も適切なものを選択肢から選べ。答は、アルファ
ベット記号1字で記せ。　(5点)

(A) I would have liked you

(B) That is none of your business

(C) I look forward to going back where I was

(D) That means a lot to me

(E) I really appreciate your having me stay in your house

数　学

問題　　28年度

I (配点50点)

次の□にあてはまる数または式を解答欄に記入せよ。ただし，$\boxed{コ}$ におい
ては，$\boxed{コ}$ につづくかっこ内の選択肢から適切なものをAかBの記号で答えよ。

(1) 2つの円 $x^2+y^2=1,\ (x-2)^2+y^2=R^2\ (R>0)$ が異なる2つの交点を持つ
のは $\boxed{ア}<R<\boxed{イ}$ が成立するときである。このとき，O(0,0), A(2,0)
とおき，交点の1つを P とすると

$$\cos\angle\text{OPA}=\boxed{ウ}$$

が成立するので，$\angle\text{OPA}=90°$ となるのは $R=\boxed{エ}$ のときである。

(2) x の2次方程式 $x^2-4x\sin\theta+4+\sqrt{2}-(2+2\sqrt{2})\cos\theta=0\ (0\leqq\theta<2\pi)$
が異なる2つの実数解を持つような θ の範囲は，$\boxed{オ}<\theta<\boxed{カ}$ および
$\boxed{キ}<\theta<\boxed{ク}$ である。

(3) p と q を正の整数とするとき，x の2次方程式 $x^2-2\sqrt{p}\,x+q=0$ は異なる
2つの実数解を持つとする。これらの解を α と β で表すとき，$r=|\alpha-\beta|$ と
p,q の間には，関係式 $r^2=\boxed{ケ}$ が成り立つ。したがって，もし r が整数な
らば，r は $\boxed{コ}$ (A：偶数，B：奇数) である。このとき，2次方程式の解を
q と r を用いてあらわすと $x=\boxed{サ}\pm\boxed{シ}$ となる。

(4) 1つのサイコロを2回続けて投げるとき，1回目に出る目を a，2回目に出る目
を b とし，x の2次方程式 $x^2-ax+b=0\ \cdots①$ を考える。2次方程式 ① が
実数解を持たない確率は $\boxed{ス}$ である。2次方程式 ① が実数解を持つとき，
それが重解である条件付き確率は $\boxed{セ}$ である。2次方程式 ① の解が2つと
も自然数になる確率は $\boxed{ソ}$ である。

(5) $3^{10}=10^x$ となる x は $\boxed{タ}$ である。よって，3^{10} は $\boxed{チ}$ 桁の10進数である。同
様の考え方で 5^{10} を9進数で表すと，$\boxed{ツ}$ 桁である。ただし，$\log_{10}3=0.4771$，
$\log_{10}5=0.6990$ とする。

II (配点 50 点)

次の ☐ にあてはまる数または式を解答欄に記入せよ。

3 次関数 $y = f(x) = x^2(x - 3)$ で与えられる曲線を C とする。

(1) 関数 $y = f(x)$ は，$x = \boxed{ア}$ のとき極大値 $\boxed{イ}$ をとる。また，$x = \boxed{ウ}$ のとき極小値 $\boxed{エ}$ をとる。

(2) 点 $(1, -2)$ における曲線 C の接線 ℓ の方程式は $y = \boxed{オ}$ である。

(3) (1)の $\boxed{ア}$ から $\boxed{エ}$ で表される 2 点 $\left(\boxed{ア}, \boxed{イ}\right)$, $\left(\boxed{ウ}, \boxed{エ}\right)$ が 2 次関数 $y = x^2 + px + q$ で与えられる放物線 C' 上にあるとき，$p = \boxed{カ}$，$q = \boxed{キ}$ である。

(4) (2) で求めた接線 ℓ と (3) で求めた放物線 C' で囲まれた部分の面積は $\boxed{ク}$ である。

III (配点50点)

次の ☐ にあてはまる式を解答欄に記入せよ。

空間の異なる3点 O, A, B に対して, $\vec{a} = \overrightarrow{OA}$, $\vec{b} = \overrightarrow{OB}$ とおく。線分 AB を $k : l$ に内分する点を C とおくと

$$\overrightarrow{OC} = \boxed{\text{ア}}\,\vec{a} + \boxed{\text{イ}}\,\vec{b}$$

と表される。また, 線分 AB を $m : n\ (m > n)$ に外分する点を D とおくと

$$\overrightarrow{OD} = \boxed{\text{ウ}}\,\vec{a} + \boxed{\text{エ}}\,\vec{b}$$

と表される。さらに, $pm - qn \neq 0$ をみたす正の数 p, q について, $\overrightarrow{OA'} = p\vec{a}$, $\overrightarrow{OB'} = q\vec{b}$ をみたす2点 A', B' をとり, 直線 OC, OD がそれぞれ直線 A'B' と交わる点を C', D' とおくと $\overrightarrow{OC'}$, $\overrightarrow{OD'}$ はそれぞれ

$$\overrightarrow{OC'} = \boxed{\text{オ}}\,\vec{a} + \boxed{\text{カ}}\,\vec{b}, \quad \overrightarrow{OD'} = \boxed{\text{キ}}\,\vec{a} + \boxed{\text{ク}}\,\vec{b}$$

と表される。よって, C' は線分 A'B' を $\boxed{\text{ケ}} : \boxed{\text{コ}}$ に内分する点で, D' は線分 A'B' を $\boxed{\text{サ}} : \boxed{\text{シ}}$ に外分する点である。

ここで, 点 C が線分 AB を内分する比の値 $\dfrac{k}{l}$ と, 点 D が線分 AB を外分する比の値 $\dfrac{m}{n}$ について, これら2つの比の商を

$$c(A, B, C, D) = \frac{\dfrac{k}{l}}{\dfrac{m}{n}} = \frac{kn}{lm}$$

とおくとき, 点 C' が線分 A'B' を内分する比の値と点 D' が線分 A'B' を外分する比の商 $c(A', B', C', D')$ は, k, l, m, n を用いると $\boxed{\text{ス}}$ と表せる。

IV (配点50点)

次の $\boxed{}$ にあてはまる数または式を解答欄に記入せよ。

(1) 1から6までの数字が1つずつ書かれた赤球が6個入った袋Aと，1から6までの数字が1つずつ書かれた白球が6個入った袋Bがある。それぞれの袋から無作為に1個ずつ球を取り出し，それらの球に書かれた数の合計が k となる場合の数を $f(k)$ で表す。このとき，xy 平面上の点 $(k, f(k))$ は，直線 $x = \boxed{\text{ア}}$ に関して対称な2直線上に並び，これらの対称な2直線と x 軸で囲まれた部分の面積は $\boxed{\text{イ}}$ である。

(2) N を2以上の整数とする。1から N までの数字が1つずつ書かれた赤球が N 個入った袋Aと，1から N までの数字が1つずつ書かれた白球が N 個入った袋Bがある。それぞれの袋から無作為に1個ずつ球を取り出し，それらの球に書かれた数の合計が l となる場合の数を $g(l)$ で表す。このとき，xy 平面上の点 $(l, g(l))$ は，直線 $x = \boxed{\text{ウ}}$ に関して対称な2直線上に並び，これらの対称な2直線と x 軸で囲まれた部分の面積は $\boxed{\text{エ}}$ である。

(3) N を2以上の整数とする。1から N までの数字が1つずつ書かれた赤球が N 個と，1から N までの数字が1つずつ書かれた白球が N 個入った袋Aと，1から $2N$ までの数字が1つずつ書かれた青球が $2N$ 個入った袋Bがある。それぞれの袋から無作為に1個ずつ球を取り出し，それらの球に書かれた数の合計が m となる場合の数を $h(m)$ で表す。このとき，xy 平面上の点 $(m, h(m))$ が並ぶ直線の方程式は以下のようになる。

$$2 \leq m \leq \boxed{\text{オ}} \text{ の } (m, h(m)) \text{ について，} \quad y = \boxed{\text{カ}}$$

$$\boxed{\text{オ}} \leq m \leq \boxed{\text{キ}} \text{ の } (m, h(m)) \text{ について，} \quad y = \boxed{\text{ク}}$$

$$\boxed{\text{キ}} \leq m \leq \boxed{\text{ケ}} \text{ の } (m, h(m)) \text{ について，} \quad y = \boxed{\text{コ}}$$

これらの3直線と x 軸で囲まれた部分の面積は $\boxed{\text{サ}}$ である。

化　学

問題　　　　　　　　　　28年度

【I】次の（1）〜（7）の記述を読み，〔ア〕〜〔エ〕に入る最も適当な語句または数値を（A）〜（D）の記号より選び，〔オ〕および〔カ〕には該当する解答欄の語句を◯で囲み，〔キ〕〜〔セ〕には最も適当な語句を入れ，文章を完成せよ。答は解答冊子の解答欄に記せ。

(26点)

（1）次のうち，最も酸性が強いものは〔ア〕である。

　　（A）胃液　　　　（B）雨水　　　　（C）血液　　　　（D）石けん水

（2）ダニエル電池の負極に用いられる金属は〔イ〕である。

　　（A）Zn　　　　（B）Cd　　　　（C）Pb　　　　（D）Cu

（3）次の化合物の中で，同一平面上に並ばない炭素原子をもつものは〔ウ〕である。

　　（A）クメン　　　（B）p-キシレン　　（C）ナフタレン　　（D）安息香酸

（4）60 g の塩化カリウムKClを水とともにビーカーに入れ，かき混ぜながらゆっくりと加熱したところ，80℃になったときすべて溶解した。この溶液の質量は〔エ〕g である。ただし，塩化カリウムKClは 80℃において，水 100 g に最大 50 g 溶けるものとする。

　　（A）120　　　　（B）150　　　　（C）180　　　　（D）210

（5）一定量の気体の体積 V は，絶対温度 T に〔オ〕し，圧力 P に〔カ〕する。これをボイル・シャルルの法則という。

（6）温度や圧力が変化したとき，固体，液体，気体の間で物質の状態が変化する。そのうち，固体から液体への変化を〔キ〕，その逆の変化を〔ク〕といい，液体から気体への変化を〔ケ〕，その逆の変化を〔コ〕という。

（7）物質の分離・精製において，目的物質をよく溶かす溶媒を使い，溶媒に対する溶解度の差を利用して，混合物から目的物質を分離する操作を〔サ〕という。混合物から各物質の沸点の違いによって目的物質を分離する操作を〔シ〕という。混合物を溶媒とともにろ紙やシリカゲル粉末などの中を移動させ，各物質の移動速度の違いを利用して分離する操作を〔ス〕という。溶媒に溶ける物質の量が温度によって変化することを利用し，目的物質を析出させて不純物を除く操作を〔セ〕という。

【Ⅱ】次の記述を読み，問1〜5の答を解答冊子の解答欄に記せ。　　　　　　(38点)

　硫黄は周期表の〔ア〕族に属する非金属元素である。硫黄の単体は，(a) 斜方硫黄，単斜硫黄および〔イ〕硫黄などが知られている。

　(b) 硫化鉄(Ⅱ)に希塩酸を加えると発生する気体Ⓐは，腐乱臭のある無色の有毒な気体である。気体Ⓐを銅(Ⅱ)イオンを含む水溶液に通じると〔ウ〕色の化合物Ⓑが沈殿する。また，亜硫酸水素ナトリウムまたは (c) 亜硫酸ナトリウムに希硫酸を加えると発生する気体Ⓒは，刺激臭のある無色の有毒な気体である。

　濃硫酸は，工業的には〔エ〕法を用いてつくられる。この方法では，まず酸化バナジウム(V)を触媒として用い，高温で気体Ⓒを化合物Ⓓに酸化する。得られた化合物Ⓓを濃硫酸に吸収させ〔オ〕とし，これを希硫酸と混合して濃硫酸にする。(d) 濃硫酸を二糖類であるスクロースに添加すると，スクロースにある変化が生じる。これは，濃硫酸が〔カ〕作用を有しているためである。

問1　〔ア〕～〔カ〕に入る最も適当な語句または数字を記せ。

問2　下線部(a)について，次の問に答えよ。

（ i ）　3者のような関係にある単体を互いに何とよぶか。その名称を記せ。
（ ii ）　互いが（ i ）の関係にあるフラーレン，カーボンナノチューブおよびグラフェン以外の炭素の単体について，電気伝導性がない単体および電気伝導性がある単体の名称をそれぞれ記せ。また，この両者において，電気伝導性に違いが生じる理由を簡潔に記せ。

問3　下線部(b)および(c)でおこる化学反応の反応式を記せ。また，気体Ⓐおよび気体Ⓒを得るための最も適切な捕集法を，次の（A）～（C）より選び，記号を記せ。

（A）上方置換　　　　　（B）下方置換　　　　　（C）水上置換

問4　気体Ⓐ，化合物Ⓑ，気体Ⓒ，化合物Ⓓ，硫黄の単体Ⓔ，および硫酸Ⓕのうち，硫黄原子あるいは硫黄イオンの酸化数が最も大きいものと最も小さいものはどれか。該当するものをすべて選び，Ⓐ～Ⓕの記号を記せ。

問5　下線部(d)でおこる化学反応の反応式を記せ。ただし，スクロースの化学式は分子式を用い，反応は完全に進行するものとする。

【Ⅲ】次の記述を読み，問1～5の答を解答冊子の解答欄に記せ。ただし，原子量はH＝1.0，O＝16.0，Mg＝24.0，S＝32.0，Cl＝35.0，Ba＝137.0とする。　　　　　　　　　　　(33点)

　一定量の溶媒に溶解度を超える量の溶質を加え，十分にかき混ぜると溶質が溶液中に溶け出す速度と溶液から析出する速度が等しくなり，見かけ上，溶質の溶解と析出が止まったように見える。この状態を〔ア〕といい，この溶液を〔イ〕溶液という。塩化ナトリウムを水に溶かした場合，ナトリウムイオンと塩化物イオンに分かれる。電解質の水溶液では，水分子が〔ウ〕分子であるためイオンとのあいだに静電的な引力が働き，イオンは水分子に囲まれて水和イオンとなり，互いに離れた状態で存在する。

　(a) イオン結晶は，一般的に塩化ナトリウムのように水に溶けやすい。しかし，硫酸バリウムや炭酸カルシウムなどのようにイオン結合の強さが〔エ〕い結晶は，水和イオンとなって水中に拡散しにくいため，水に溶けにくい。(b) 1 molの結晶をその構成粒子（原子，分子，イオン）に分けて，互いに遠くに離して力を及ぼしあわない状態にするのに必要なエネルギーを格子エネルギーといい，結晶の安定度の目安となる。塩化ナトリウムの格子エネルギーを Q kJ とすると，以下の熱化学方程式で表すことができる。

　　　NaCl(固) ＝ Na⁺(気) ＋ Cl⁻(気) － Q kJ

また，塩化ナトリウムの格子エネルギーは，下に示すエネルギー図で表すことができる。

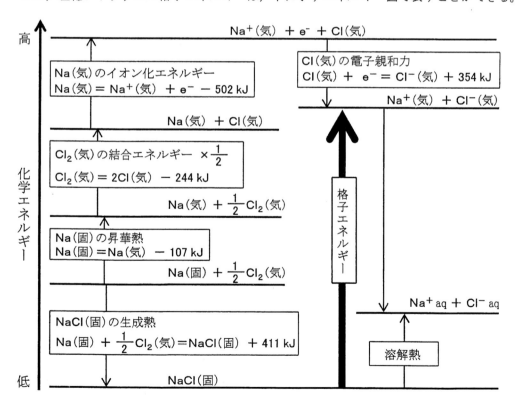

問1　〔ア〕〜〔エ〕に入る最も適当な語句を記せ。

問2　下線部(a)に関連して，次の問に答えよ。

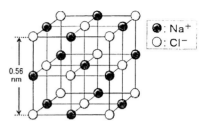

(i) 塩化ナトリウムの結晶では，右図に示すように1個のナトリウムイオンに6個の塩化物イオンが隣接している。塩化ナトリウムの単位格子に含まれる塩化物イオンの数を記せ。

(ii) 次の(A)〜(E)のうち，共有結合の結晶をつくるものを1つ選び，その記号を記せ。

　　(A) ZnS　　(B) SiO_2　　(C) I_2　　(D) Cu　　(E) CO_2

問3　下線部(b)について，次の問に答えよ。

(i) イオン結晶の格子エネルギーを直接測定することは難しいが，左ページの図に示すような測定できる物理量からヘスの法則を用いて算出することができる。塩化ナトリウムの格子エネルギーは，何 kJ/mol か。

(ii) 固体の塩化ナトリウムを水に溶解したときの溶解熱は，(i)と同様に塩化ナトリウムの格子エネルギーと，各々のイオンの水和熱から求めることができる。固体の塩化ナトリウムの溶解熱は何 kJ/mol か。ただし，各々のイオンの水和熱は以下のとおりとする。

Na^+（気）＋ aq ＝ Na^+ aq ＋ 421 kJ
Cl^-（気）＋ aq ＝ Cl^- aq ＋ 363 kJ

問4　水に溶解度以上の塩化ナトリウムを加え，十分にかき混ぜると，固体の塩化ナトリウムと水溶液中のナトリウムイオンNa^+および塩化物イオンCl^-の間に次の関係が成り立つ。次の問に答えよ。

　　NaCl（固）＋ aq ⇌ Na^+ aq ＋ Cl^- aq ・・・・・①式

(i) この溶液に濃塩酸を少量加えると，新たに塩化ナトリウムが沈殿する。この理由を「イオン濃度」の語句を用いて簡潔に記せ。ただし，濃塩酸を加えたことによる溶液の体積および温度変化は無視できるものとする。

(ii) (i)の現象を何というか。その名称を記せ。

問5　24.6 g の硫酸マグネシウム七水和物を水に溶解し，全体を 0.500 L にした。その水溶液に塩化バリウム水溶液を少しずつ加えていったところ，硫酸バリウムが析出し始めた。硫酸バリウムが析出し始めるときの，溶液中のバリウムイオンの濃度は何 mol/L か。答は四捨五入して有効数字3桁で記せ。ただし，この実験条件における硫酸バリウムの溶解度積は 9.00×10^{-11} $(mol/L)^2$ とし，塩化バリウム水溶液を加えたことによる溶液の体積および温度変化は無視できるものとする。

【IV】次の記述を読み，問1～8の答を解答冊子の解答欄に記せ。ただし，絶対零度は－273℃，気体定数は 8.31×10^3 Pa・L/(mol・K)，原子量はH＝1.0，C＝12.0，O＝16.0とする。（32点）

化合物Ⓐ，Ⓑ，Ⓒはいずれも炭素，水素および酸素からなり，ベンゼン環に2個の置換基をもつ。Ⓐに無水酢酸を作用させるとⒷを生じ，Ⓒを加水分解するとⒶと1-プロパノールを生じた。ⒶとⒸは塩化鉄(Ⅲ)による呈色反応を示した。

3.04 gのⒶをある量の水に溶かすと完全に溶解し，得られた希薄溶液の体積は 6.30 L であった。この水溶液の浸透圧を測定すると，27℃において 8.31×10^3 Pa であった。またⒶに存在する置換基は2つとも電離する性質をもっているが，そのうちの1つの置換基はこの溶液中で部分的に電離しており，その電離度は 5.00×10^{-2} であった。

元素分析を行う目的で，右図に示すソーダ石灰を詰めた管Ⓧ，塩化カルシウムを詰めた管Ⓨおよび (a) 酸化銅(Ⅱ)を詰め，試料を入れた管Ⓩを用意した。これらを下図の①～③のように接続し，ガスバーナーを①の位置に設置した。Ⓑの組成式を求めるために，試料として 194 mg のⒷを用いて実験したところ，正しく接続した②および③の質量はそれぞれ 90 mg および 440 mg 増加した。

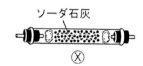
ソーダ石灰
Ⓧ

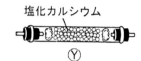
塩化カルシウム
Ⓨ

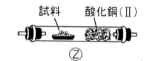
試料　酸化銅(Ⅱ)
Ⓩ

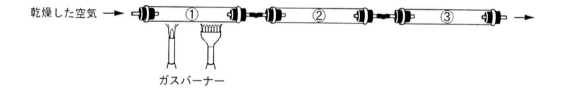
乾燥した空気　→　①　②　③　→
ガスバーナー

問1 炭素，水素および酸素からなり分子量が 100 以上 150 以下で，塩化鉄(Ⅲ)の水溶液で呈色する芳香族化合物のうち，分子量の異なる化合物の名称を 2 つ記せ。

問2 左ページの下図の②および③にあてはまる管を，図中に示す管Ⓧ〜Ⓩより選び，その記号を記せ。

問3 下線部(a)について，酸化銅(Ⅱ)が必要な理由を化学的に簡潔に記せ。

問4 ソーダ石灰とは，生石灰を濃厚な水酸化ナトリウム水溶液に浸し加熱して粒状にしたもので，主成分であるカルシウムイオンを含む化合物以外に 5%程度の水酸化ナトリウムと 25%程度の水を含んでいる。元素分析を正しく行うとき，ソーダ石灰を詰めた管の中でおこる化学反応の反応式を記せ。ただし，ソーダ石灰の主成分のみが反応にかかわるものとする。

問5 Ⓐの希薄溶液の浸透圧から求めたⒶの分子量はいくらか。電解質溶液の浸透圧は電離によって生じるイオンを含めたすべての溶質粒子のモル濃度の総和に比例する。ただし，Ⓐのもつ 2 つの置換基のうち 1 つは全く電離しないものとし，ⒶおよびⒶが電離してできたイオンは他のⒶ分子やⒶが電離してできたイオンとは水素結合をつくらないものとする。また，水の電離は無視できるものとする。答は四捨五入して整数値で記せ。

問6 Ⓑの元素分析の結果より求めたⒷの組成式を記せ。

問7 Ⓒは $\overset{\text{パラ}}{p}$-置換体であった。ⒶおよびⒸの構造式を解答欄の上に示す例にならって記せ。

問8 ジエチルエーテルに溶解したⒶ，ⒷおよびⒸの混合物を分液ロートに移し，十分な量の炭酸水素ナトリウム水溶液を加えて振り混ぜ放置したところ，2 層となった。上層に溶けている化合物をⒶ〜Ⓒより選び，その記号を記せ。

【Ⅴ】 次の記述を読み，問1〜7の答を解答冊子の解答欄に記せ。ただし，原子量はH=1.0，C=12.0，O=16.0とし，標準状態における気体1molの体積は22.4Lとする。 (33点)

　アルデヒドやケトンは，炭素原子と酸素原子が二重結合で結合した官能基である〔ア〕基を有することから〔ア〕化合物とよばれる。アルデヒドの例として，アセトアルデヒドおよびホルムアルデヒドなどがある。アセトアルデヒドは第一級アルコールである〔イ〕を酸化することで得られるが，(a) 工業的には触媒を用い水中でエチレン（エテン）を酸化して得られる。ホルムアルデヒドは，〔ウ〕の蒸気にバーナーで焼いた銅線を触れさせ，空気中で酸化して得られる。また，アルデヒドの検出には，(b) フェーリング液の還元や (c) 銀鏡反応などが用いられている。一方，アセトンは最も簡単な構造をもつケトンであり，(d) 空気を断って酢酸カルシウムを熱分解すると得られる。

問1　〔ア〕〜〔ウ〕に入る最も適当な語句を記せ。

問2　下線部(a)の反応に触媒として必要な物質を次の（A）〜（F）より2つ選び，その記号を記せ。

　　（A）AgCl　　（B）$HgCl_2$　　（C）$PdCl_2$　　（D）$CuCl_2$　　（E）$AlCl_3$　　（F）O_2

問3　下線部(b)で沈殿する化合物の化学式および沈殿物の色を記せ。

問4　下線部(c)は次の反応式で表される。エおよびオに入る係数を記せ。ただし，Rはアルキル基とする。

$$RCHO + \boxed{エ}[Ag(NH_3)_2]^+ + \boxed{オ}OH^- \longrightarrow RCOO^- + \boxed{カ}Ag + \boxed{キ}NH_3 + \boxed{ク}H_2O$$

問5　下線部(d)のように空気を断って，固体を熱分解することを一般に何というか。その名称を記せ。

問6　下図は下線部(d)の反応の装置を示している。この図には適切でない箇所が1点ある。適切でない箇所を記し，その理由を簡潔に記せ。ただし，ガラス器具などの装置は動かないように固定されているものとする。

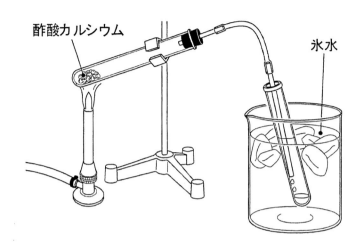

問7　1分子のアセトアルデヒドと3分子のホルムアルデヒドが反応すると，化合物Ⓧが生成する。アセトアルデヒド110 gとホルムアルデヒド270 gを反応させたところ，ある量のⓍが得られた。得られたすべてのⓍに多量のナトリウムNaを反応させたところ，Ⓧのヒドロキシ基とNaの反応は完全に進み，標準状態で67.2 Lの水素H_2が発生した。この場合，反応が完全に進んだときに得られるⓍの量の何%のⓍが生成していたか。答は四捨五入して整数値で記せ。

【VI】次の記述を読み，問1～5の答を解答冊子の解答欄に記せ。ただし，原子量はH＝1.0，C＝12.0，N＝14.0，O＝16.0とする。構造式は解答欄の上に示す例にならって記せ。ただし，光学異性体を区別して記す必要はない。　　　　　　　　　　　　　　　　　（38点）

　分子量がおよそ１万以上の物質を〔ア〕もしくは〔ア〕化合物とよぶ。〔ア〕化合物は私たちの身のまわりに存在し，私たちの生活を支えているだけでなく，ヒトや植物などを含む生体を構成する物質（生体成分）でもある。合成〔ア〕化合物である合成樹脂には熱を加えると柔らかくなり，冷やすと再び固くなる性質をもつものがある。このような性質を〔イ〕性といい，このような性質をもつ合成樹脂を〔イ〕性樹脂という。一方，加熱によって反応が進み，硬化する合成樹脂を〔ウ〕性樹脂という。

　多くの〔ア〕化合物は，比較的小さい構成単位が繰り返し結合した構造をしている。この構成単位となる小さな分子を単量体といい，多数の単量体が重合して生じる〔ア〕化合物を重合体という。下図は，重合反応の例を示した模式図である。(a)は，不飽和結合をもつ単量体が重合していく反応であり〔エ〕重合という。(b)，(c)および(d)は単量体が縮合を繰り返して重合する反応であり縮合重合という。(b)は分子内に同じ官能基を２個ずつもつ２種類の単量体が重合する場合で，(c)は１種類の単量体が重合する場合を示しており，分子内に同一の，あるいは異なる官能基を合計２個以上もつ。また，(d)では，分子内に２種類の官能基を１個ずつもつ数種の単量体が縮合して重合体を形成する反応を示している。

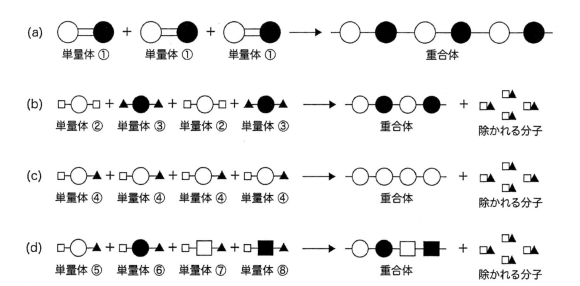

問1　〔ア〕～〔エ〕に入る最も適当な語句を記せ。

問2　図の(a)のような重合により生成する合成樹脂にはポリスチレンがある。単量体および重合体の構造式を記せ。

問3　ナイロン66は，図の(b)のような2種類の単量体の縮合重合により生成する。これら2種類の単量体ⒶおよびⒷのそれぞれの分子式は$C_6H_{16}N_2$および$C_6H_{10}O_4$である。

（ⅰ）ナイロン66が生成する反応の化学反応式を記せ。ただし，2種類の単量体それぞれn個が反応に使われるものとする。

（ⅱ）Ⓐを174 g，Ⓑを292 g用いて縮合重合させたとき，ナイロン66は何g得られるか。ただし，反応は完全に進行し，nの値は十分に大きいものとする。答は四捨五入して整数値で記せ。

問4　図の(c)のように1種類の単量体が縮合重合した構造をもつ生体成分Ⓒおよびがある。Ⓒは，化合物Ⓔが重合したような構造をもち，枝分かれがなく，ヨウ素ヨウ化カリウム水溶液と反応して濃青色に呈色する。また，Ⓓは，Ⓔと立体異性体の関係にある化合物Ⓕが重合したような構造をもつ。Ⓒ～Ⓕの化合物名を記せ。

問5　図の(d)のような反応により，多数のアミド結合が形成されてできた生体成分Ⓖの名称を記せ。また，形成されたアミド結合を完全に加水分解すると種々の化合物Ⓗの混合物が得られる。Ⓗの総称（一般名）と，その中で，不斉炭素原子をもち分子量が最も小さい化合物Ⓘの名称と構造式を記せ。

英　語

解答

28年度

I

〔解答〕

問1　(1) G　(2) H　(3) A　(4) E　(5) C

問2　(a) based　(b) preserving　(c) made
　　　(d) retired　(e) contains

問3　㋐　(The) world has realized it should be concerned about saving biodiversity.

　　　㋑　(The) issue is how to use science to get the best medicine.

〔出題者が求めたポイント〕

〔解説〕

問1　(1) healing power「治癒力」(2) traditional healer「心霊治療家」(3) synthetic version「(人工)合成品」(4) promising plant「(将来)有望な植物種」(5) deadly virus「致命的なウイルス」

問2　(a) medicine を修飾するので、Plant-based と過去分詞になる。(b) 主語になるため preserving と動名詞になる。(c) 受動態の文なので、過去分詞 made になる。(d) retired from 〜で「〜を退職した」。Jim Duke を修飾する。(e) 先行詞が chicory の単数なので、動詞は contains になる

問3　㋐　be concerned about 〜「〜に関心を持つ」about の右は動名詞の saving が来る

　　　㋑　how to 〜「どのように〜するか」名詞句を作って is の補語になる

〔全訳〕

　健康問題の自然療法として植物を使用することは、新しいことではない。事実、地球人口のほぼ3分の2は今でもまだ植物の治癒力に依存している。彼らにとって、買えるものや入手できるものは他に何もない。植物に基づく薬はまた、多くの科学者の注目を集めてきた。彼らは、健康を回復したり、ガンのような病気と闘う植物の能力を研究している。

　多くの人が医者ではなく、心霊治療家に症状を相談しているインドで、Darshan Shanker が地域健康伝承再活性化財団を設立した。彼は、こうした治療家の知識を保存することは彼らが使用する植物を保存するのに、決定的に重要だと語る。「世界は、生物多様性を保護することに関心を持つべきだということを自覚してきている。しかし、文化的知識も同じく重要なのです」。

　マダガスカルに暮らす民族植物学者の Nat Quansah は、ツルニチソウのような植物を研究している。この植物由来の活性化学物質の合成品は、今や製造所で生産され、ガンの成長を抑制する薬になっている。Quansah は、将来の医薬品の基盤になりうる有望な植物種を数百は知っている。

　アメリカ農務省を退職した Jim Duke は今でも、チコリ酸 — いつの日か致命的なウイルスと闘うために使用されるかも知れない化学物質 — を含むチコリのような薬用植物に関して、教授し執筆している。Duke は、薬

用植物の実証研究が必要とされていると語る。「我々は植物を試験するため、つまり何が一番効くかを見つけるのに、科学を用いることができる。問題は、天然であれ、合成であれ、最良の薬を得るためには、科学をどのように利用すべきなのかということである」。

II

〔解答〕

問1　これらの事例から、人間と動物の関係は、動物が人間にもたらす利益という点で様々だということが明らかになる。

問2　It ⑤　②　⑥　⑦　④　③　⑧　① accepted.

問3　血液循環、肺機能、ホルモン系の発見

問4　Those ③　⑤　⑧　⑩　①　⑦　⑪　grounds, ⑥　②　④　⑨ to continue.

問5　⑤

問6　④

問7　多くの人々は、いくつかの仮説には共感するかもしれないが、上記2つの相反する立場をとる人々によって提示される仮説は拒否する。

問8　即座に止めるのではなく、動物の苦痛を軽減するために最大の努力をしつつ、段階的に廃止していくのが望ましい目標と考えている。

〔出題者が求めたポイント〕

〔解説〕

問1　in terms of 〜「〜の点で、〜観点から」。the benefits と they の間には関係代名詞の省略がある

問2　(It) has been debated for more than 2,000 years whether using animals in basic and applied research could be (accepted).

問3　第3段落で言及されているところをそのまま書きだす

問4　(Those) who support research involving animals argue that on both ethical and scientific (grounds), it is necessary for such research to continue.

問5　(a) animals、(b) humans は自明なので、まず①、③、⑤の3択に絞る。その上で(c)を見ると、この文は現状の科学者に対する批判なので、ここには「したがらない」の reluctant が入ることが分かり、①、⑤の2択になる。(d)は、methodologies にかかるので、単数の another は不可。よって other が入る

問6　all animal research should be abandoned を修飾する副詞を選ぶ問題。動物使用に対して強い反対を表明する人の立場であり、かつ「全ての動物研究が」とあるので、immediately「即座に」が適切

問7　assumptions「仮説」。others は other assumptions のこと。sketched above は、後ろから the two opposite positions を修飾する

問8　最終文の和訳が解答となる

〔全訳〕

　人間は動物と様々な異なる関係を持つ。動物は仲間として、また彼らを自然環境や動物園や、サファリパークで観察するとき、我々の暮らしに喜びをもたらす。しかし我々はまた、食物、衣服、輸送、またレースや狩猟などのスポーツのために、広範囲にわたって動物を使用する。動物はときに、自然生態系の安定的個体数を維持するために殺されるし、また人間と衝突するとき殺される。例えば、ネズミやハエや蚊は、一般に有害な動物や虫と見なされる。これらの事例から、人間と動物の関係は、動物が人間にもたらす利益という点で、また、人間が動物の福祉に与える影響という点で、様々だということが明らかになる。この報告書は、ひとつの特定の分野 ― 科学と医療の基礎および応用研究 ― における動物の使用がもたらす倫理的問題の調査に焦点を当てる。

　動物を用いる研究に関する議論は新しいものではない。動物は二千年以上にわたって基礎、応用研究で使用されてきた。そして、この行為が受け入れられるかどうかは、同じだけの期間、論争の的となっていた。前世紀、医学、生物学、薬学が大いに発達し、研究者の数も研究に使用される動物の数も増加した。近年、この議論は激化し、一部の国ではより周知のものになってきている。

　動物を使用する研究の容認性に関しては、さまざまな意見がある。大部分の医学研究支援団体、多くの患者グループ、現在の英国政府、そして科学界の多くの人は、動物研究に由来する科学的、医療的利益を強調する。生体内作用の理解に大いに貢献し、多くの重要な生物医学的進歩をもたらしたと、彼らは強調する。歴史上、人体における血液循環、肺の機能、そしてホルモン系の発見は、動物を用いた研究と関連している。より最近では、抗生物質、ワクチン、生体移植といった重要な療法や予防医療の発達、また、現代医学の発達は、動物研究と動物実験に深く関与している。さらにこうした研究は、ガン、心臓病、鬱、そして HIV のような、より複雑な病気のいくつかに対する重要な洞察を与え始めている。家畜やペットもまた、新たな獣医学薬とワクチンの発達から利益を得ている。動物を使った研究を支持する人たちは、倫理的かつ科学的な根拠にもとづいてそうした研究を続けるべきだ、と主張する。

　倫理的、科学的主張に頼る人の中にも、この結論に反対する人がいる。科学者からの支援を得ているキャンペーン団体は、動物によって行われた実験結果が、確実に人間に応用できるかどうかを疑問視する。動物研究があまりにもしばしば特定の研究課題に取り組む唯一の手段として認識されている、科学者たちが他の方法論を探求したがらない、そして、代替の科学的手法を余すところなく研究するべきだ、と彼らは主張する。痛みと苦しみをもたらし、動物には利益をもたらさない行為に彼らをさらすのは人間にとって正しいのかどうかも彼らは問う。その結果、コメンテーターの中には、すべての動物研究は即座に止めるべきだという見解を持つ人もいる。

　議論の中には、さらに多様な立場も見られる。多くの人々は、いくつかの仮説には共感するかもしれないが、上記２つの相反する立場をとる人々によって提示される仮説は拒否する。例えば、ある人は動物研究の基礎科学的妥当性と必要性を認めるが、関わる動物の苦悩を減らすのに十分な努力がなされているかどうかを問う。またある人は、特定の種類の研究に反対し、使用される動物種や研究目的に懸念を持つ。また、研究の即時廃止が簡単なことではないことを認める人もいる。こうした人にとっては、動物が経験しうるあらゆる痛みと苦悩を軽減すべく最大の努力を払いながら、すべての動物研究を段階的に廃止することが極めて望ましい目標なのだ。

Ⅲ
〔解答〕

問1　(1) G　(2) B　(3) H　(4) C　(5) D　(6) F
　　　(7) A　(8) E
問2　⑦ (I felt that) I had an obligation to try my best to help (you).
　　　④ (You) talk to me and make sure that I'm (cool).
問3　Whatever
問4　(D)

〔出題者が求めたポイント〕
〔解説〕

問1
　(A) そして多くの人はその強さを持っていない。
　(B) 私はすべてを聞いていたわ。
　(C) あなたのほほ笑みが最高の瞬間。
　(D) ということは、去年より今の方がいい？
　(E) もう誰もあなたにちょっかいは出さないと思うわ。
　(F) 今いるところは自分の家みたい。
　(G) ぎこちなかった。大きな重荷が取れたみたいで。
　(H) 私も学校時代にいじめ問題を扱わなければならなかったの。でも、あなたほどではなかったわ。

問2　⑦ obligation「義務」。try one's best「最善をつくす」
　　　④ make sure that ～「～を確認する」

問3　no matter what ～「たとえ何を～しても」。whatever で言い換えられる

問4
　(A) 私があなたを好きだったならなぁ。
　(B) 君には関係ないことだよ。
　(C) 私はかつていた場所へ帰ることを楽しみにしている。
　(D) それが私には重要なことだ。
　(E) あなたの家に私を泊めてくれて本当にありがとう。

〔全訳〕

Davis-Carr：あなたの物語を皆と共有したとき、どんな感じだった？　Aaron ？

Aaron：ぎこちなかった。大きな重荷が取れたみたいで。というのも、まあ、言っちゃったからだけでね。なぜ言ったのか分からない。でも、ただ正直になって吐き出したくなるような感じだったんだ。

DC：私はおびえたわ、役に立てないと思って。どうしたらよいか分からなかった。でも同時に、君を助けるために自分の最善をつくさなければならないと感じたの。

A：うん、あなたが実際あの話を聞いてくれているとは知りさえしなかった。

DC：私はすべてを聞いていたわ。Aaron。（笑）

A：そう、僕は先生に話そうなんて考えもしなかった。でもあなたは特別だと分かる。あなたは気にかけてくれているから。あなたは、僕に話しかけて僕がちゃんとしているか確認してくれる。ときどき子供たちが僕をいじめたし、椅子を投げてきたし、コップや何かを僕めがけて投げてきた。

DC：私も学校時代にいじめ問題を扱わなければならなかったの。でも、あなたほどではなかったわ。私はいつもいじめられていたの。なぜなら、私はおてんば娘で、怖がりだったから。このことをあなたに語ったんで、驚いた？

A：そうね、あなたはとってもカッコいいと思うよ。あなたのほほ笑みが最高の瞬間。

DC：で、全体としてどんな感じ？　今年、友だち増えた？

A：うん、今年、友だち増えたよ。

DC：ということは、去年より今の方がいい？

A：うん。あのね、里親のところにいるんだ今。10月からだけどね。

DC：里親のところで暮らして、違い感じる？

A：実際いいよ。快適。今いるところは自分の家みたい。

DC：それで、あなたの尊敬するところひとつ言っていい、Aaron？　言ったことがなかったから。あなた、自分がどれほど強いか知ってる？

A：（笑）いや。

DC：あなたは決して気づいてないけど…。

A：うん。

DC：でもあなたは、誰かがあなたに対して、たとえ何を言っても何をしても、人として自分を変えない強さを持ってるの。そして多くの人はその強さを持っていない。だから、私はあなたのそこを尊敬するの。

A：ありがとう。

DC：また私を泣かせないで、Aaron。

A：（笑）

DC：あなたが幸せなのを見ていたい。もう誰もあなたにちょっかいは出さないと思うわ。

A：ありがとう。それが僕には重要なことなんだ。

数　学

解答
28年度

I
〔解答〕

(1) ア　1　　イ　3　　ウ　$\dfrac{R^2-3}{2R}$　　エ　$\sqrt{3}$

(2) オ　$\dfrac{\pi}{4}$　　カ　$\dfrac{\pi}{3}$　　キ　$\dfrac{5}{3}\pi$　　ク　$\dfrac{7}{4}\pi$

(3) ケ　$4p-4q$　　コ　A

　　サ　$\dfrac{\sqrt{r^2+4q}}{2}$　　シ　$\dfrac{1}{2}r$

(4) ス　$\dfrac{17}{36}$　　セ　$\dfrac{2}{19}$　　ソ　$\dfrac{5}{36}$

(5) タ　$10\log_{10}3\ (=4,771)$

　　チ　5　　ツ　8

〔解答のプロセス〕

(1) 2つの円の中心間の距離は 2 なので，異なる 2 つの
交点をもつには
$$2<1+R,\ \text{かつ}\ R<1+2.$$
よって　$1<R<3.$
△OPA は，三辺が 1, R, 2 の三角形となり
余弦定理より
$$\cos\angle\text{OPA}=\frac{1^2+R^2-2^2}{2\cdot1\cdot R}=\frac{R^2-3}{2R}$$
$\angle\text{OPA}=90°$ であるとき，$\cos\angle\text{OAP}=\dfrac{R^2-3}{2R}=0$
$$\therefore\ R=\sqrt{3}$$

(2) 判別式 $D=(-4\sin\theta)^2-4\{(4+\sqrt{2})$
$$\qquad\qquad\qquad\qquad-(2+2\sqrt{2})\cos\theta\}$$
$$=-4\{4\cos^2\theta-(2+2\sqrt{2})\cos\theta+\sqrt{2}\}$$
$$=-4(2\cos\theta-\sqrt{2})(2\cos\theta+1)>0$$
これを解くと，$\dfrac{\sqrt{2}}{2}<\cos\theta<\dfrac{1}{2}$

よって，$\dfrac{\pi}{4}<\theta<\dfrac{\pi}{3}$，$\dfrac{5}{3}\pi<\theta<\dfrac{7}{4}\pi$

(3) 解と係数の関係から，
$$\alpha+\beta=2\sqrt{p},\ \alpha\beta=q$$
$$\therefore\ r^2=|\alpha-\beta|^2=\alpha^2-2\alpha\beta+\beta^2$$
$$=(\alpha+\beta)^2-4\alpha\beta$$
$$=4p-4q$$
ゆえに，$r=2\sqrt{p-q}$ となるので，r は偶数．
解の公式から，
$$x=\frac{2\sqrt{p}\pm\sqrt{4p-4q}}{2}=\sqrt{p}\pm\frac{\sqrt{r^2}}{2}$$
$$=\sqrt{p}\pm\frac{r}{2}$$
$p=\dfrac{r^2+4q}{4}$ を代入して，$x=\dfrac{\sqrt{r^2+4q}}{2}\pm\dfrac{r}{2}$

(4) ①式が実数解をもたないためには，$a^2-4b<0$ で
あればよい．
a, b がともに 1～6 の整数であることに注意して，

$(a,\ b)$ の組を書き出すと，
$$(a,\ b)=(1,\ 1),\ (1,\ 2),\ (1,\ 3),\ (1,\ 4),\ (1,\ 5),\ (1,\ 6)$$
$$(2,\ 2),\ (2,\ 3),\ (2,\ 4),\ (2,\ 5),\ (2,\ 6)$$
$$(3,\ 3),\ (3,\ 4),\ (3,\ 5),\ (3,\ 6)$$
$$(4,\ 5),\ (4,\ 6)$$

の 17 組．よって，実数解をもたない確率は $\dfrac{17}{36}$

重解をもつような $(a,\ b)$ は $a^2-4b=0$ を満たすので，
$$(a,\ b)=(2,\ 1)(4,\ 4)\ \text{の 2 通り}.$$

ゆえに，求める条件つき確率は $\dfrac{2}{36-17}=\dfrac{2}{19}$

解が 2 つとも自然数となるのは，a が b の因数の和と
なるとき．すなわち，
$$(a,\ b)=(3,\ 2),\ (4,\ 3),\ (5,\ 4),\ (6,\ 5),\ (5,\ 6)$$
$$\therefore\ \frac{5}{36}$$

$\left(\begin{array}{l}\text{※ソは「解 2 つ」に重解を含まないものとして求}\\\text{めた．含む場合はソは}\dfrac{7}{36}\text{となる．}\end{array}\right)$

(5) 両辺の底を 10 とする対数をとって
$$\log_{10}3^{10}=\log_{10}10^x$$
$$x=10\log_{10}3=4,771\cdots\cdots$$
ゆえに，$4<x<5$ であるから，$10^4<3^{10}=10^x<10^5$
よって，3^{10} は 5 桁．
$5^{10}=9^y$ となる y を求める．
$$y=\log_9 5^{10}=10\cdot\frac{\log_{10}5}{\log_{10}9}=7.32\cdots\cdots$$
$$\therefore\ 9^7<5^{10}<9^8\ \text{となるので，8 桁.}$$

II
〔解答〕

(1) ア　0　　イ　0　　ウ　2　　エ　-4

(2) オ　$-3x+1$

(3) カ　-4　　キ　0

(4) ク　$\dfrac{5\sqrt{5}}{6}$

〔解答のプロセス〕

(1) $f(x)=x^3-3x^2$ であるから，
$f'(x)=3x^2-6x=3x(x-2)$
ここから増減表をつくると，

x	$\cdots$	0	$\cdots$	2	$\cdots$
$f'(x)$	+	0	−	0	+
$f(x)$	↗	0	↘	-4	↗

よって，$x=0$ のとき極大値 0，$x=2$ のとき，極大値
-4

(2) $l:y+2=f'(1)(x-1)$
$$y=-3x+1$$

(3) $y=x^2+px+q$ が $(0,\ 0)$，$(2,\ -4)$ を通るので，
$$0=q,\ -4=4+2p+q$$

京都薬科大学 28年度 (26)

$\therefore \quad p=-4, \quad q=0$

(4) $y=x^2-4x$ と $y=-3x+1$ の交点は，$x^2-x-1=0$ の解

解の公式から，$x=\dfrac{1\pm\sqrt{5}}{2}$

よって求める面積は

$$\int_{\frac{1-\sqrt{5}}{2}}^{\frac{1+\sqrt{5}}{2}}\{(-3x+1)-(x^2-4x)\}dx$$

$$=\frac{1}{6}\left(\frac{1+\sqrt{5}}{2}-\frac{1-\sqrt{5}}{2}\right)^3=\frac{5\sqrt{5}}{6}$$

Ⅲ

〔解答〕

ア $\dfrac{l}{k+l}$ 　イ $\dfrac{k}{k+l}$ 　ウ $-\dfrac{n}{m-n}$

エ $\dfrac{m}{m-n}$ 　オ $\dfrac{pql}{ql+pk}$ 　カ $\dfrac{pqk}{ql+pk}$

キ $-\dfrac{pqn}{pm-qn}$ 　ク $\dfrac{pqm}{pm-qn}$ 　ケ pk

コ ql 　サ pm 　シ qn 　ス $\dfrac{kn}{lm}$

〔解答のプロセス〕

$\overrightarrow{OC}=\dfrac{l}{k+l}\vec{a}+\dfrac{k}{k+l}\vec{b}$, $\overrightarrow{OD}=-\dfrac{n}{m-n}\vec{a}+\dfrac{m}{m-n}\vec{b}$

実数 r, s を用いて，$\overrightarrow{OC'}=r\overrightarrow{OC}$, $\overrightarrow{OD'}=s\overrightarrow{OD}$ と表わせるとき，

$$\overrightarrow{OC'}=r\left(\frac{l}{k+l}\vec{a}+\frac{k}{k+l}\vec{b}\right)$$

$$=\frac{rl}{p(k+l)}\cdot p\vec{a}+\frac{rk}{q(k+l)}q\vec{b}$$

A′，B′，C′ が同一直線上に並ぶことから，

$$\frac{rl}{p(k+l)}+\frac{rk}{q(k+l)}=\frac{r(ql+pk)}{pq(k+l)}=1$$

ゆえに，$r=\dfrac{pq(k+l)}{ql+pk}$

これを代入して，$\overrightarrow{OC'}=\dfrac{pql}{ql+pk}\vec{a}+\dfrac{pqk}{ql+pk}\vec{b}$

同様に，$\overrightarrow{OD'}=-\dfrac{pqn}{pm-qn}\vec{a}+\dfrac{pqm}{pm-qn}\vec{b}$

さらに，$\overrightarrow{OC'}=\dfrac{ql}{ql+pk}\overrightarrow{OA'}+\dfrac{pk}{ql+pk}\overrightarrow{OB'}$

$\overrightarrow{OD'}=-\dfrac{qn}{pm-qn}\overrightarrow{OA'}+\dfrac{pm}{pm-qn}\overrightarrow{OB'}$

$\therefore$ C′ は A′B′ を $pk:ql$ に内分し
D′ は A′B′ を $pm:qn$ に外分する．

$$c(A', B', C', D')=\frac{\dfrac{pk}{ql}}{\dfrac{pm}{qn}}=\frac{pqnk}{pqml}=\frac{kn}{lm}$$

Ⅳ

〔解答〕

(1)ア 7 　イ 36

(2)ウ N+1 　エ N^2

(3)オ N+1 　カ $2x-2$ 　キ $2N+1$ 　ク $2N$
　ケ $3N$ 　コ $-2x+6N+2$ 　サ $4N^2$

〔解答のプロセス〕

(1) $2\leqq k\leqq 12$ であるから，$(k, f(k))$ は k の範囲のちょうど真ん中である $x=7$ について対称な直線上に並ぶ．

$f(2)=1, f(3)=2, f(4)=3, f(5)=4, f(6)=5$
であるから，この直線の式は，$y=x-1$ である．
この直線と x 軸，$x=7$ で囲まれた面積は，18 なので，対称性から，2 直線と x 軸で囲まれた面積は，36．

(2) $2\leqq l\leqq 2N$ であるから，$(l, f(l))$ は l の範囲のちょうど真ん中である．$x=N+1$ について対称な直線上に並ぶ．
(1)と同様に考えて，囲まれた面積は

$$\frac{1}{2}N\times N\times 2=N^2$$

(3) 赤玉を R1, R2, ……, RN, 白玉を W1, W2, ……, WN として表すと，
$m=2$ となる組合せは(R1, 1), (W1, 1)
　　$\therefore \quad h(2)=2$
$m=3$ となる組合せは(R1, 2), (W1, 2), (R2, 1), (W2, 1)
　　$\therefore \quad h(3)=4$
　　　　$\vdots$
$m=N$ となる組合せは，
　(R1, N−1), ……, (RN−1, 1)
　(W1, N−1), ……, (WN−1, 1)
　　$\therefore \quad h(N)=2(N-1)$
$m=N+1$ となる組合せは
　(R1, N), ……, (RN, 1)
　(W1, N), ……, (WN, 1)
　$h(N+1)=2N$
$m=N+2$ となる組合せは，
　(R1, N+1), ……, (RN, 2)
　(W1, N+1), ……, (WN, 2)
　$h(N+2)=2N$
　　　　$\vdots$
$m=2N+1$ となる組合せは
　(R1, 2N), ……, (RN, N+1)
　(W1, 2N), ……, (WN, N+1)
　$h(2N+1)=2N$
$m=2N+2$ となる組合せは，
　(R2, 2N), ……, (RN, N+2)
　(W2, 2N), ……, (WN, N+2)
　$h(2N+2)=2N-2$
　　　　$\vdots$

$m = 3N$ となる組合せは, $(RN,\ 2N),\ (WN,\ 2N)$

$\qquad \therefore\quad h(3N) = 2$

ゆえに, $(m,\ h(m))$ の並ぶ直線は,

$\qquad 2 \leqq m \leqq N$ では, $y = 2x - 2$

$\qquad N + 1 \leqq m \leqq 2N + 1$ では, $y = 2N$

$\qquad 2N + 2 \leqq m \leqq 3N$ では, $y = -2x + 6N + 2$

よって, 囲まれた面積は

$$\frac{1}{2}N \times 2N + N \times 2N + \frac{1}{2}N \times 2N$$

$$= N^2 + 2N^2 + N^2 = 4N^2$$

化 学

解答　28年度

1

〔解答〕
(1) 〔ア〕(A)　(2) 〔イ〕(A)　(3) 〔ウ〕(A)
(4) 〔エ〕(C)　(5) 〔オ〕比例　〔カ〕反比例
(6) 〔キ〕融解　〔ク〕凝固　〔ケ〕蒸発　〔コ〕凝縮
(7) 〔サ〕抽出　〔シ〕分留　〔ス〕クロマトグラフィー
　〔セ〕再結晶

〔出題者が求めたポイント〕
身近な物質のpH，ダニエル電池，アルケンの構造，溶解度，ボイルシャルルの法則，状態変化，物質の分離と精製

〔解答のプロセス〕
(1) 胃液のpHは1-1.5程度。日本の雨水のpHは4.6-4.8程度。人の血液のpHは7.35-7.45程度。セッケン水のpHは7-10程度。
(2) イオン化傾向の大きい亜鉛が酸化されて負極になる。
　ダニエル電池の各極の反応は
　　正極　$Cu^{2+} + 2e^- \longrightarrow Cu$
　　負極　$Zn \longrightarrow Zn^{2+} + 2e^-$
(3) C=Cと周囲の4個の原子はすべて同一平面上にある。また，ベンゼン環のC原子6個と周囲の6個の原子はすべて同一平面上にある。

(A) クメン　　　(B) p-キシレン

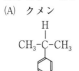　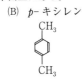

(C) ナフタレン　(D) 安息香酸

よって，同一平面上に並ばない炭素原子はクメンである。

(4) 80℃でKCl60(g)が溶けている飽和溶液の質量をx(g)とすると，80℃の溶解度は50(g)なので，
$$\frac{溶質量}{溶液量} = \frac{60}{x} = \frac{50}{150}　よって，x = 180(g)$$

(5) ボイル・シャルルの法則とは，一定物質量の気体の体積Vは，圧力Pに反比例し，絶対温度Tに比例して変化する。

(6) 物質の状態変化
　融解：固体　$\longrightarrow$　液体
　凝固：液体　$\longrightarrow$　固体
　蒸発：液体　$\longrightarrow$　気体
　凝縮：気体　$\longrightarrow$　液体
　昇華：固体　$\Longleftrightarrow$　気体

(7) 物質の分離と精製

蒸留：液体を加熱生じた蒸気を冷却することによって，純粋な液体を得る。
分留：沸点の異なる液体どうしの混合物を沸点の違いを利用して，蒸発しやすい物質から気体にしてとりだしていく。
抽出：混合物から目的物質をよく溶かす溶媒を使って分離すること。
クロマトグラフィー：ろ紙，シリカゲルなどの吸着剤の表面に試料を吸着させ，適当な有機溶媒を流すと，各物質は吸着剤の中を移動し，その移動速度の違いを利用して分離する操作。
再結晶：溶解度の差を利用して，溶液の温度などを変化させて1種類の溶質だけを結晶としてとり出す。

2

〔解答〕
問1　〔ア〕16　〔イ〕ゴム状　〔ウ〕黒
　　〔エ〕接触(接触式硫酸製造)　〔オ〕発煙硫酸
　　〔カ〕脱水
問2　(i) 同素体
　　(ii) ない単体：ダイヤモンド
　　　ある単体：黒鉛(グラファイト)
　　　違いが生じる理由：炭素には4個の価電子をもち，ダイヤモンドはすべて共有結合に使っているが，黒鉛は共有結合に使われてない価電子が1つあり，それが平面上を移動するため，電気伝導性をもつ。
問3　下線部(b)の反応式：$FeS + 2HCl \longrightarrow FeCl_2 + H_2S$
　　Ⓐの捕集法：(B)
　　下線部(c)の反応式：$Na_2SO_3 + H_2SO_4$
　　　　$\longrightarrow Na_2SO_4 + SO_2 + H_2O$　Ⓒの捕集法：(B)
問4　最も大きいもの：Ⓓ，Ⓕ，最も小さいもの：ⒶⒷ
問5　$C_{12}H_{22}O_{11} \longrightarrow 12C + 11H_2O$

〔出題者が求めたポイント〕
硫黄とその化合物，接触法

〔解答のプロセス〕
問1　接触法(硫酸の工業的製法)
　　$S(固) + O_2(気) \longrightarrow SO_2(気)$　……(1)
　　$2SO_2(気) + O_2(気) \longrightarrow 2SO_3(気)(V_2O_5触媒)$
　　　　　　　　　　　　　　　　　　　　　……(2)
　　$SO_3(気) + H_2O(液) \longrightarrow H_2SO_4(液)$　……(3)
実際には，SO_3を濃硫酸に吸収させて発煙硫酸にしてから，希硫酸を加えて希釈し，濃硫酸がつくられる。
問2　同じ元素からできている単体でも，性質が異なるものもある。それは，結合のしかたや結晶の構造が異なるためで，それらを互いに同素体という。同素体が

存在する元素は，S，C，O，P などがある。硫黄の同素体には単斜硫黄，斜方硫黄，ゴム状硫黄などがある。
問3　下線部(b)および(c)の反応式は，弱酸の遊離反応である。
　　(弱酸の塩)＋(強酸)──→(強酸の塩)＋(弱酸)
また，気体Ⓐ(H_2S)および©(SO_2)は空気より重く，水に溶ける性質があるため捕集法は下方置換である。
問4　化学式中の硫黄Sの酸化数を x とすると，
　　気体Ⓐ(H_2S)　　：$2+x=0$　$x=-2$
　　化合物Ⓑ(CuS)　　：$2+x=0$　$x=-2$
　　気体©(SO_2)　　：$x-4=0$　$x=+4$
　　気体©(SO_2)　　：$x-4=0$　$x=+4$
　　化合物Ⓓ(SO_3)　：$x-6=0$　$x=+6$
　　硫黄(S)の単体Ⓔ：$x=0$
　　硫酸Ⓕ(H_2SO_4)：$2+x-8=0$　$x=+6$
よって，酸化数が最も大きいものはⒹⒻ，酸化数が最も小さいものはⒶⒷである。
問5　濃硫酸は，有機化合物などから H_2O を脱離させるはたらき(脱水作用)をもつ。スクロースに濃硫酸を添加すると炭素が残り，黒くなる。

3
〔解答〕
問1　〔ア〕溶解平衡　〔イ〕飽和　〔ウ〕極性
　　〔エ〕強い
問2　(i) 4個　(ii) (B)
問3　(i) 788(kJ/mol)　(ii) −4(kJ/mol)
問4　(i) 濃硫酸を加えると，塩化物イオン濃度が大きくなり，①式の平衡が左に移動して塩化ナトリウムが析出するため。(ii) 共通イオン効果
問5　$4.50×10^{-10}$(mol/L)

〔出題者が求めたポイント〕
イオン結晶の単位格子，格子エネルギーと溶解熱，共通イオン効果，溶解度積

〔解答のプロセス〕
問2　(i) $Na^+=\frac{1}{4}×12+1=4$ 個，
　　　$Cl^-=\frac{1}{8}×8+\frac{1}{2}×6=4$ 個
　　(ii) 共有結合の結晶は，すべての原子が共有結合だけで結合してできた結晶。14族元素の単体(C，Si)および，ケイ素の化合物(SiO_2，SiC)などは，共有結合の結晶をつくる。

問3
(i)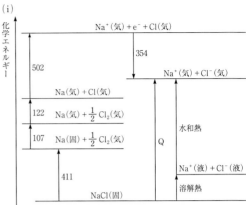

塩化ナトリウムの格子エネルギーを Q とおくと，エネルギー図より，
$$Q=411+107+122+502-354$$
$$=788(kJ/mol)$$

(ii) 水和熱の値から格子エネルギーの値を引いたものが溶解熱なので，求める溶解熱を x とおくと，
$$x=(421+363)-788=-4(kJ/mol)$$
溶解熱＝(イオンの水和熱)−(結晶の格子エネルギー)
を公式として覚えておくとよい。

問4　通じた HCl は電離して H^+ と Cl^- を生じ，Cl^- が増加するので①式が左に移動して塩化ナトリウムが析出する。これを Cl^- による共通イオン効果という。

問5　溶液 0.500L 中に硫酸マグネシウム七水和物 $MgSO_4 \cdot 7H_2O$(式量 246)が 24.6(g)溶解しているので，
$$[SO_4^{2-}]=\frac{\frac{24.6}{246}}{0.500}=0.200(mol/L)$$

$BaSO_4$ が析出し始めたとき，溶液は飽和溶液であり，溶解度積の関係式を満たしている。
$$K_{sp}=[Ba^{2+}][SO_4^{2-}]=x×0.200$$
$$=9.00×10^{-11}(mol/L)^2$$
$$x=4.50×10^{-10}(mol/L)$$

4
〔解答〕
問1　o-クレゾール，サリチル酸
問2　②：Ⓨ　③：Ⓧ
問3　酸化銅(Ⅱ)は酸化剤としてはたらき，完全燃焼されずに生じた炭素が一酸化炭素を二酸化炭素に変えるため。
問4　$CaO+CO_2 \longrightarrow CaCO_3$
問5　152　問6　$C_5H_5O_2$
問7　Ⓐ

HO-◯-CH_2-C-OH
　　　　　　　∥
　　　　　　　O

Ⓒ

$$HO-\langle\!\bigcirc\!\rangle-CH_2-\underset{\underset{O}{\|}}{C}-O-CH_2CH_2CH_3$$

問8　Ⓒ

〔出題者が求めたポイント〕

芳香族エステルの構造決定，元素分析，有機物の分離

〔解答のプロセス〕

問1　塩化鉄(Ⅲ)$FeCl_3$水溶液を加えるとフェノール類の多くは紫系統に呈色する。

フェノール(分子量94)　：紫　$\langle\!\bigcirc\!\rangle-OH$

$o-$クレゾール(分子量108)：青　$\overset{CH_3}{\underset{}{\langle\!\bigcirc\!\rangle}}-OH$

サリチル酸(分子量138)　：赤紫　$\overset{OH}{\underset{COOH}{\langle\!\bigcirc\!\rangle}}$

問2　ソーダ石灰は水を吸収するため，塩化カルシウムの後につなぐ。

問3　酸化銅(Ⅱ)は試料を完全に燃焼させるために酸化剤として加える。

問4　ソーダ石灰には生石灰CaOと$NaOH$が含まれている。よって，CO_2を以下のような中和反応によって吸収する。

$$CaO + CO_2 \longrightarrow CaCO_3$$
$$CO_2 + 2NaOH \longrightarrow Na_2CO_3 + H_2O$$

問5　Ⓒを加水分解するとⒶと1-プロパノールを生じるので，Ⓐはカルボキシ基($-COOH$基)をもつことがわかる。また，Ⓐは塩化鉄(Ⅲ)による呈色反応を示すのでⒶに存在する2つの置換基は，$-OH$基と$-COOH$基である。電離しやすいのは$-COOH$基の方なので，Ⓐの物質量を$n(mol)$とすると，溶液中の各粒子の物質量は次のようになる。

$$\begin{array}{cccc} & Ⓐ & \longrightarrow Ⓐ^- & + H^+ \\ (電離前) & n & 0 & 0 \quad (mol) \\ (電離後)\, n(1-5.00\times10^{-2}) & 5.00\times10^{-2}n & 5.00\times10^{-2}n\ (mol) \end{array}$$

粒子の総物質量は$1.05n(mol)$

Ⓐの分子量をMとおくと，浸透圧の公式$\pi v = nRT$より

$$8.31\times10^3\times6.30 = \frac{3.04}{M}\times1.05\times8.31\times10^3\times300$$

$$M = 152$$

問6　Bの元素分析

$$C : 440\times\frac{12}{44} = 120mg$$

$$H : 90\times\frac{2}{18} = 10mg$$

$$O : 194 - (120+10) = 64mg$$

$$C:H:O = \frac{120}{12}:10:\frac{64}{16} = 5:5:2$$

よって，組成式は$C_5H_5O_2$(式量97)

問7　Ⓒは$p-$置換体なので加水分解で得られたⒶも$p-$置換体である。

$$HO-\langle\!\bigcirc\!\rangle-CH_2-\underset{\underset{O}{\|}}{C}-O-CH_2CH_2CH_3 \xrightarrow{加水分解} HO-\langle\!\bigcirc\!\rangle-CH_2-\underset{\underset{O}{\|}}{C}-OH + \underset{1-プロパノール}{CH_2CH_3-OH}$$

$$\downarrow 無水酢酸$$

$$H_3C-\underset{\underset{O}{\|}}{C}-O-\langle\!\bigcirc\!\rangle-CH_2-\underset{\underset{O}{\|}}{C}-OH$$

問8　$NaHCO_3$水溶液はカルボン酸と反応するがフェノール性ヒドロキシ基とは反応しない。カルボン酸(Ⓐ，Ⓑ)は塩になって下層へ移動する。よって，上層に溶けているのはⒸである。

5

〔解答〕

問1　〔ア〕カルボニル　　〔イ〕エタノール
　　　〔ウ〕メタノール

問2　(C)(D)

問3　化学式：Cu_2O　沈殿物の色：赤色

問4　㋓2　　㋔3　　問5　乾留

問6　加熱部分　理由　加熱部分を下げておくと，冷えて液体になったアセトンが流れてきて試験管が破損することがあるため。

問7　80%

〔出題者が求めたポイント〕

アセトアルデヒドの工業的製法，フェーリング反応，銀鏡反応，酢酸カルシウムの乾留

〔解答のプロセス〕

問2　アセトアルデヒドの工業的製法は，エチレンを酸化してつくられている。(触媒：塩化パラジウム$PdCl_2$および塩化銅(Ⅱ)$CuCl_2$)

$$2CH_2=CH_2 + O_2 \xrightarrow{PdCl_2, \ CuCl_2} 2CH_3CHO$$

問3　フェーリング反応：アルデヒドをフェーリング液に加えて加熱すると，フェーリング液を還元して酸化銅(Ⅰ)Cu_2Oの赤色沈殿が生成する。

$$RCHO + 2Cu^{2+} + 5OH^-$$
$$\longrightarrow Cu_2O + RCOO^- + 3H_2O$$

問4　銀鏡反応：アンモニア性硝酸銀水溶液中の銀の錯イオンは還元されてて単体の銀となり，アルデヒドは酸化されてカルボン酸となる。

$$RCHO + 2[Ag(NH_3)_2]^+ + 3OH^-$$
$$\longrightarrow RCOO^- + 2Ag + 4NH_3 + 2H_2O$$

問5　酢酸カルシウムの乾留：$(CH_3COO)_2Ca$
$$\longrightarrow CH_3COCH_3 + CaCO_3$$

問6　アセトンは少し冷却されると液体になるので，酢酸カルシウムを入れた試験管の口はやや下げておく。

京都薬科大学 28年度 （31）

問7

$$CH_3CHO + 3HCHO \longrightarrow \begin{array}{c} HO\text{-}CH_2 \ \ O \\ | \ \ \ \ \ \| \\ HO\text{-}CH_2\text{-}C\text{—}C\text{-}H \\ | \\ HO\text{-}CH_2 \end{array}$$

$$\underset{ⓧ}{}$$

$$\xrightarrow{\text{Na}} \begin{array}{c} NaO\text{-}CH_2 \ \ O \\ | \ \ \ \ \ \| \\ NaO\text{-}CH_2\text{-}C\text{—}C\text{-}H + \dfrac{3}{2}H_2 \\ | \\ NaO\text{-}CH_2 \end{array}$$

アセトアルデヒド（分子量44）とホルムアルデヒド（分子量30）の物質量は，

$$CH_3CHO : \frac{110}{44} = 2.5 (mol)$$

$$HCHO : \frac{270}{30} = 9.0 (mol)$$

反応式の係数から，物質量の比は $CH_3CHO : HCHO = 1 : 3$ なので，CH_3CHO がすべて反応し，$HCHO$ が残る。

したがって，反応式から得られるⓧの物質量は，2.5 (mol) また，実際得られたⓧの物質量は，ⓧと H_2 の係数から

$$\frac{67.2}{22.4} \times \frac{2}{3} = 2.0 (mol)$$

したがって，ⓧの収率は $\frac{2.0}{2.5} \times 100 = 80 (\%)$

ヘキサメチレンジアミン：$\frac{174}{116} = 1.5 (mol)$

アジピン酸：$\frac{292}{146} = 2.0 (mol)$

単量体 1.5 mol ずつ反応する。また，ヘキサメチレンジアミン n (mol) からナイロン 66（分子量 226n）1 mol が生成するから，得られるナイロン 66 の質量は，

$$1.5 \times \frac{1}{n} \times 226n = 339 (g)$$

6

〔解答〕

問1 〔ア〕高分子 〔イ〕熱可塑 〔ウ〕熱硬化
〔エ〕付加

問2

$$\underset{\text{単量体}}{CH_2=CH\text{-}\phenyl} \qquad \underset{\text{重合体}}{\left[\begin{array}{c} CH_2\text{-}CH \\ | \\ \phenyl \end{array}\right]_n}$$

問3

(i)

$$nH_2N\text{-}(CH_2)_6\text{-}NH_2 + nHOOC\text{-}(CH_2)_4\text{-}COOH$$

$$\longrightarrow \left[NH\text{-}(CH_2)_6\text{-}NH\text{-}CO\text{-}(CH_2)_4\text{-}CO\right]_n + 2nH_2O$$

(ii) 339 (g)

問4 C：アミロース D：セルロース
E：α-グルコース F：β-グルコース

問5 G：タンパク質 H：アミノ酸 I：アラニン

〔出題者が求めたポイント〕

高分子

〔解答のプロセス〕

問2 熱可塑性樹脂は，付加重合によってつくられるものが多い。例：ポリエチレン，ポリスチレンなど

問3 (ii)
$H_2N\text{-}(CH_2)_6\text{-}NH_2$（分子量 116），
$HOOC\text{-}(CH_2)_4\text{-}COOH$（分子量 146）より，

平成27年度

問 題 と 解 答

平成27年度

英　語

問題

27年度

I　下記の (A)～(J) のすべての語を使って、次の英文を完成させよ。答は、A, B, C,…の文字で解答欄に記入せよ。　　　　　　　　　　　　　　　　(30点)

How do we remember the past?

There are many answers to this question, [　1　] on whether you are an artist, a historian, or a scientist.　As a scientist, I want to know the mechanisms [　2　] for storing memories and where in the brain memories are stored.

I have been [　3　] by my ability to remember my childhood even though most of the molecules in my body today are not the same ones I had as a child—[　4　] particular, the molecules that make up my brain are constantly being replaced [　5　] newly minted*1) molecules.　Despite this molecular turnover, I have detailed memories of places where I lived fifty years ago.

If memories are stored as changes to molecules inside brain cells—molecules that are constantly being replaced—how can a memory remain [　6　] over fifty years?　My hunch*2) is that the substrate*3) of old memories is [　7　] not inside the cells but outside, in the extracellular space.　That space is not [　8　] but filled with a matrix of tough material that connects cells and helps them maintain their shape.　Like scar*4) tissue, the matrix is difficult to [　9　] and is replaced very slowly.　This explains why scars on your body haven't changed much [　10　] decades of sloughing off*5) skin cells.

(From John Brockman, *What We Believe but Cannot Prove*, 2006)

*1) mint：～をつくり出す　　*2) hunch：直感、予感　　*3) substrate：基質
*4) scar：傷跡　　*5) slough off：はがす

(A) stable　　(B) depending　　(C) dissolve　　(D) empty　　(E) in
(F) after　　(G) responsible　　(H) puzzled　　(I) located　　(J) with

Ⅱ 次の英文を読み、設問に答えよ。答は、解答欄に記入せよ。 （60点）

It is often thought that man's ancestors stood upright to free their hands for using tools, but the first hominids[*1] or upright "ape-men" appeared about four million years ago—several million years before the great explosion in intelligence and use of tools took place. Scientists have only a sketchy picture of the several species of hominids that lived on the African (a)plains then. All the bones dug up so far would fill only a few shoe boxes and most of them are fragments of leg bone or pitted teeth.

However, two main (b)families appear to have existed. One line of hominids was slimly built and quickly developed a weak jaw yet large brain. The other—called *Australopithecus* or "southern ape"—was sturdy[*2] with a relatively small brain and a great grinding set of teeth. It appears that *Australopithecus* became a hardy[*3] vegetarian, specialized in chewing very tough roots and rough leaves, and found its niche[*4] on the dry plains. The slimmer ape—*Homo*—had by contrast a diet that gradually led to a weaker jaw and smaller teeth. Man's ancestor must have become specialized as a nimble[*5] eater of berries, fruit, insects, shellfish, and birds' eggs.

Both ways of life were fine for a while and the two families of hominids appear to have lived （　1　）. With different diets, they were not in competition, but then (2)the sturdy vegetarian *Australopithecus* went into dramatic decline, most probably due to the arrival of the ice age. The cool drier weather was just the slow start to a drastic change in the earth's climate, and after about five or six million years of gradual cooling, the world was rocked by a sudden descent[*6] into the real ice age. The effect of an ice age is dramatic. (3)It does not just ice up the poles but drops temperatures everywhere around the world by about ten degrees centigrade. The world's wildlife gets squeezed into a band near the (c)equator and even here life is hardly comfortable. The vast polar ice packs lock up a lot of the earth's water, disrupting[*7] rainfall and turning previously lush[*8] tropical areas into deserts.

During the four billion years of the earth's history, the planet has been gripped several times by ice ages. The most recent ice age started about three million years ago and has been particularly severe. It is not even finished yet. Brief ten-thousand- and twenty-thousand-year periods of warmer times have been followed by one-hundred-thousand-year periods back in the grip of the (d)glaciers, a cycle that has so far been repeated about ten times. We are at present living through one of the ten-thousand- to twenty-thousand-year respites[*9] between big freezes and so can expect the glaciers to return again soon.

The severe climate changes of the ice ages may well have been too much for early man's vegetarian cousin, *Australopithecus*. Either he had become too specialized with his diet and massive jaws to keep adapting to the changing weather or else greater competition from other animals during the hard times proved too much. Lightweight *Homo* with his flexible diet and brighter mind would have been better suited to such a constantly changing world. In fact, the hardship of the ice ages would have fast pushed him to become even more (a) and even more (b), accelerating the trend. Whatever the reasons, all the *Australopithecus* species had (c) by about one and a half million years ago, leaving only the *Homo* line to (d) with the bitter winters and brief (e)thaws.

(From John McCrone, The Ape That Spoke, 1991)

*1) hominid：ヒト科(ヒトとその祖先を含む) 　　*2) sturdy：屈強な

*3) hardy：頑なな 　　　*4) niche：生態的地位(ある動植物が生態系で占める位置)

*5) nimble：器用な、機転のきく 　　　*6) descent：落ちこみ

*7) disrupt：中断させる、途絶させる 　　　*8) lush：草木の生い茂った

*9) respite：一時的中断

問1　下線部(a)〜(e)の語の本文中での意味について説明したものを次の①〜⑤の中からそれぞれ1つずつ選べ。なお、いずれも単数形での説明となっている。(10点)

① an imaginary line around the earth at an equal distance from the North and South Poles

② a period of warm weather during which snow and ice melt

③ a large mass of ice that moves very slowly down a valley

④ a large area of flat land

⑤ a group of related plants or animals forming a category

問2　*Australopithecus* と *Homo* の①歯・あごを含む頭部の特徴はそれぞれどのようなものであったか、また②それぞれどのようなものを食べていたと推測されているか、以上の2点について、本文の第2段落の記述に即して日本語で説明せよ。

(16点)

問3　空欄(1)に最も適する語句を、前後の文脈から考えて次の①～④の中から選べ。

(4点)

① side by side　　　　② step by step
③ one by one　　　　④ drop by drop

問4　下線部(2)の具体的な理由が、第3段落以外の1文で述べられている。その英文の文頭と文末のそれぞれの単語をそのまま記せ。(10点)

問5　下線部(3)について、"It"の内容を具体的に示しながら和訳せよ。(15点)

問6　文中の空所(a)～(d)に入る語の組み合わせとして、前後の文脈から考えて最も適切なものを次の①～⑥の中から選べ。(5点)

① (a) flexible　　(b) drastic　　　(c) existed　　(d) be coped
② (a) flexible　　(b) intelligent　(c) vanished　(d) cope
③ (a) massive　　(b) drastic　　　(c) existed　　(d) suit
④ (a) massive　　(b) drastic　　　(c) vanished　(d) be suited
⑤ (a) flexible　　(b) intelligent　(c) existed　　(d) be coped
⑥ (a) massive　　(b) intelligent　(c) vanished　(d) cope

Ⅲ 次の英文(1)〜(8)を、話の筋が通るように正しい順序に並べ換えよ。答は、**数字で解答欄に記入せよ。ただし、(1)と(8)は固定されている。**　　　　(30 点)

(1) Blake Oliver was sitting in Michigan talking on the phone with his friend Cami when he mentioned he wanted to change the screensaver on his iPhone.

(2) As a joke, Cami sent him a photo of herself as a little kid.

(3) Cami remembered the shot was taken in Vancouver Island, Canada.　It turns out that at the same time that Cami's family was holidaying there, Grandma Joyce had been visiting relatives.　She just happened to walk past as Cami posed for the shot.

(4) The picture had been taken about 18 years ago.　"It was without question Grandma Joyce."

(5) "It's not what I was expecting, but that's funny," he explains.　"And then I glanced back at the picture, and saw my grandma walking behind her."

(6) Cami had grown up in Salt Lake City, Utah—while Blake's Grandma Joyce lived in Florida.　How could they end up in the same photo?

(7) "So I asked her to just send me a picture of something," he recalls.

(8) "What are the chances that not only I meet Cami, but she sends me this picture with my grandma?" Blake asks.

(From *Readers Digest*, Aug. 2014)

京都薬科大学 27 年度 (6)

IV 以下は、医師 X と患者 Y との会話である。右ページの(A)〜(J)の中から最も適当なせりふを選び、(1)〜(10)の空所に入れて意味が通るようにせよ。なお、各せりふは1度しか使えない。答は、A, B, C, ...の文字で解答欄に記入せよ。

(40 点)

X：Well, Mr. Garcia, your test results are in. ＿＿＿(1)＿＿＿ I think we need to discuss some serious life-style changes.

Y：All right, Doctor, I'm ready. ＿＿＿(2)＿＿＿

X：Oh, I'm not here to scold you, Mr. Garcia, just encourage you.

Y：＿＿＿(3)＿＿＿

X：But I would suggest making some gradual changes in your diet. ＿＿＿(4)＿＿＿

Y：It's going to be tough to change my diet. ＿＿＿(5)＿＿＿

X：Yes, well, unfortunately, you're going to have to. ＿＿＿(6)＿＿＿ I also want you to start exercising. Exercise is going to keep your heart healthy and help you lose weight.

Y：Oh, no! I just knew you were going to tell me that! I can't stand exercising. ＿＿＿(7)＿＿＿

X：Oh, I'm sure you can find some physical activity you enjoy. ＿＿＿(8)＿＿＿

Y：You can't just take a break when you're the president of an international company. And even when I do get a day off from work, I've got three teenagers at home to keep me stressed out.

X：Hmm. ＿＿＿(9)＿＿＿ Your health depends on it.

Y：OK. I think I get the message. ＿＿＿(10)＿＿＿

(A) And it's more than just your diet you need to improve.

(B) Well, you're going to have to find some time somewhere in your schedule for relaxation.

(C) That's a relief!

(D) I think I'm addicted to fast food!

(E) You've got high cholesterol* and a bit of a weight problem.

(F) Now, about your stress level at work.

(G) I'll do my best, but you know what they say, Doctor, "Old habits die hard."

(H) Go ahead and scold me.

(I) It's so boring!

(J) For example, cutting down on the amount of fatty foods you eat.

(From Kenton Harsch & Kate Wolfe-Quintero, *Impact Listening*, 2007)

* cholesterol： コレステロール

V 次の各日本文の意味を表すように、それぞれに与えられた語を( )内に入れて英文を完成した場合、(a)と(b)に入る語を答えよ。ただし、不要な語が1つずつ含まれている。また、文頭に来るべき語も小文字で示してある。答は、**数字**で解答欄に記入せよ。 (40点)

(1) 彼女はスペイン語を話すと、必ず少し間違う。
She ( )( )( )(a)( )( )(b)( ).
1. cannot 2. mistakes 3. few 4. a 5. making 6. without 7. speak 8. little 9. Spanish

(2) 今日の私があるのは両親のおかげだ。
( )( )(a)( )(b)( )( )( ).
1. today 2. owe 3. parents 4. I 5. what 6. me 7. my 8. am 9. made

(3) 財産があるので、自分が彼らより優れているとジョンは考えている。
John thinks ( )( )( )(a)( )( )(b)( ) wealth.
1. because 2. than 3. he 4. of 5. superior 6. is 7. to 8. them 9. his

(4) もしあなたの忠告がなかったら、私は生き残ることができなかっただろう。
(a)( )( )( ),I ( )( )(b)( ).
1. if 2. your 3. but 4. have 5. advice 6. not 7. survived 8. for 9. could

(5) 盗人は、私が蓄えてきたなけなしのものを奪い取った。
A thief (a)( )( )( )(b)( )( )( ).
1. I 2. me 3. saved 4. deprived 5. stole 6. what 7. had 8. of 9. little

数 学

問題

27年度

I (配点 50 点)

次の ☐ にあてはまる数または式を解答欄に記入せよ。ただし，分数形で解答する場合は既約分数にせよ。

(1) 2次関数 $f(x) = ax^2 + bx + 2a^2$ は，$x = -1$ で最大値をとり，$f(1) = 14$ を満たす。このとき，$a = \boxed{\text{ア}}$，$b = \boxed{\text{イ}}$ で，$f(x)$ の最大値は $\boxed{\text{ウ}}$ である。

(2) 1つのさいころを1の目が出るまで投げ続ける。ただし，投げる回数は最大100回とする。このとき，ちょうど n 回 $(n < 100)$ 投げてやめる確率は $\boxed{\text{エ}}$ で，投げる回数が n 回以下 $(n < 100)$ でやめる確率は $\boxed{\text{オ}}$ である。また，1の目が2回出るまで投げ続けるとき (最大100回)，投げる回数が n 回以下 $(n < 100)$ でやめる確率は $\boxed{\text{カ}}$ である。

(3) 平面上の $\triangle \text{OAB}$ において，$\text{OA} = 4$, $\text{OB} = 3$, $\cos \angle \text{AOB} = \dfrac{2}{3}$ が成立しているとする。このとき，$\text{AB} = \boxed{\text{キ}}$ である。また，$\vec{a} = \overrightarrow{\text{OA}}$, $\vec{b} = \overrightarrow{\text{OB}}$ と表し，$\overrightarrow{\text{OC}} = \dfrac{5}{2}\vec{a} + 2\vec{b}$ を満たす点 C をとれば，$\text{AC} = \boxed{\text{ク}}$, $\cos \angle \text{BAC} = \boxed{\text{ケ}}$ が成立する。

(4) 不等式 $\sin 2\theta + \sin 4\theta > \sin 3\theta$ を満たす θ の範囲は $\boxed{\text{コ}} < \theta < \boxed{\text{サ}}$ および $\boxed{\text{シ}} < \theta < \boxed{\text{ス}}$ である。ただし，$0 < \theta < \pi$ とする。

(5) ある正の数 a を底としたときの，2と5の対数の近似値がそれぞれ $\log_a 2 = 0.693$, $\log_a 5 = 1.609$ であるとする。また，$\sqrt[4]{10} = 1.778$ とする。指数関数 $y = pa^{-qx}$ (p, q は正の数) において，$x = 1$ のとき $y = 10$, $x = 5$ のとき $y = 1$ となるならば，$p = \boxed{\text{セ}}$, $q = \boxed{\text{ソ}}$ である。また，y がちょうど p の半分となるときの x の値は $\boxed{\text{タ}}$ である。なお，解答は小数点以下2桁で示すこと (必要ならば小数第3位を四捨五入せよ)。

II (配点 50 点)

次の □ にあてはまる数を解答欄に記入せよ。ただし，分数形で解答する場合は既約分数にせよ。

座標平面上に 4 点 A(6,6), B(−3,3), C(2,−2), D(−6,−6) がある。

(1) △ABC の外心の座標は (ア , イ) であり，外接円の半径は ウ である。この円を C とする。

(2) 円 C 上を動く点 P と点 D に対して，線分 DP を 1:2 に内分する点の軌跡は円になる。この円の中心の座標は (エ , オ) であり，半径は カ である。

(3) 点 A での円 C の接線を ℓ_1 とする。接線 ℓ_1 の方程式は $y = $ キ $x + $ ク であり，ℓ_1 と x 軸との交点 E の座標は (ケ , 0) である。

(4) 点 E を通り，円 C に接する直線は 2 本ある。ℓ_1 と異なる接線を ℓ_2 とし，ℓ_2 は点 F で円 C に接するとする。点 F の座標は (コ , サ) であり，ℓ_2 の方程式は $y = $ シ $x + $ ス である。

III (配点 50 点)

次の□にあてはまる数または式を解答欄に記入せよ。ただし，分数形で解答する場合は既約分数にせよ。

漸化式 $a_{n+2} = da_{n+1} - a_n$ と条件 $a_1 = 0, a_2 = 1$ で定まる数列 $\{a_n\}$ の一般項を，2次方程式と三角関数を用いて求める。ここで，d は実数とする。

(1) 実数 β をとり，$a_n = \beta^{n-1}$ とおくとき，$\{a_n\}$ が漸化式を満たすのは，β が2次方程式 $\boxed{\text{ア}} = 0$ の解となるときである。

(2) (1) の2次方程式が相異なる2つの実数解を持つ条件は $d > \boxed{\text{イ}}$ または $d < \boxed{\text{ウ}}$ である。このとき，相異なる2つの実数解を β_1, β_2 と表し，$a_n = p\beta_1^{n-1} + q\beta_2^{n-1}$ $(p, q：任意の実数)$ とおけば，$\{a_n\}$ は漸化式を満たす。よって，a_1, a_2 の条件を満たすように p, q を定めれば，数列の一般項は d と n を用いて $a_n = \boxed{\text{エ}}$ と表される。

(3) (1) の2次方程式が2つの虚数解を持つ条件は $\boxed{\text{オ}} < d < \boxed{\text{カ}}$ である。

三角関数の加法定理より
$$\begin{cases} \cos(n+1)\theta + \cos(n-1)\theta = 2\,\boxed{\text{キ}}\,\cos\theta \\ \sin(n+1)\theta + \sin(n-1)\theta = 2\,\boxed{\text{ク}}\,\cos\theta \end{cases}$$
が成り立つので，$a_n = p\cos(n-1)\theta + q\sin(n-1)\theta$ $(p, q：任意の実数)$ とおき，$d = \boxed{\text{ケ}}$ となるように θ を選べば，$\{a_n\}$ は漸化式を満たす。よって，a_1, a_2 の条件を満たすように p, q を定めれば，数列の一般項は θ と n を用いて $a_n = \boxed{\text{コ}}$ のように表される。

IV (配点 50 点)

次の $\boxed{}$ にあてはまる数または式を解答欄に記入せよ。ただし，分数形で解答する場合は既約分数にせよ。なお，$k > 0$ として，解答はすべて数あるいは k を用いた式で示すこと。

(1) 2次関数 $f(x) = -x^2 + (k-1)x + k$ を考える。放物線 $y = f(x)$ の頂点の座標は $\left(\boxed{\text{ア}}, \boxed{\text{イ}}\right)$ となり，この放物線上の点 $(0, f(0))$ における接線を ℓ とすると，ℓ の方程式は $y = \left(\boxed{\text{ウ}}\right) x + \boxed{\text{エ}}$ となる。

(2) 次に2次関数 $g(x) = x^2 + ax + b$ (a, b は定数) を考える。放物線 $y = g(x)$ が点 $(k, 0)$ において放物線 $y = f(x)$ と接線を共有するとき，a, b の値はそれぞれ $\boxed{\text{オ}}$，$\boxed{\text{カ}}$ であり，ℓ と放物線 $y = g(x)$ との交点の x 座標はそれぞれ $\boxed{\text{キ}}$，$\boxed{\text{ク}}$ となる (ただし $\boxed{\text{キ}} < \boxed{\text{ク}}$ とする)。

(3) さらに ℓ と放物線 $y = g(x)$ とで囲まれた部分の面積を S とするとき，S を k で表すと $\boxed{\text{ケ}}$ となる。また，ℓ は $k = \boxed{\text{コ}}$ のとき放物線 $y = g(x)$ と x 軸上で交わり，そのときの S は $\boxed{\text{サ}}$ となる。

化 学

問題　27年度

【Ⅰ】次の（1）～（6）の記述を読み，〔ア〕～〔ウ〕に入る最も適当な語句または化学式を（A）～（D）の記号より選び，〔エ〕および〔オ〕には@または⑥のいずれかを入れ，〔カ〕～〔ソ〕には最も適当な数字，数値，語句，単体名または化合物名を入れ文章を完成せよ。答は解答冊子の解答欄に記せ。ただし，原子量はH＝1.0，C＝12.0，O＝16.0とし，数値は四捨五入して小数第1位まで記せ。
(28点)

(1) 次のうち，イオン化傾向の小さい白金や金と反応して溶かすことのできる王水を構成する酸の組み合わせは〔ア〕である。

　　(A) 濃硫酸と濃塩酸　(B) 濃硫酸と濃硝酸　(C) 濃硝酸と濃塩酸　(D) 濃硝酸と氷酢酸

(2) 次の金属の単体のうち，常温で液体であるものは〔イ〕である。

　　(A) Zn　　　　　(B) Cd　　　　　(C) Sn　　　　　(D) Hg

(3) 次の化学結合のうち，タンパク質が二次構造としてのα－ヘリックス（らせん）構造やβ－シート（板状）構造を形成するのに必要な結合は〔ウ〕である。

　　(A) イオン結合　　(B) 共有結合　　(C) 水素結合　　(D) 配位結合

(4) 右図に示すガスバーナーにおいて，@は空気量調節ねじ，⑥はガス量調節ねじである。点火するときは〔エ〕を閉じた状態で，〔オ〕をゆるめながら点火する。点火後に〔エ〕をゆるめていくと，炎が無色に近い〔カ〕色になる。このようなときの炎が最も強い。

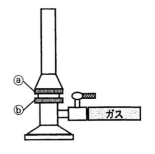

(5) 油脂は，〔キ〕1分子と脂肪酸〔ク〕分子がエステル結合したものである。常温で固体のものを脂肪，液体のものを脂肪油という。脂肪酸のアルキル基の炭素・炭素間結合が単結合だけのものを〔ケ〕脂肪酸，炭素・炭素間結合に二重結合が1個以上含まれるものを〔コ〕脂肪酸という。多くが〔コ〕脂肪酸で構成される脂肪油に，ニッケル触媒を用いて〔サ〕を付加させると，二重結合の数が少なくなり，固体の〔シ〕油になる。

(6) シュウ酸二水和物(COOH)$_2$・2H$_2$O 12.6 gを水187.4 gに溶かした水溶液に含まれるシュウ酸は〔ス〕gであり，その質量パーセント濃度は〔セ〕％である。この水溶液の密度を1.02 g/mLとするとき，この水溶液のモル濃度は〔ソ〕mol/Lと計算される。

【Ⅱ】次の記述を読み，問1～5の答を解答冊子の解答欄に記せ。ただし，原子量はH=1.0，O=16.0，水(液体)の密度は温度にかかわらず1.0 g/mL，気体には気体の状態方程式が適用でき，気体定数は8300 Pa・L/(mol・K)，0℃=273 K とする。　　　　　　　　　　(36点)

　水は普通，温度と圧力に依存して，固体，液体あるいは気体の状態で存在する。低温では十分に圧力が低い場合に固体から気体への変化，すなわち昇華が観察されるが，室温では圧力が下がると液体が蒸発して気体となる。真空の容器内に水(液体)を入れてしばらく放置すると，水(液体)の体積が減少し一定となる。このとき，水の蒸発速度は，凝縮速度と等しい状態であり，この状態を〔ア〕平衡という。水が〔ア〕平衡状態のとき，水(気体)の圧力を水の〔イ〕とよび，一定温度では，空気など他の気体が共存するときも水の〔イ〕は同じ値を示す。また，水の〔イ〕の値は，温度が上昇し沸点に近づくと急激に増加する。

　水の状態変化を観察するため下図のような装置を用いて実験を行った。容器にはフタが付いており，任意の位置で固定することができる。また，容器内の温度は77℃で一定に保った。容器内に水を満たしたメスシリンダーを入れ，容器を真空ポンプにつないで減圧した。容器内の空気がすべてなくなり，空間が気体状態の水で満たされたところで真空ポンプを止め，容器の栓を閉めて密閉状態とした。密閉状態のままフタの位置を上方に動かして固定し，容器内の水(液体)の体積が一定になった後，水(気体)と水(液体)の体積を測定した。これを何回か繰り返し，測定した水(液体)の体積を水(気体)の体積に対してプロットした。ただし，水(液体)の体積は容器内のメスシリンダーで測定できるものとする。

水(気体)の体積 [L]	1.5	2.4	3.3	4.1	5.0
水(液体)の体積 [mL]	1.40	1.17	0.94	0.73	0.50

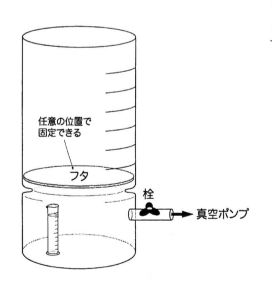

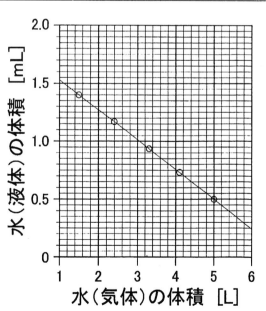

問1　〔ア〕および〔イ〕に入る最も適当な語句を記せ。

問2　水(気体)の体積が 5.0 L のときの容器内の水(気体)の圧力は，以下のように求めることができる。空欄に数値を入れ，文章を完成せよ。答は四捨五入して，〔ア〕～〔エ〕は小数第1位まで，〔オ〕および〔カ〕は小数第2位まで記せ。

　　水(気体)の体積が 1.5 L のとき，水(液体)が〔ア〕mL 残存し，水(気体)の体積が 5.0 L のとき，水(液体)が〔イ〕mL 残存している。よって，この減少した〔ウ〕mL の水(液体)が気体に状態変化し，容器内の増加した体積〔エ〕L を占めていることになる。〔ウ〕mL の水(液体)の物質量は〔オ〕mol なので，気体の状態方程式から，容器内の水(気体)の圧力は〔カ〕×10^4 Pa と算出できる。

問3　容器内に存在する水の物質量の総和は何 mol か。答は四捨五入して小数第2位まで記せ。

問4　77℃より高いある一定の温度で実験を行ったときの結果を正しく表しているグラフは次の (A)～(F) のどれか。記号を記せ。ただし，77℃で行った実験結果は実線，高温で行った実験結果は点線で示し，真空ポンプを止めたとき容器内には 77℃で行った実験と同じ物質量の水が存在するものとする。

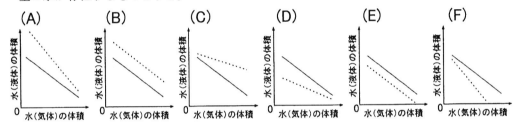

問5　左ページの表に示した実験結果を得たのち，77℃においてさらに容器のフタの位置を上方に動かして実験を続けた。次の問に答えよ。
　(i)　容器内の水(気体)の体積と圧力との関係を正しく表しているグラフは次の (A)～(F) のどれか。記号を記せ。

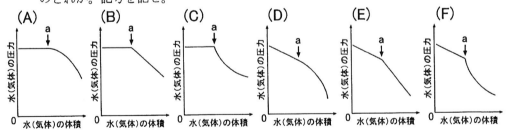

　(ii)　容器内の体積を徐々に増やしていくとき，a 点でグラフの傾きが変化する理由を簡潔に記せ。
　(iii)　正しいグラフの中で，a 点における水(気体)の体積は何 L か。答は四捨五入して整数値で記せ。

【Ⅲ】 次の記述を読み，問1〜5の答を解答冊子の解答欄に記せ。 (33点)

　弱酸である (a) 酢酸は水溶液中では完全には電離せず，電離平衡の状態になっており，酸の電離定数 K_a は次の式で表される。

$$K_a = \frac{[CH_3COO^-][H^+]}{[CH_3COOH]} \quad \cdots ①$$

　(b) 酢酸は電離しにくい弱酸であるため，強塩基である水酸化ナトリウムで中和した水溶液はやや塩基性を示す。これは，酢酸ナトリウムを水に溶かした場合，ほぼ完全に電離するが，生成した CH_3COO^- は H_2O と反応して次の化学平衡がおこり OH^- を生じることから説明できる。

$$CH_3COO^- + H_2O \rightleftharpoons CH_3COOH + OH^- \quad \cdots ②$$

このように，塩の一部が水と反応して H_3O^+ や OH^- ができる現象を塩の加水分解とよぶ。
　また，(c) 弱塩基であるアンモニアの水溶液を強酸である塩酸で中和した水溶液はやや酸性を示すが，これは次式の平衡反応の正反応により説明できる。

$$〔ア〕 + 〔イ〕 \rightleftharpoons 〔ウ〕 + 〔エ〕 \quad \cdots ③$$

　どちらの場合も，水溶液中の水を取り除くと，②式や③式の反応はおこらなくなり，塩の結晶を生じる。
　②式の平衡反応では正反応により OH^- を生じているので，CH_3COO^- を塩基と考え，この正反応を塩基の電離反応と同様のものとみなすことができる。よって，CH_3COO^- を塩基とみなした場合の (d) 塩基の電離定数 K_b を求めることができる。この K_b は CH_3COO^- の加水分解反応の平衡に基づく定数とも考えられるので，加水分解定数 K_h とよぶこともある。②式より K_b は次式で表される。

$$K_b = \frac{[CH_3COOH][OH^-]}{[CH_3COO^-]} \quad \cdots ④$$

ここで，酢酸ナトリウムのモル濃度を c，CH_3COO^- の塩基としての電離度に相当する α を

$$\alpha = \frac{[CH_3COOH]}{[CH_3COOH] + [CH_3COO^-]}$$

と定義し，さらに，この場合の水自身の電離の影響は小さいので，②式より $[CH_3COOH] \fallingdotseq [OH^-]$ とみなすと，④式から次式が得られる。

$$K_b = \frac{c^2\alpha^2}{c(1-\alpha)}$$

この式は α が十分に小さいとき，$1 - \alpha \fallingdotseq 1$ とみなせるので，(e) $K_b = c\alpha^2$ と近似できる。
　また，④式の分母と分子に $[H^+]$ をかけて，水のイオン積 K_w と①式をあわせて整理すると，次式が得られる。

$$K_b = \frac{[CH_3COOH][OH^-][H^+]}{[CH_3COO^-][H^+]} = \frac{[CH_3COOH]K_w}{[CH_3COO^-][H^+]} = \frac{K_w}{K_a}$$

温度が一定ならば，K_w も一定なので，K_a と K_b は反比例の関係にある。

問1 〔ア〕～〔エ〕に最も適当な化学式を入れ③のイオン反応式を完成せよ。ただし，〔ア〕と〔ウ〕および〔イ〕と〔エ〕にはそれぞれブレンステッド・ローリーの酸・塩基の定義による酸および塩基を記せ。

問2 下線部(b)および(c)について，それぞれの中和反応を利用した滴定を行うときに用いる最も適当な pH 指示薬を次の（A）～（C）より選び，記号を記せ。
（A）メチルオレンジ　　　　（B）ブロモチモールブルー　　　（C）フェノールフタレイン

問3 次の（A）～（D）のうち，その水溶液が塩基性である塩，および加水分解を受けない塩を1つずつ選び，記号を記せ。
（A）$(NH_4)_2SO_4$　　　（B）NH_4NO_3　　　（C）Na_2CO_3　　　（D）$NaCl$

問4 下線部(a)および(d)について，酢酸の水溶液中でおこる電離平衡の平衡定数 K およびアンモニアの水溶液中での塩基の電離定数 K_b を表す式を記せ。

問5 次の問に答えよ。ただし，$\log_{10}2=0.30$ とし，答は四捨五入して有効数字2桁で記せ。
（ⅰ）ある温度における 0.1 mol/L 酢酸水溶液の pH が 2.7 であった。この水溶液中の酢酸の電離度はいくらか。
（ⅱ）25℃における 1.0 mol/L 酢酸ナトリウム水溶液の OH^- の濃度は何 mol/L か。ただし，25℃において $K_w=1.0\times10^{-14}$ $(mol/L)^2$，酢酸の $K_a=2.5\times10^{-5}$ mol/L とし，下線部(e)の近似が適用できるものとする。
（ⅲ）（ⅱ）の水溶液の pH はいくらか。

京都薬科大学　27 年度　（18）

【Ⅳ】次の（1）〜（4）の記述を読み，問 1 〜 6 の答を解答冊子の解答欄に記せ。ただし，原子量は H＝1.0，C＝12.0，O＝16.0 とする。有機化合物の構造式は解答欄の上に示す例にならって記せ。　　　　　　　　　　　　　　　　　　　　　　　　　　　　　　　　　　（35 点）

（1）(a) 炭化カルシウム④に水を加えると，化合物⑧が生成した。水銀(Ⅱ)イオンを触媒として 1 mol の⑧に 1 mol の水を付加すると，不安定な化合物を経てアルデヒド©が得られた。また 1 mol の⑧に 1 mol のカルボン酸⑪を付加させると，1 mol の化合物⑥が生成した。(b) ⑥に希硫酸を加え加水分解したのち，反応溶液に直接 KMnO₄ の水溶液を加え穏やかに酸化した。反応後の溶液中に存在する有機化合物は，組成式 CH_2O で表される 1 種類のカルボン酸のみであった。

$$④ \xrightarrow{\ 水\ } ⑧ \xrightarrow{\ 水\ } 不安定な化合物 \longrightarrow ©$$
$$⑧ \xrightarrow{\ ⑪\ } ⑥$$

（2）分子量が 74 であるエステル⑥を加水分解すると組成式が CH_2O である化合物⑥と 1 価の第一級アルコール⑭が生成した。また，銅線をガスバーナーで熱し表面を酸化銅(Ⅱ)に変化させたものを熱いうちに，⑭の蒸気に近づけると，組成式が CH_2O である化合物①が生成した。

$$⑥ \xrightarrow{\ 水\ } ⑥ ＋ ⑭ \qquad ⑭ \xrightarrow{\ 酸化銅(Ⅱ)\ } ①$$

（3）エステル結合を多数含む高分子化合物⑪を加水分解すると，分子量が 90，組成式が CH_2O であり不斉炭素原子を有するヒドロキシ酸⑯のみが得られた。

（4）デンプンを加水分解すると，組成式が CH_2O である化合物⑫が得られた。

問1 下線部(a)について，この化学反応の反応式を記せ。

問2 下線部(b)について，1 mol の Ⓔ を使用すると何 mol のカルボン酸が得られるか。ただし反応は完全に進行し，カルボン酸はそれ以上酸化されないものとする。答は四捨五入して整数値で記せ。

問3 組成式が CH_2O である化合物の中で分子量が最小のエステルの構造式を記せ。また，Ⓔ，Ⓕおよび Ⓚ の構造式を記せ。

問4 Ⓖを除いた化合物Ⓒ〜Ⓛの中に，Ⓖと同じ化合物が1つ存在する。その化合物を記号で記せ。またⒼを除いたⒸ〜Ⓛの中で，分子量が最も小さい化合物の記号，およびフェーリング液を還元する力をもつ化合物の記号をすべて記せ。

問5 2分子のⓀから2分子の水がとれてできる化合物の組成式は，Ⓙの分子量が十分大きいときⒿの組成式と同じとみなしてよい。12 g のⒿを完全燃焼させたとき生成する二酸化炭素の質量は何 g か。答は四捨五入して整数値で記せ。

問6 Ⓛの化合物名を記せ。また，分子量が約 1620000 であるデンプン 243 g を完全にⓁに変換すると，質量は何%増加するか。答は四捨五入して整数値で記せ。

【V】次の記述を読み，問1～5の答を解答冊子の解答欄に記せ。ただし，原子量はH＝1.0，C＝12.0，O＝16.0とする。有機化合物の構造式は解答欄の上に示す例にならって記せ。

(36点)

有機化合物の異性体のうち，原子の結合の順序が異なるものを〔ア〕異性体という。一方，分子の立体的な構造が異なることによって生じる立体異性体のうち，不斉炭素原子が原因で生じるものを〔イ〕異性体という。

今，化合物Ⓐの構造式を決定するため，以下の（1）～（4）の実験を行った。

(1) 分子内に2つのエステル結合をもち分子式$C_{15}H_{20}O_4$で表される化合物Ⓐを多量の水酸化ナトリウム水溶液と反応させると，加水分解反応がおこり，化合物Ⓑのナトリウム塩，化合物Ⓒ，および第二級アルコールⒹが生成した。

(2) Ⓑを加熱すると分子内で脱水反応がおこり，無水フタル酸が生成した。

(3) Ⓒと濃硫酸の混合物を130℃で加熱すると脱水反応が進行し，ジエチルエーテルが生成した。

(4) Ⓓ 17.6 mg を完全に燃焼させたところ，水 21.6 mg と二酸化炭素 44.0 mg が生成した。

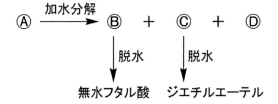

問1 〔ア〕および〔イ〕に入る最も適当な語句を記せ。

問2 （2）および（3）でおこる化学反応の反応式を記せ。

問3 Ⓓの分子式を記せ。ただし，Ⓓの分子量は 150 以下である。

問4 （1）～（4）の記述から，Ⓓの構造式として考えられる３つの構造式をすべて記せ。また，不斉炭素原子には＊を付けよ。

問5 Ⓓは不斉炭素原子をもっていなかった。このことと（1）～（4）の記述から考えられるⒶの構造式を記せ。

【VI】 次の記述を読み，問1〜8の答を解答冊子の解答欄に記せ。　　　　　　　　　（32点）

　周期表の2族に属する元素の原子は，原子の最も外側の電子殻に2個の電子をもつ。この電子は，原子どうしの結合にかかわるため〔ア〕とよばれ，単体の結晶では自由電子としてはたらく。また2族元素のうち，ベリリウムと元素Ⓐを除く，元素Ⓑ，元素Ⓒ，カルシウムおよびラジウムの4種類は化学的性質がよく似ており，この4種類を特にアルカリ土類金属とよぶことが多い。

　Ⓐとアルカリ土類金属との間には，様々な性質の違いが認められる。例えば，Ⓐの硫酸塩は水によく溶けるが，アルカリ土類金属の硫酸塩は水に溶けにくい。(a) Ⓑの硫酸塩は，酸にも溶けにくくＸ線をよく吸収するため，消化器系レントゲン撮影の造影剤として使用されている。また，白金線の先にⒶを含む水溶液をつけ，ガスバーナーの外炎の中に入れても視覚的な変化は認められないが，(b) Ⓒを含む水溶液をつけ，外炎の中に入れると炎の色が紅（深赤）色に変化する。

　ここで，カルシウムの性質を調べるため，以下の実験1から実験3を行った。

実験1
　　紙で包んだカルシウム片を鉄床の上において，ハンマーで軽くたたいた。

実験2
　　① 水を入れた試験管にカルシウム片を加えたところ，気体Ⓓが発生しカルシウム片が溶けて透明な溶液Ⓔが得られた。
　　② 気体Ⓓを別の試験管に捕集した。
　　③ 銅線をガスバーナーで熱し (c) 表面を酸化銅（Ⅱ）に変化させたものを熱いうちに気体Ⓓの入った試験管内に入れた。

実験3
　　① 二酸化炭素を溶液Ⓔに通じたところ，溶液に濁りが生じた。
　　② さらに二酸化炭素を通じたところ，透明な溶液Ⓕとなった。
　　③ 溶液Ⓕを加熱することで，沈殿物が得られた。
　　④ この沈殿物を取り出し，十分な量の希塩酸を加えたところ，透明な溶液となった。

問1 〔ア〕に入る最も適当な語句を記せ。また，Ⓐおよび©の元素名を記せ。

問2 下線部(a)の化合物はⒷの水酸化物の水溶液に希硫酸を加えることで沈殿として得られる。この沈殿の色と得られた化合物の化学式を記せ。

問3 下線部(b)について，Ⓑを含んだ水溶液を用いた場合に生じる炎の色を記せ。

問4 実験1において，カルシウム片にどのような変化が認められるか簡潔に記せ。また，このような性質を有する理由を，次のキーワードをすべて用いて簡潔に記せ。
キーワード：結晶，自由電子，位置，結合

問5 実験2-③の下線部(c)において，銅線の表面は何色から何色に変化するか。また，それは気体Ⓓのどのような性質によるものかを記せ。

問6 溶液Ⓔは酸性，中性，塩基性のいずれを示すか。解答欄の該当する語句を○で囲め。

問7 実験3-①と②で用いる二酸化炭素を発生させる際に反応させる物質の組み合わせとして最も適当なものはどれか。次の（A）～（D）から1つ選び，記号を記せ。
（A）炭酸水素ナトリウムと希塩酸
（B）アルミニウム片と水酸化ナトリウム水溶液
（C）銅片と希硝酸
（D）二酸化マンガンと過酸化水素水

問8 実験3-④においておこる化学反応の反応式を記せ。

英　語

解答　27年度

I

〔解答〕
1. (B)　2. (G)　3. (H)　4. (E)　5. (J)
6. (A)　7. (I)　8. (D)　9. (C)　10. (F)

〔出題者が求めたポイント〕
〔解説〕
1. depending on ～「～次第で」
2. responsible for ～「～の原因となる」
3. be puzzled by ～「～に当惑する」
4. in particular「特に」
5. be replaced with ～「～と置き換えられる」
6. remain stable「安定したままである」
7. located「位置している」
8. empty「空の」
9. dissolve ～「～を溶かす」
10. much after ～「～のずっと後」

〔全訳〕
　我々はどのように過去を思い出すのか。
　あなたが芸術家であるか、歴史家であるか、科学者であるかで、この質問には多くの解答がある。科学者として私は、記憶の貯蔵に関与するメカニズムと、脳のどこに記憶が貯蔵されるのかを知りたい。
　体の分子の大部分は今、私が子供の頃持っていた分子と同じでないにもかかわらず —— 特に脳を構成する分子は常に新たに作られる分子によって取って代わられるにもかかわらず —— 私が子供時代を思い出すことができることに当惑してきた。分子のこうした入れ替わりにもかかわらず、私が５０年前に暮らしていた場所の詳細な記憶がある。
　もしも記憶が脳細胞内の分子 —— 常に入れ替わる分子 —— の変化として貯蔵されるならば、どうして記憶が５０年もの間変わらないままなのか。私の直感によれば、古い記憶の基質は細胞の内部ではなく外側、つまり細胞外空間にある。この空間は何もないのではなく、細胞を結束させる丈夫な物質で出来た基盤で満たされており、形態を保つ手助けをしている。傷跡細胞と同様、この基盤は溶解することは難しく、非常にゆっくりと入れ替わる。これが、皮膚細胞がはがれたあと何十年経っても、体の傷があまり変わらない理由だ。

II

〔解答〕
問1
① (c)　② (e)　③ (d)　④ (a)　⑤ (b)
問2　①　アウストラロピテクスは、大きな臼歯をもち、あごは大きく、脳は小さかった。一方ホモ(ヒト族)は弱いあごと小さな歯をもち、脳は大きかった。
②　アウストラロピテクスは固い根や葉を食べた。一方、ホモ(ヒト族)はベリー、果物、昆虫、甲殻類、そして鳥の卵を食べたと推測される。

問3　①
問4　Either / much
問5　氷河期の影響は北極南極を氷で覆うのみならず、地球上至る所で気温を約摂氏10度引き下げた。
問6　②

〔出題者が求めたポイント〕
〔解説〕
問1
選択肢和訳
　①　北極と南極から等距離にある、地球の周りの想像上の線
　②　雪と氷が溶ける暖かい天候
　③　谷をゆっくりと下る大きな氷の固まり
　④　大きく平坦な地形
　⑤　ひとつの部類を作る、関連する動植物の集団
問2　①　第2パラグラフ、第2、3文から。
　　　②　第2パラグラフ、第4、5文から。
問3　「共存して」という文脈なので、「並行して」の side by side が適切。
問4　氷河期到来がアウストラロピテクスに与えた影響については、第5パラグラフに具体的説明がある。
問5　前文で、The effect of an ice age is dramatic. と述べている。この dramatic の具体的説明が下線部(3)なので、その主語は前文と同じが妥当。
問6　空欄(a) (b)は、ホモの属性を述べているので、flexible, intelligent が適切。(c)はアウストラロピテクスの絶滅を述べるので、vanished が入る。(d)は、「ホモだけが厳しい冬に対処出来た」との文脈なので、cope が適切。

〔全訳〕
　人類の祖先は、道具を使えるように、手を自由にするべく直立したとしばしば考えられている。ところが、最初のヒト科である直立「猿人」が現れたのは約4百万年前、つまり知能が爆発的に伸び、道具の使用が起こる数百万年前のことだった。科学者たちは、当時アフリカの草原に暮らしたヒト科数種について、ほんの大雑把なイメージしか描けていない。これまでに発掘されたすべての骨は、いくつかの靴箱を満たす(程度の量)のみであり、その大部分は下肢骨や窪みのある歯の破片である。
　しかしながら、ふたつの主要な系統があったようだ。ひとつのヒト科の系統はほっそりした体型で、あごは弱いが大きな脳を速やかに発達させた。今ひとつの系統 —— アウストラロピテクスあるいは「南方猿人」—— は屈強で、比較的小さな脳と大きな臼歯を持っていた。アウストラロピテクスは、固い根や葉を噛むことに専念する頑なな菜食主義者であり、乾燥した草原にその生態的地位を見いだしていた。さらに細い猿人 —— ホモ(ヒト族) —— は対照的に、徐々により弱いあごと小さな歯をもたらす食事をした。人類の祖先は、ベリー、果物、昆虫、甲殻類、そして鳥の卵を器用に食べる者へと特化し

京都薬科大学　27年度　（25）

た。

　どちらの生活の仕方も当面の間は問題なかった。この2つのヒト科の系統は、並行して暮らしていたようだ。食べるものが違っていたので彼らは競合しなかったが、その後、屈強な菜食主義者であるアウストラロピテクスは、おそらくは氷河期の到来のせいで劇的に減少した。寒く乾燥した天気は地球の気候の激烈な変化のほんの緩慢な始まりに過ぎず、徐々なる冷却が約5、6百万年続いた後、世界は真の氷河期へと突然転がり落ちた。氷河期の影響は劇的だった。それは北極南極を氷で覆うのみならず、地球上至る所で気温を摂氏約10度引き下げた。世界の野生生物は赤道近くの地帯へと引き寄せられたが、ここでさえ、生物はほとんど快適ではなかった。広大な極の氷は多量の水を閉じ込め、降雨を中断し、以前は草木が生い茂る熱帯地方を砂漠に変えた。

　40億年間の地球の歴史の中で、この惑星は数回氷河期に見舞われた。最近の氷河期は約300万年前に始まり、特に厳しいものだった。これはまだ終わってさえいない。短い1万ないし2万年の温暖期の後、氷河に捕らえられた10万年がやって来る。これはこれまでに約10回くり返されたサイクルである。我々は現在、大凍結の間の1、2万年の一時的中断の中を生きているのであり、ゆえに、すぐにも再び氷河が戻ってくると予想されるのだ。

　氷河期の厳しい気候変化が、初期菜食主義人類アウストラロピテクスにとって過酷なものであったに違いない。彼は変化する気候に適応し続けるには、食事と大きなあごが特化しすぎていた。さもなければ、この困難な時期における他の動物との競合が過剰であった。体重の軽いホモが、柔軟な食事と賢い精神ゆえに、このような常に変化する世界にはより適応できたのであろう。事実氷河期の困難が、速やかに彼をより一層柔軟に、より一層知的にし、この傾向をさらに加速したのだ。理由はどうあれ、全アウストラロピテクス種は、約150万年前には姿を消し、厳しい冬と短い間氷期に対処できるホモ系統だけが残った。

Ⅲ
〔解答〕
(1) (7)　(2) (5)　(4)　(6)　(3) (8)
〔出題者が求めたポイント〕
〔解説〕
全訳参照。
〔全訳〕
　ブレイク・オリバーはミシガン州にいて、座って友人のカミと電話で話していた。と、その時彼は、自分のアイホンの待ち受け画像を変えたいと言ってきた。
　「それで私は彼女に何かの写真を送るよう頼んだ」と彼は振り返る。
　冗談で、カミは私に彼女が小さな子供の頃の写真を1枚、彼に送ってよこした。
　「それは私が予想したものではなかったが、面白い写真だった」と彼は説明する。「で、その時もう一度写真

を見てみると、彼女の後ろにボクのおばあさんが歩いているのが見えた」。
　この写真は約18年前に撮られたものだった。「それは間違いなくジョイスおばあさんだった」。
　カミはユタ州のソルト・レイク・シティーで育ち、一方、ブレイクの祖母ジョイスはフロリダに住んでいた。どうして彼らは同じ写真に写ることが出来たのか。
　カミの記憶によると、この写真はカナダのバンクーバー島で撮られたものだった。カミの家族がそこで休暇中だった同じ時にジョイスおばあさんもまた、訪問してきた親戚だったことが分かった。彼女はたまたま写真のためにカミがポーズをとっている時に通りかかったのだ。
　カミに会えただけでなくて、彼女からボクのおばあさんが映っているこんな写真が送られてくるとは、何という奇遇か」とブレイクは問う。

Ⅳ
〔解答〕
(1) (E)　(2) (H)　(3) (C)　(4) (J)　(5) (D)
(6) (A)　(7) (I)　(8) (F)　(9) (B)　(10) (G)
〔出題者が求めたポイント〕
〔解説〕
全訳参照。
〔全訳〕
X: え〜、ガーシアさん、あなたの検査結果が来ました。コレステロールが高く少し体重に問題ありですね。
Y: 分かりました、先生。準備出来ています。さっさと私を叱ってください。
X: いや、私はあなたを叱るためにここにいるのではありませんよ、ガーシアさん。あなたをただ励ますためです。
Y: それはホッとしました！
X: でも、食事を少しずつ変えて行くことを提案したいですね。例えば、あなたの食べている脂肪過多の食事の量を減らすとか。
Y: 食事を変えるのは難しいですね。私はファースト・フード中毒なのです。
X: ええ、そうですね。でも残念ながら変えてもらわざるを得ないです。そして、改善が必要なのは食事だけではないのです。運動も始めていただきたいと思います。運動は心臓を健康に保ち、減量の助けになります。
Y: ああ、何てこった。そうおっしゃると思っていたのですよ。運動は耐えられません。あまりにも退屈ですから。
X: いや、楽しめる身体運動がきっと見つかりますよ。さて、仕事中のストレスレベルについてですが。
Y: 国際的企業の社長は休むことなど全くできません。また、仮に1日休めるとしても、家には私をイライラさせ続ける3人のティーン・エイジャーがいるのです。
X: う〜ん、あなたはスケジュールのどこかに、リラックスするための時間を設ける必要があると思います。

Y: オーケー。おっしゃりたいことは分かりました。最
善を尽くします。でも先生、ご存知のように「古い習
慣はなかなか改まらない」らしいですよ。

Ⅴ

〔解答〕
(1) 6 − 3　(2) 9 − 5　(3) 7 − 4　(4) 3 − 4　(5) 4 − 9
〔出題者が求めたポイント〕
〔解説〕
各正解の英文は次の通り。
(1) She cannot speak Spanish without making a few
　　mistakes.
(2) My parents made me what I am today.
(3) John thinks he is superior to them because of his
　　wealth.
(4) But for your advice, I could not have survived.
(5) A thief deprived me of what little I had saved.

数　学

I

〔解答〕

(1)(ア) $-\dfrac{7}{2}$　(イ) -7　(ウ) 28

(2)(エ) $\dfrac{1}{6}\left(\dfrac{5}{6}\right)^{n-1}$　(オ) $1-\left(\dfrac{5}{6}\right)^{n}$

　(カ) $1-\dfrac{5+n}{6}\left(\dfrac{5}{6}\right)^{n-1}$

(3)(キ) 3　(ク) $2\sqrt{30}$　(ケ) $-\dfrac{\sqrt{30}}{18}$

(4)(コ) 0　(サ) $\dfrac{1}{3}\pi$　(シ) $\dfrac{1}{3}\pi$　(ス) $\dfrac{2}{3}\pi$

　(セ) 17.78　(ソ) 0.58　(タ) 1.20

〔出題者が求めたポイント〕

(1) $f(x)$ が $x=p$ で最大値 q のとき，
$f(x)=a(x-p)^2+q$ で $a<0$　より b を a で表わして，
$f(1)=14$ より a を求める。

(2) (エ)は $n-1$ 回連続して 1 がでず，n 回目 1 がでる。
(オ)は n 回連続して 1 がでない確率を 1 から引く。
(カ)は n 回連続して 1 がでない，n 回で 1 が 1 回の確率の和を求めて 1 から引く。

(3) $AB^2=OA^2+OB^2-2OA\cdot OB\cos\angle AOB$
$\overrightarrow{AC}=\overrightarrow{OC}-\overrightarrow{OA}$ を $\vec{a}$，$\vec{b}$ で表わし，$\vec{a}$，$\vec{b}$ を求めて，
$|\overrightarrow{AC}|^2$ を展開し値を代入する。
同様に，$|\overrightarrow{BC}|$ を求めて，
$\cos\angle BAC=\dfrac{AB^2+AC^2-BC^2}{2AB\cdot AC}$

(4) $\sin A+\sin B=2\sin\dfrac{A+B}{2}\cos\dfrac{A-B}{2}$

左辺 >0 の形にし，左辺を因数分解して，各因数の正負を判断する。

(5) 連立方程式を解く。

〔解法のプロセス〕

(1) $x=-1$ で最大値 q のとき，$a<0$ で
$f(x)=a(x+1)^2+q=ax^2+2ax+a+q$
よって，$b=2a$，$f(x)=ax^2+2ax+2a^2$
$f(1)=a+2a+2a^2=2a^2+3a$ より　$2a^2+3a=14$
$2a^2+3a-14=0$ より　$(2a+7)(a-2)=0$

$a<0$ より　$a=-\dfrac{7}{2}$，$b=-7$

$f(x)=-\dfrac{7}{2}x^2-7x+\dfrac{49}{2}=-\dfrac{7}{2}(x+1)^2+28$

最大値は，28

(2) n 回でやめる確率は，$\left(\dfrac{1}{6}\right)\left(\dfrac{5}{6}\right)^{n-1}$

n 回まで 1 が出ない確率は，$\left(\dfrac{5}{6}\right)^{n}$

n 回以下でやめる確率は，$1-\left(\dfrac{5}{6}\right)^{n}$

n 回まで 1 が 1 回の確率は，
$_{n}C_{1}\dfrac{1}{6}\left(\dfrac{5}{6}\right)^{n-1}=\dfrac{n}{6}\left(\dfrac{5}{6}\right)^{n-1}$

投げる回数が n 回以下の確率は，
$1-\left(\dfrac{5}{6}\right)^{n}-\dfrac{n}{6}\left(\dfrac{5}{6}\right)^{n-1}=1-\dfrac{n+5}{6}\left(\dfrac{5}{6}\right)^{n-1}$

(3)　$AB^2=4^2+3^2-2\cdot4\cdot3\cdot\left(\dfrac{2}{3}\right)=9$　∴　$AB=3$

$\overrightarrow{AC}=\dfrac{5}{2}\vec{a}+2\vec{b}-\vec{a}=\dfrac{3}{2}\vec{a}+2\vec{b}$

$\vec{a}\cdot\vec{b}=4\cdot3\cdot\left(\dfrac{2}{3}\right)=8$

$|\overrightarrow{AC}|^2=\dfrac{9}{4}|\vec{a}|^2+6\vec{a}\cdot\vec{b}+4|\vec{b}|^2=36+48+36=120$

$AC=\sqrt{120}=2\sqrt{30}$

$|\overrightarrow{BC}|^2=|\dfrac{5}{2}\vec{a}+2\vec{b}-\vec{b}|^2=\dfrac{25}{4}|\vec{a}|^2+5\vec{a}\cdot\vec{b}+|\vec{b}|^2$

$\quad=100+40+9=149$

$\cos\angle BAC=\dfrac{9+120-149}{2\cdot3\cdot2\sqrt{30}}=-\dfrac{\sqrt{30}}{18}$

(4)　$\sin2\theta+\sin4\theta-\sin3\theta>0$
$2\sin3\theta\cos\theta-\sin3\theta>0$
$\sin3\theta(2\cos\theta-1)>0$

θ	0		$\dfrac{1}{3}\pi$		$\dfrac{2}{3}\pi$		π
$2\cos\theta-1$	$+$	$+$	0	$-$	$-$	$-$	$-$
$\sin3\theta$	0	$+$	0	$-$	0	$+$	0
左辺	0	$+$	0	$+$	0	$-$	0

従って，$0<\theta<\dfrac{1}{3}\pi$，$\dfrac{1}{3}\pi<\theta<\dfrac{2}{3}\pi$

(5)　$pa^{-q}=10$，$pa^{-5q}=1$

$a^{-q}=\dfrac{10}{p}$ より　$p(a^{-q})^5=p\left(\dfrac{10}{p}\right)^5=\dfrac{10^5}{p^4}$

$\quad\therefore\ \dfrac{10^5}{p^4}=1$

$p^4=10^5$ より　$p=10\cdot\sqrt[4]{10}=17.78$

$a^q=\dfrac{p}{10}=10^{\frac{1}{4}}$ より　$q=\dfrac{1}{4}\log_a10$

$q=\dfrac{1}{4}(\log_a2+\log_a5)=\dfrac{0.693+1.609}{4}=0.5755$

従って，$q=0.58$

$\dfrac{p}{2}=pa^{-qx}$ より　$a^{qx}=2$　∴　$qx=\log_a2$

$x=\dfrac{\log_a2}{q}=\dfrac{0.693}{0.5755}=1.204\cdots$

従って，$x=1.20$

Ⅱ

〔解答〕

(1)(ア) 2　　(イ) 3　　(ウ) 5

(2)(エ) $-\dfrac{10}{3}$　　(オ) -3　　(カ) $\dfrac{5}{3}$

(3)(キ) $-\dfrac{4}{3}$　　(ク) 14　　(ケ) $\dfrac{21}{2}$

(4)(コ) $\dfrac{42}{13}$　　(サ) $-\dfrac{24}{13}$　　(シ) $\dfrac{16}{63}$　　(ス) $-\dfrac{8}{3}$

〔出題者が求めたポイント〕

(1) 中心が(p, q), 半径がrの円の方程式は,
$(x-p)^2+(y-q)^2=r^2$で, 通る3点を代入する。

(2) $D(x_0, y_0)$, $P(a, b)$のとき, 線分DPを1:2に内
分する点(x, y)は,
$$x=\frac{2x_0+1a}{1+2},\quad y=\frac{2y_0+1b}{1+2}$$
$a=$, $b=$に直し, a, bの式に代入する。

(3) 外接円Cの中心をQとする。$Q(p, q)$, $A(x_1, y_1)$
直線QAの傾きm_1は, $m_1=\dfrac{y_1-q}{x_1-p}$
直線l_1の傾きmは, (QA⊥l_1より) $m_1m=-1$
点(x_0, y_0)を通り傾きmの直線の方程式は,
$y=m(x-x_0)+y_0$

(4) $F(x, y)$として, Fが円C上の点, AE=FEとを
連立してx, yを求める。
2点$E(x_1, y_1)$, $F(x_2, y_2)$を通る直線の方程式は,
$$y=\frac{y_2-y_1}{x_2-x_1}(x-x_1)+y_1$$

〔解法のプロセス〕

(1) 外接円Cの中心を(p, q), 半径をrとする。
円C：$(x-p)^2+(y-q)^2=r^2$
点Aを通るので, $(6-p)^2+(6-q)^2=r^2$ ……①
点Bを通るので, $(-3-p)^2+(3-q)^2=r^2$ ……②
点Cを通るので, $(2-p)^2+(-2-q)^2=r^2$ ……③
①-②より $9-3p-q=0$
②-③より $1+p-q=0$ より $q=p+1$
$9-3p-p-1=0$ より $p=2$, $q=3$
$r^2=(6-2)^2+(6-3)^2=16+9=25$ ∴ $r=5$
外心の座標は$(2, 3)$, 外接円の半径は5
$(x-2)^2+(y-3)^2=25$

(2) $P(a, b)$とする。$(a-2)^2+(b-3)^2=25$
線分DPを1:2に内分する点を(x, y)とする。
$$x=\frac{-12+a}{3},\quad y=\frac{-12+b}{3}$$
よって, $a=3x+12$, $b=3y+12$
よって, $(3x+12-2)^2+(3y+12-3)^2=25$
$$\left(x+\frac{10}{3}\right)^2+(y+3)^2=\frac{25}{9}\left(=\left(\frac{5}{3}\right)^2\right)$$
中心の座標は$\left(-\dfrac{10}{3},\ -3\right)$, 半径は$\dfrac{5}{3}$

(3) 外接円の中心をQとすると, $Q(2, 3)$, $A(6, 6)$

直線QAの傾きは, $\dfrac{6-3}{6-2}=\dfrac{3}{4}$

接線l_1の傾きmは, $\dfrac{3}{4}m=-1$ より $m=-\dfrac{4}{3}$

$l_1：y=-\dfrac{4}{3}(x-6)+6=-\dfrac{4}{3}x+14$

$-\dfrac{4}{3}x+14=0$ とすると, $x=\dfrac{21}{2}$ ∴ $E\left(\dfrac{21}{2},\ 0\right)$

(4) $F(x, y)$とする。
円C上より $(x-2)^2+(y-3)^2=25$ ……④
FE=AE だから $FE^2=AE^2$
$$\left(x-\frac{21}{2}\right)^2+(y-0)^2=\left(6-\frac{21}{2}\right)^2+(6-0)^2$$
$$\left(x-\frac{21}{2}\right)^2+y^2=\frac{225}{4}$$ ……⑤

④-⑤より $17x-6y=66$ ∴ $y=\dfrac{17}{6}x-11$

⑤に代入 $\left(x-\dfrac{21}{2}\right)^2+\left(\dfrac{17}{6}x-11\right)^2=\dfrac{225}{4}$

$\dfrac{325}{36}x^2-\dfrac{250}{3}x+175=0$ に両辺$\times\dfrac{36}{25}$とする。

$13x^2-120x+252=0$
$(13x-42)(x-6)=0$ $(x=6$は点A$)$

よって, $x=\dfrac{42}{13}$, $y=\dfrac{17}{6}\cdot\dfrac{42}{13}-11=-\dfrac{24}{13}$

$$l_2：y=\frac{0+\dfrac{24}{13}}{\dfrac{21}{2}-\dfrac{42}{13}}\left(x-\frac{21}{2}\right)=\frac{16}{63}x-\frac{8}{3}$$

従って, $F\left(\dfrac{42}{13},\ -\dfrac{24}{13}\right)$, $l_2：y=\dfrac{16}{63}x-\dfrac{8}{3}$

Ⅲ

〔解答〕

(1)(ア) $\beta^2-d\beta+1=0$　　(2)(イ) 2　　(ウ) -2

(エ) $\dfrac{1}{\sqrt{d^2-4}}\left\{\left(\dfrac{d+\sqrt{d^2-4}}{2}\right)^{n-1}-\left(\dfrac{d-\sqrt{d^2-4}}{2}\right)^{n-1}\right\}$

(3)(オ) -2　　(カ) 2　　(キ) $\cos n\theta$　　(ク) $\sin n\theta$

(ケ) $2\cos\theta$　　(コ) $\dfrac{\sin(n-1)\theta}{\sin\theta}$

〔出題者が求めたポイント〕

(1) 漸化式に代入し, $\beta\neq0$より両辺をβ^{n-1}で割る。

(2) (1)の判別式Dが, $D>0$。β_1, β_2は(1)の解。
条件よりp, qを求める。

(3) (1)の判別式Dが, $D<0$。
$$\cos A+\cos B=2\cos\frac{A+B}{2}\cos\frac{A-B}{2}$$
$$\sin A+\sin B=2\sin\frac{A+B}{2}\cos\frac{A-B}{2}$$
漸化式を$\sin$の部分と$\cos$の部分に分けて考える。
条件よりp, qを求める。

京都薬科大学 27年度 (29)

〔解法のプロセス〕

(1) $\beta^{n+1} = d\beta^n - \beta^{n-1}$ より $\beta^{n-1}(\beta^2 - d\beta + 1) = 0$

$\beta \neq 0$ より $\beta^2 - d\beta + 1 = 0$

(2) $D = d^2 - 4$ で実数解より $d^2 - 4 > 0$

$(d+2)(d-2) > 0$ より $d < -2,\ 2 < d$

$a_1 = p\beta_1^0 + q\beta_2^0 = p + q$ よって，$p + q = 0$

$q = -p$

$a_2 = p\beta_1 - p\beta_2 = p(\beta_1 - \beta_2)$

よって，$p(\beta_1 - \beta_2) = 1$

$\beta_1 > \beta_2$ とすると，$\beta_1 = \dfrac{d + \sqrt{d^2-4}}{2}$, $\beta_2 = \dfrac{d - \sqrt{d^2-4}}{2}$

$p = \dfrac{1}{\beta_1 - \beta_2} = \dfrac{1}{\sqrt{d^2-4}}$

$a_n = p\beta_1^{n-1} - p\beta_2^{n-1} = p(\beta_1^{n-1} - \beta_2^{n-1})$

$= \dfrac{1}{\sqrt{d^2-4}}\left\{\left(\dfrac{d+\sqrt{d^2-4}}{2}\right)^{n-1} - \left(\dfrac{d-\sqrt{d^2-4}}{2}\right)^{n-1}\right\}$

(3) $(d+2)(d-2) < 0$ より $-2 < d < 2$

$\cos(n+1)\theta + \cos(n-1)\theta = 2\cos n\theta \cos\theta$

$\sin(n+1)\theta + \sin(n-1)\theta = 2\sin n\theta \cos\theta$

漸化式は，$a_{n+2} + a_n - da_{n+1} = 0$

$\left.\begin{array}{l} p\cos(n+1)\theta\ +\ q\sin(n+1)\theta \\ +\ p\cos(n-1)\theta\ +\ q\sin(n-1)\theta \\ -\ dp\cos n\theta\ -\ dq\sin n\theta \end{array}\right\} = 0$

$\left.\begin{array}{l} 2p\cos n\theta\cos\theta\ +\ 2q\sin n\theta\cos\theta \\ -\ dp\cos n\theta\ -\ dq\sin n\theta \end{array}\right\} = 0$

$(2\cos\theta - d)(p\cos n\theta + q\sin n\theta) = 0$

よって，$2\cos\theta - d = 0$ ∴ $d = 2\cos\theta$

$a_1 = p\cos 0 + q\sin 0 = p$ ∴ $p = 0$

$a_2 = q\sin\theta$ より $q\sin\theta = 1$ ∴ $q = \dfrac{1}{\sin\theta}$

$a_n = \dfrac{\sin(n-1)\theta}{\sin\theta}$

Ⅳ

〔解答〕

(1)(ア) $\dfrac{k-1}{2}$ (イ) $\left(\dfrac{k+1}{2}\right)^2$ (ウ) $k-1$ (エ) k

(2)(オ) $-3k-1$ (カ) $2k^2+k$ (キ) $(2-\sqrt{2})k$

(ク) $(2+\sqrt{2})k$

(3)(ケ) $\dfrac{8\sqrt{2}}{3}k^3$ (コ) $\dfrac{\sqrt{2}}{2}$ (サ) $\dfrac{4}{3}$

〔出題者が求めたポイント〕

(1) $f(x)$ を x について平方完成させる。

$y = f(x)$ の $x = t$ における接線の方程式は，

$y = f'(t)(x - t) + f(t)$

(2) $g(k) = f(k)$ かつ $g'(k) = f'(k)$ で a, b を求める。

l と $g(x)$ を連立方程式にする。

(3) $ax^2 + bx + c = 0$ の解を α, β とすると，

$\displaystyle\int_\alpha^\beta (ax^2 + bx + c)dx = -\dfrac{a}{6}(\beta - \alpha)^3$ $(\alpha < \beta)$

$g(x) = 0$ の解が(2)の解と同じになる k を求める。

〔解法のプロセス〕

(1) $f(x) = -\left(x - \dfrac{k-1}{2}\right)^2 + \dfrac{(k-1)^2}{4} + k$

$= -\left(x - \dfrac{k-1}{2}\right)^2 + \left(\dfrac{k+1}{2}\right)^2$

頂点は，$\left(\dfrac{k-1}{2},\ \left(\dfrac{k+1}{2}\right)^2\right)$

$f'(x) = -2x + k - 1$, $f'(0) = k - 1$, $f(0) = k$

$l : y = (k-1)(x-0) + k = (k-1)x + k$

(2) $f(k) = -k^2 + (k-1)k + k = 0$

$g(k) = k^2 + ak + b$

∴ $k^2 + ak + b = 0$

$f'(k) = -2k + k - 1 = -k - 1$

$g'(x) = 2x + a$, $g'(k) = 2k + a$

$-k - 1 = 2k + a$ ∴ $a = -3k - 1$

$b = -k^2 - (-3k-1)k = 2k^2 + k$

よって，$g(x) = x^2 - (3k+1)x + 2k^2 + k$

$x^2 - (3k+1)x + 2k^2 + k = (k-1)x + k$

$x^2 - 4kx + 2k^2 = 0$

$x = 2k \pm \sqrt{4k^2 - 2k^2} = (2 \pm \sqrt{2})k$

従って，交点の x 座標は，

$(2 - \sqrt{2})k$, $(2 + \sqrt{2})k$

(3) $S = \displaystyle\int_{(2-\sqrt{2})k}^{(2+\sqrt{2})k} (-x^2 + 4kx - 2k^2)dx$

$= \dfrac{1}{6}\{(2+\sqrt{2})k - (2-\sqrt{2})k\}^3 = \dfrac{1}{6}(2\sqrt{2}\,k)^3$

$= \dfrac{8\sqrt{2}}{3}k^3$

$g(x) = x^2 - (3k+1)x + k(2k+1)$

$= (x-k)(x-2k-1)$

$g(x) = 0$ のとき，$x = k$, $2k+1$

$(2-\sqrt{2})k = k$ 又は $(2+\sqrt{2})k = k$ のとき

$k = 0$ となり不適

$(2-\sqrt{2})k = 2k+1$ のとき，$-\sqrt{2}\,k = 1$

$k = -\dfrac{\sqrt{2}}{2}$ となり不適。

$(2+\sqrt{2})k = 2k+1$ のとき，$\sqrt{2}\,k = 1$

$k = \dfrac{\sqrt{2}}{2}$ となり適。

従って，$k = \dfrac{\sqrt{2}}{2}$

$S = \dfrac{8\sqrt{2}}{3} \cdot \dfrac{2\sqrt{2}}{8} = \dfrac{4}{3}$

京都薬科大学　27 年度　（30）

化　学

解答　　27年度

I

〔解答〕

[ア]　C　　[イ]　D　　[ウ]　C　　[エ]　a

[オ]　b　　[カ]　青　　[キ]　グリセリン

[ク]　3　　[ケ]　飽和　　[コ]　不飽和

[サ]　水素　　[シ]　硬化　　[ス]　9 g

[セ]　4.5%　　[ソ]　0.5mol/L

〔出題者が求めたポイント〕

無機化学の小問，タンパク質の構造，
ガスバーナーの使い方，油脂，濃度計算。

〔解法のプロセス〕

(1)　王水は濃硝酸と濃塩酸の体積比1：3で混合した溶液で酸化力がきわめて強く，金や白金をも溶かす。

(2)　水銀 Hg は，単体の金属では唯一，常温で液体である。

(3)　ペプチド結合間の水素結合により，α-ヘリックスやβ-シートなどの規則正しい構造が形成される。これを二次構造という。

(4)　ガスバーナー点火の手順。

1．ガスの元栓を開く。

2．バーナーのガス栓を開く。

3．ガス調節ねじを開く。

4．点火する。

5．ガス調節ねじでガス量を調節する。

6．空気調節ねじで空気量を調節する。（炎の色が赤 ⟶ 青）

(6)ス　シュウ酸＝水和物$(COOH)_2 \cdot 2H_2O$ 12.6 g 中のシュウ酸の質量は，

式量：$(COOH)_2 \cdot 2H_2O = 126$，$(COOH)_2 = 90$ より，

$$(COOH)_2 : 12.6 \times \frac{90}{126} = 9 (g)　\cdots（答）$$

セ　質量パーセント濃度は

$$\frac{溶質の質量}{溶液の質量} \times 100　より$$

$$\frac{9}{12.6 + 187.4} \times 100 = 4.5\%　\cdots（答）$$

ソ　モル濃度は

$$\frac{9 \times \frac{1}{90} \text{mol}}{\frac{200}{1.02} \times \frac{1}{1000} \text{L}} \fallingdotseq 0.5 \text{mol/L}　\cdots（答）$$

II

〔解答〕

問1　[ア]　気液　　[イ]　飽和蒸気圧

問2　[ア]　1.4 mL　　[イ]　0.5 mL　　[ウ]　0.9 mL

　　[エ]　3.5 L　　[オ]　0.05mol

　　[カ]　4.15

問3　0.10mol

問4　F

問5　(i)　C

　　(ii)　液体がすべて蒸発し気体となったため。

　　(iii)　7 L

〔出題者が求めたポイント〕

蒸気圧。

〔解法のプロセス〕

問2．ウ，エは表より

ウ．$1.4 - 0.5 = 0.9$ mL　…（答）

エ．$5 - 1.5 = 3.5$ L　…（答）

オ．$0.9 \times \frac{1}{18} = 0.05$mol　…（答）

カ．気体の状態方程式より容器内の水（気体）の圧力をPとすると

$$P \times 3.5 = 0.05 \times 8300 \times (273 + 77)$$

$$P = 4.15 \times 10^4 \text{Pa}　\cdots（答）$$

問3．水（気体）の体積が1.5 Lのとき，水（液体）が1.4 mL残存していることからそれぞれの物質量を求めると

$$水（気体）：0.05 \times \frac{1.5}{3.5} \fallingdotseq 0.021 \text{mol}$$

$$水（液体）：1.4 \times \frac{1}{18} \fallingdotseq 0.077 \text{mol}$$

水の物質量の総和は

$$0.021 + 0.077 = 0.098 \fallingdotseq 0.10 \text{mol}　\cdots（答）$$

問4．液体の蒸気圧は，温度が高くなるほど急激に大きくなるので，77℃より高い温度の方が水（気体）の体積が小さくなり，また水の物質量は同じなので水（気体）の体積が0(L)のとき，水（液体）の体積はほぼ一致すると考えられる。よってグラフ(F)が正解。

問5．(i)(ii)　a 点は容器内のすべての液体がなくなった状態である。a 点までは気液平衡が成り立っているので，そのときの圧力は77℃における液体の飽和蒸気圧に等しく一定である。さらに体積を大きくすると，容器内には液体が存在しないので気体の圧力と体積はボイルの法則に従って変化する。グラフ(C)のようになる。

(iii)　水の物質量の総和は問3により0.098mol

気体の状態方程式より a 点における水（気体）の体積をV(L)とおくと

$$4.15 \times 10^4 \times V = 0.098 \times 8300 \times 350$$

$$V = 6.86$$

$$\fallingdotseq 7 \text{L}　\cdots（答）$$

III

〔解答〕

問1　[ア]　NH_4^+　　[イ]　H_2O　　[ウ]　H_3O^+

　　[エ]　NH_3

問2　(b)　C　　(c)　A

問3　水溶液が塩基性である塩　C
　　　加水分解を受けない塩　D
問4　酢酸の電離平衡の平衡定数
$$K = \frac{[CH_3COO^-][H_3O^+]}{[CH_3COOH][H_2O]}$$
　　　アンモニアの電離定数
$$K_b = \frac{[NH_4^+][OH^-]}{[NH_3]}$$
問5　(i)　$1.0 \times 10^{-1.7}$　　(ii) 2.5×10^{-5}mol/L
　　　(iii)　9.3

〔出題者が求めたポイント〕

塩と加水分解，電離平衡と電離定数。

〔解法のプロセス〕

問1．ブレンステッドの定義は，酸は相手に陽子H^+を
　　与えることができる物質，塩基は相手から陽子H^+を
　　受け取ることができる物質である。アンモニアと塩酸
　　の中和反応により生じたNH_4Clが加水分解により弱
　　酸性となる。

$$NH_4^+ + H_2O \rightleftarrows H_3O^+ + NH_3$$
　　　　酸　　塩基　　　酸　　塩基

問2．(b)　$CH_3COOH + NaOH \longrightarrow CH_3COONa + H_2O$
　　CH_3COONaは弱酸と強塩基から生じた塩なので液性
　　は塩基性，よって塩基性側に変色域をもつフェノール
　　フタレインを用いる必要がある。(C)が正解。
　　(c)　$NH_3 + HCl \longrightarrow NH_4Cl$
　　NH_4Clは強酸と弱塩基から生じた塩なので液性は酸
　　性によって酸性側に変色域をもつメチルオレンジを用
　　いる必要がある。(A)が正解。

問3．塩基性である塩は強塩基と弱酸から生じた塩であ
　　る。(C) Na_2CO_3が正解。
　　また強酸と強塩基から生じた塩は加水分解をしない。
　　(D) $NaCl$が正解。

問5．(i)　弱酸の濃度，電離度，をそれぞれC，αとお
　　くと，$[H^+] = C\alpha$の関係が成り立つので，
　　　　pH = 2.7 $\longrightarrow$ $[H^+] = 10^{-2.7}$ より
　　　　$10^{-2.7} = 0.1 \times \alpha$
　　　　$\alpha = 1.0 \times 10^{-1.7}$ …(答)
　　(ii)　CH_3COO^-が加水分解して，OH^-が$x$mol/L 生
　　じたとする。
　　　　　$CH_3COO^- + H_2O \rightleftarrows CH_3COOH + OH^-$
　　初め　　1.0　　　　　　　　　0　　　　　0　(mol/L)
　　平衡時 1.0−x　　　　　　　x　　　　x　(mol/L)

$$K_b = \frac{[CH_3COOH][OH^-]}{[CH_3COO^-]} = \frac{x^2}{1.0-x}$$
$$\fallingdotseq x^2$$
$$x = \sqrt{K_b} \cdots\cdots (\text{あ})$$
　　　また　$K_b = \dfrac{K_w}{K_a}$　　$\cdots\cdots$ (い)

　　(あ)と(い)の式から
$$x = \sqrt{\frac{K_w}{K_a}}$$

$$= \sqrt{\frac{1.0 \times 10^{-14}}{2.5 \times 10^{-5}}}$$
$$[OH^-] = x = 2.0 \times 10^{-5} \text{mol/L} \quad \cdots(\text{答})$$

(iii)
$$[H^+] = \frac{K_w}{[OH^-]} = \frac{1.0 \times 10^{-14}}{2.0 \times 10^{-5}}$$
$$= 5.0 \times 10^{-10}$$
$$\text{pH} = -\log[H^+]$$
$$= -\log 5 \times 10^{-10}$$
$$= -\log \frac{10}{2} \times 10^{-10}$$
$$= 9 + \log 2 = 93 \quad \cdots(\text{答})$$

Ⅳ

〔解答〕

問1　$CaC_2 + 2H_2O \longrightarrow Ca(OH)_2 + C_2H_2$
問2　2mol
問3　分子量最小のエステル　$H-\underset{\underset{O}{\|}}{C}-O-CH_3$

Ⓔ $\underset{H}{\overset{H}{}}C=C\overset{H}{\underset{O-\underset{\|}{C}-CH_3}{}}$　　Ⓕ $CH_3-\underset{\underset{O}{\|}}{C}-O-CH_3$

Ⓚ $HO-\underset{\underset{CH_3}{|}}{\overset{\overset{H}{|}}{C}}-COOH$

問4　Gと同じ化合物　D　　分子量最小の化合物　エ
　　　還元力をもつ化合物　C, I, L
問5　20 g
問6　化合物名　グルコース　　質量増加率 11%

〔出題者が求めたポイント〕

アセチレンの製法，エステルの加水分解，糖類。

〔解法のプロセス〕

問1．アセチレンは，炭化カルシウム(カーバイド)に水
　　を加えてつくられる。
　　　$\underset{Ⓐ}{CaC_2} + 2H_2O \longrightarrow Ca(OH)_2 + \underset{Ⓑ}{C_2H_2}\uparrow$

問2．得られたカルボン酸の組成式CH_2Oなので考え
　　られるカルボン酸は酢酸CH_3COOHである。よって
　　化合物Eは酢酸ビニルと考えられる。

$\underset{H}{\overset{H}{}}C=C\overset{H}{\underset{O-\underset{\|}{C}-CH_3}{}} \xrightarrow{\text{加水分解}} C=C\overset{}{\underset{OH}{}} + CH_3COOH$
$\underset{Ⓔ}{}$　　　　　　　　　　　　　　　$\downarrow$
　　　　　　　　　　　　　　　　CH_3CHO
　　　　　　　　　　　$\xrightarrow{KMnO_4} 2CH_3COOH$

反応式から1 molのⒺから2 molのカルボン酸が得ら

京都薬科大学 27 年度 (32)

れる。

問3．組成式が CH_2O で分子量が最小のエステルの分子式は $C_2H_4O_2$ のギ酸メチルとわかる。

〈Fについて〉

Fはエステルで分子量 74 なので酢酸メチルとわかる。

〈Kについて〉

Kは，分子量 90，組成式が CH_2O なので，分子式は $C_3H_6O_3$ の乳酸とわかる。

問4．C〜Lの化学式と分子量を示すと，

C	CH_3CHO(44)	D	CH_3COOH(60)
E	$CH_2CHOCOCH_3$(86)	F	CH_3COOCH_3(74)
G	CH_3COOH(60)	H	CH_3OH(32)
I	HCHO(30)	J	$(C_6H_{10}O_5)_n$($162n$)
K	$C_3H_6O_3$(90)	L	$C_6H_{12}O_6$(180)

DとGは同じ化合物。分子量が最小なのは I
フェーリング反応するのは CHO 基をもつC，I，L

問5．

$$2C_3H_6O_3 \xrightarrow{\text{脱水縮合}} C_6H_{10}O_5$$
　　K

$$(C_6H_{10}O_5)_n \xrightarrow{\text{完全燃焼}} 6nCO_2$$
　　J

1 mol の J から $6n$ mol の CO_2 が生成するので 12 g の J から生成する CO_2 の質量を xg とおくと，

$$\frac{12}{162n} \times 6n = \frac{x}{44}$$

$$x = 19.5 \fallingdotseq 20 \text{ g} \quad \cdots (\text{答})$$

問6．

$$(C_6H_{10}O_5)_n \longrightarrow nC_6H_{12}O_6$$
　デンプン　　　　　　　L

1 mol のデンプンから n mol のグルコースが生じるので，デンプン 243 g から得られるグルコースの質量を xg とおくと，

$$\frac{243}{162n} \times n = \frac{x}{180}$$

$$x = 270 \text{(g)}$$

よって増加した質量は，270 − 243 = 27 g なので

$$\frac{27}{243} \times 100 = 11.1 \fallingdotseq 11\% 増加する \quad \cdots (\text{答})$$

Ⅴ

〔解答〕

問1　［ア］構造　［イ］光学

問2　(2)

CH₃-CH₂-CH₂-*CH-CH₃ と *CH₃-CH₂-CH₂-CH₃... (reaction structure)

(3) $2C_2H_5OH \longrightarrow C_2H_5OC_2H_5 + H_2O$

問3　$C_5H_{12}O$

問4

CH₃-CH₂-CH₂-*CH-CH₃　CH₃-CH₂-CH-CH₂-CH₃　CH₃-*CH-CH-CH₃
　　　　　　　　|OH　　　　　　　　　|OH　　　　　　　|OH |CH₃

問5

（構造式：芳香環にC-O-CH₂-CH₃ と C-O-CH-CH₂-CH₃ が結合、下に CH₂-CH₃）

〔出題者が求めたポイント〕

芳香族エステルの構造決定。

〔解法のプロセス〕

問3

$$C : 44 \times \frac{12}{44} = 12 \text{ mg}$$

$$H : 21.6 \times \frac{2}{18} = 2.4 \text{ mg}$$

$$O : 17.6 - (12 + 2.4) = 3.2 \text{ mg}$$

$$C : H : O = \frac{12}{12} : \frac{2.4}{1} : \frac{3.2}{16}$$

$$= 5 : 12 : 1$$

組成式　$C_5H_{12}O$

Dの炭素数はAの炭素数 15 からBの炭素数 8 とCの炭素数 2 を引いた数である。

$$15 - (8 + 2) = 5$$

Dの炭素数は 5 なので

分子式は $C_5H_{12}O$ 　…(答)

問5．Dは不斉炭素原子をもたないので

$$CH_3-CH_2-CH-CH_2-CH_3 \quad \text{とわかる。}$$
　　　　　　　|OH

BとC，BとDでエステル化するとAができる。

Ⅵ

〔解答〕

問1　［ア］価電子
　　　A　マグネシウム　　C　ストロンチウム

問2　色　白色　　　化学式　$BaSO_4$

問3　黄緑

問4　カルシウム片の変化　薄く広がる
　　　理由　金属結晶の原子の位置が多少ずれても，自由電子が移動して結合を維持する。

問5　色の変化　黒色から赤色へ変化する
　　　性質　還元性

問6　塩基性

問7　(A)

問8　$CaCO_3 + 2HCl \longrightarrow CaCl_2 + H_2O + CO_2$

〔出題者が求めたポイント〕

2 族元素とその化合物。

〔解法のプロセス〕

問1. 第2族は第6周期まで覚えるとよい。

名前	記号	炎色反応
ベリリウム	Be	×
マグネシウム	Mg	×
カルシウム	Ca	橙赤
ストロンチウム	Sr	紅
バリウム	Ba	黄緑

問2. ⑧はバリウムとわかるので，反応式を示すと

$$Ba(OH)_2 + H_2SO_4 \longrightarrow \underset{\text{白色沈澱}}{BaSO_4\downarrow} + 2H_2O$$

問4. 金属を外力で変形させても，原子の配列の関係は変わらないため，展性，延性に富む。

問5. 銅を加熱すると，黒色の酸化銅(Ⅱ) CuO になる。

$$2Cu + O_2 \longrightarrow 2CuO$$

酸化銅(Ⅱ) CuO は，水素を通じながら加熱すると，赤色の銅になる。

$$CuO + H_2 \longrightarrow Cu + H_2O$$

問7. 反応式を示すと，

(A) $NaHCO_3 + HCl \longrightarrow NaCl + H_2O + CO_2\uparrow$

(B) $2Al + 2NaOH + 6H_2O \longrightarrow 2Na[Al(OH)_4] + 3H_2\uparrow$

(C) $3Cu + 8HNO_3 \longrightarrow 3Cu(NO_3)_2 + 4H_2O + 2NO\uparrow$

(D) $2H_2O_2 \longrightarrow 2H_2O + O_2\uparrow$

(A)が正解。

問8. 実験3についての化合物。

$$\underset{\text{Ⓔ}}{Ca(OH)_2} \xrightarrow{CO_2} \underset{\substack{\text{白色沈澱} \\ \text{Ⓕ}}}{CaCO_3\downarrow} \underset{\text{加熱}}{\overset{CO_2}{\rightleftarrows}} Ca(HCO_3)_2$$

平成26年度

問 題 と 解 答

平成26年度

英 語

問題　　26年度

I 以下の文章は、子どもを被験者とする医薬研究のあり方についての文章の一部である。下記の(A)～(J)のすべての語を使って、次の英文を完成させよ。答は、A, B, C,...の文字で解答欄に記入せよ。　　(30点)

　　Safeguarding children is one of our nation's foremost (1). We have both a fundamental duty to protect individual children (2) undue[*1] risk during research and an obligation to protect all children during an emergency—to the extent ethically and practically possible—by (3) prepared both with the fruits of scientifically and ethically (4) research and with a fulsome national readiness to respond.

　　Research with children (5) from that with adults because children cannot consent in the relevant sense; they are substantially lacking in the developed capacities necessary (6) adequately informed and voluntary decision making, making them a vulnerable[*2] population. Although this incapacity is most often attributed (7) their level of cognitive[*3] development, the vulnerability of children can (8) from multiple sources. For this reason, extra protections are warranted[*4] to ensure (9) children are not placed at excessive risk for the benefit of others. These additional safeguards include: parental permission, meaningful child assent[*5], and limits on the (10) of permissible research-related risk.

(出典：Presidential Commission for the Study of Bioethical Issues, *SAFEGUARDING CHILDREN: Pediatric Medical Countermeasure Research*, Washington, D.C., 2013)

*1) undue : 過度の、不適切な　　　　*2) vulnerable : 傷つきやすい
*3) cognitive : 認識の　　　　　　　*4) warrant : 保証する
*5) assent : 同意

(A) derive	(B) from	(C) for	(D) degree	(E) obligations
(F) differs	(G) that	(H) to	(I) sound	(J) being

II 次の英文を読み、設問に答えよ。答は、解答欄に記入せよ。　　　　　　（60点）

Anatomy[1] witnessed significant development in the early modern period. (　a　) Galen[2] stressed the importance of anatomy in antiquity[3], Romans considered the violation of dead bodies by dissection socially and morally unacceptable, and thus Galen dissected apes and dogs and transferred his findings by analogy[4] to human beings.　Only in Egypt were human dissections carried out in antiquity, probably because opening the body and removing its organs was already familiar there due to the (1)practice of mummification[5].

During the late Middle Ages, however, human dissection became standard in Italian medical schools such as Padua and Bologna[6].　By about 1300, medical students were required to observe a human dissection as part of their training.　There is no basis whatsoever to the 19th-century myth that the Catholic Church prohibited human dissection.　(2)Human dissection was hampered[7] mostly by a shortage of corpses.　Since respectable people would not permit their bodies or those of their kin to be displayed and cut up before an audience, dissections were dependent upon the availability of corpses from executed criminals, often foreigners.

Interest in human anatomy increased greatly in the early 16th century, particularly in Italy, culminating in[8] (3)Andreas Vesalius' monumental work *On the Structure of the Human Body*, published in 1543.　Born in Flanders[9], Vesalius trained at Padua and became lecturer of surgery there the day after receiving his MD[10].　Assisted by a judge who timed executions conveniently (without refrigeration or preservatives, corpses had to be dissected immediately), Vesalius performed many careful dissections, noting the errors of Galen and other authors, and grouping parts of the human body in new ways, no longer just functionally but structurally as well. Drawing upon the skills of artists from Titian's[11] workshop, Vesalius supervised the production of detailed anatomical drawings, and these formed a main feature of his book, whose text explained each illustration and anatomical feature in great detail.　Producing so richly illustrated a book would have been impossible without the printing press.　Still, the lavish[12] volume was expensive, spurring[13] Vesalius to produce a cheaper version for students, through which his ideas, discoveries, and organizing principles gained wide circulation.

Increased interest in anatomy led to the construction of anatomy theatres, first in Padua, then in Leiden, Bologna, and elsewhere.　(4)Although intended for teaching medical students, these theatres, especially those in Northern Europe, attracted large audiences of interested onlookers from the wider public as well.

Dissections were not restricted to either (　b　) corpses or medical schools.　With the rise of 17th-century scientific societies, (　c　) dissections became a major part of their activities.　In the 1670s and 1680s, the young Parisian Royal Academy of Sciences received the bodies of exotic animals that had died in Louis XIV's menagerie[14], including an ostrich, lion, chameleon, beaver, and camel.　While dissecting the last of these, the head of the Academy,

Claude Perrault, nicked*15) himself with the scalpel*16) and died from the resulting infection.　In the 1650s and 1660s at Oxford, and then at the Royal Society in London, several workers dissected not only (　d　) but (　e　) animals, especially dogs, in experiments too gruesome*17) for the modern reader to stomach.

（出典：Lawrence M. Principe, *The Scientific Revolution*, Oxford University Press, 2011）

*1) anatomy：解剖（後出の dissection もほぼ同意）　*2) Galen：ガレノス（古代ローマの医者）

*3) antiquity：古代　　　　　　　　　　　　*4) analogy：類推

*5) mummification：ミイラにすること　　　*6) Padua, Bologna：いずれもイタリアの都市

*7) hamper：妨げる、阻止する　　　　　　*8) culminate in 〜：ついに〜となる

*9) Flanders：フランドル地方　　　　　　*10) MD：医学博士号

*11) Titian：ティツィアーノ（イタリアの画家）　*12) lavish：豪華な

*13) spur：駆り立てる　　　　　　　　*14) menagerie：小動物園

*15) nick：切り傷をつける　　*16) scalpel：外科用のメス　*17) gruesome：ぞっとするような

問1　空欄(a)に適する接続詞を下記の①〜④から1つ選び、**数字で答えよ。**（5点）

① Although　　　② As　　　③ If　　　④ When

問2　下線部(1)の意味について、下記の説明の中から最もふさわしいものを1つ選び、**数字で記せ。**（5点）

① regularly repeated exercise or training done in order to improve one's skill at something
② a thing done regularly; a habit or custom
③ the work or business of a doctor, lawyer, etc.
④ the actual doing of something; action as contrasted with ideas

問3　下線部(2)の理由は何か、日本語で述べよ。（15点）

問4　下線部(3)の書物の主要な特徴と、それを可能にしたものについて日本語で述べよ。
（15点）

問5　下線部(4)を和訳せよ。（15点）

問6　空欄(b)〜(e)に適する語句の組み合わせを下記の①〜④から１つ選び、**数字**で答えよ。(5点)

① (b) animal　　(c) human　　(d) dead　　(e) living
② (b) human　　(c) animal　　(d) dead　　(e) living
③ (b) animal　　(c) human　　(d) living　　(e) dead
④ (b) human　　(c) animal　　(d) living　　(e) dead

Ⅲ 次の英文(1)～(8)を、話の筋が通るように正しい順序に並べ換えよ。答は、**数字で解答欄に記入せよ。** (30点)

(1) Legend has it that chess was invented in India by a mathematician. The King was so grateful to the mathematician that he asked him to name any prize as a reward.

(2) Not surprisingly, the King of India failed to give the mathematician the prize he had been promised and was forced into parting with half his fortune instead.

(3) By that point the total number of grains of rice on the board would have been staggering.

(4) The King readily agreed, astonished that the mathematician wanted so little—but he was in for a shock.

(5) But by the time he'd got to the 16th square, he was already needing another kilogram of rice. By the 20th square, his servants had to bring in a wheelbarrow[*1)] full. He never reached the 64th and last square on the board.

(6) The inventor thought for a minute, then asked for 1 grain of rice to be placed on the first square of the chessboard, 2 on the second, 4 on the third, 8 on the fourth, and so on, so that each square got twice as many grains of rice as were on the previous square.

(7) When he began to place the rice on the board, the first few grains could hardly be seen.

(8) That's one way maths can make you rich.

(出典 : Marcus du Sautoy, *The Number Mysteries*, 2011)

*1) wheelbarrow : 手押し車

Ⅳ 以下は、X と Y との会話である。下記の(A)～(J)の中から最も適当なせりふ
を選び、(1)～(10)の空所に入れて意味が通るようにせよ。答は、A, B, C, …の文字
で解答欄に記入せよ。 (40点)

X： ＿＿＿(1)＿＿＿

Y： Thanks.　Oh, I needed that.

X： No problem.　Hey, there's something I've been meaning to talk to you about.

Y： Oh yeah?

X： ＿＿＿(2)＿＿＿

Y： Oh, right.　It was ten euros, wasn't it?　I don't actually have that on me at the moment.

X： Well, I hope you don't take this the wrong way, but, um . . .

Y： Right.

X： ＿＿＿(3)＿＿＿　I mean, I know it's not a lot, just small amounts each time.
＿＿＿(4)＿＿＿　Do you know what I mean?

Y： Yeah.　Sorry.　I didn't realize.　＿＿＿(5)＿＿＿　I just forget. Look, I promise I'll give it back.
＿＿＿(6)＿＿＿　Until I get paid.

X： ＿＿＿(7)＿＿＿　It makes things slightly awkward.　It makes me feel just a bit annoyed.
＿＿＿(8)＿＿＿

Y： Oh, yes, I suppose so.

X： Look, I've got a suggestion.　＿＿＿(9)＿＿＿　And then you could pay me back a little each
week, however much you can afford.　＿＿＿(10)＿＿＿

Y： Yeah, yeah.　That sounds reasonable.

(A) How does that sound?

(B) This isn't the first time I've lent you money and you haven't paid it back.

(C) Here's your coffee.

(D) I'd feel better if we could work out how much is owed.

(E) But could you wait a week?

(F) You know you borrowed some money from me last week?

(G) I know I'm terrible with money.

(H) Well, actually, you've said that once before.

(I) Do you see where I'm coming from?

(J) But it kind of adds up quite quickly.

(出典：Frances Eales and Steve Oakes, *Speakout*, 2011)

Ⅴ 次の各日本文の意味を表すように、それぞれに与えられた語(句)を( )内に入れて英文を完成した場合、(a)と(b)に入る語(句)を答えよ。ただし、不要な語(句)が1つずつ含まれている。答は、**数字**で解答欄に記入せよ。 (40点)

(1) 帰宅途中、私はたいへんな目にあった。
   I (a)( ) terrible ( )(b)( )( ) on ( )( ) home.

   1. a 2. happen 3. me 4. my 5. had 6. way 7. thing 8. to 9. to

(2) 日本にいる限り携帯電話生活から逃れられない。
   You can't ( )( )( )(a)( )( )(b) you ( ) in Japan.

   1. civilization 2. escape 3. go 4. mobile phone 5. matter 6. from 7. when
   8. no 9. where

(3) 経済学者たちは、利率が近い将来に下がるとは思っていない。
   Economists (a)( )( )(b)( )( )( )( ).

   1. will 2. interest 3. in 4. whether 5. suspected 6. doubt 7. rates 8. fall
   9. the near future

(4) 3度延期して、ついに何とかギリシャで休日を過ごすことができた。
   After ( )( )(a)( ), ( )( )(b)( ) a holiday in Greece.

   1. afforded 2. managed to 3. three times 4. putting 5. have 6. we 7. finally
   8. off 9. it

(5) ターナーの風景画を見るたびにイギリスに行きたくなる。
   I ( )( )(a)( )(b)( )( )( ) Turner's landscape.

   1. every 2. going 3. to go 4. feel 5. like 6. time 7. see 8. I 9. to Britain

数　学

問題　　　　26年度

I (配点 50)

次の ☐ にあてはまる数または式を解答欄に記入せよ。ただし，分数形で解答する場合は，既約分数にしなさい。

(1) a を実数の定数として，放物線 $y = 2x^2 - (a+3)x + a + 1$ のグラフの頂点は $\left(\boxed{\text{ア}}, \boxed{\text{イ}}\right)$ で，この点は a の値にかかわらず，放物線 $y = \boxed{\text{ウ}}\, x^2 + \boxed{\text{エ}}\, x - \boxed{\text{オ}}$ 上にある。

(2) 平面上の直線 $y = 2x + 1$ と点 $(0, 1)$ において $45°$ の角度で交わる直線は 2 つあり，これらの直線の方程式は，$\boxed{\text{カ}}$ と $\boxed{\text{キ}}$ である。

(3) 5 つの数 $\sqrt[3]{4}$, 1, $16^{\frac{1}{5}}$, $\log_4 3$, $\log_3 2$ を小さいほうから順に並べると

$$\boxed{\text{ク}} < \boxed{\text{ケ}} < \boxed{\text{コ}} < \boxed{\text{サ}} < \boxed{\text{シ}}$$

となる。

(4) 方程式 $7x + 19y = 2014$ を満たす自然数の組 (x, y) は $\boxed{\text{ス}}$ 個ある。

II （配点 50）

次の　　にあてはまる数を解答欄に記入せよ。ただし，分数形で解答する場合は，既約分数にしなさい。

$\triangle$ABC において，頂点 A，B，C に向かい合う辺 BC，CA，AB の長さを，それぞれ a，b，c で表し，$\angle$A，$\angle$B，$\angle$C の大きさを，それぞれ A，B，C で表す。

$\cos A = \dfrac{24}{25}$，$\cos B = \dfrac{20}{29}$，$c = 92$ のとき，$\sin A = \boxed{\text{ア}}$ であり，$\sin B = \boxed{\text{イ}}$ である。したがって，$\sin C = \boxed{\text{ウ}}$，$\cos C = \boxed{\text{エ}}$ となる。これより $a = \boxed{\text{オ}}$，$b = \boxed{\text{カ}}$ である。

III (配点 50)

$\triangle$OAB において，OA $= 1$，OB $= 2$，$\angle$AOB $= \theta$ とする。$\angle$AOB の二等分線と辺 AB との交点を C とする。

次の □ にあてはまる数または式を解答欄に記入せよ。ただし，$\boxed{\text{ク}} \sim \boxed{\text{サ}}$ には整数を記入しなさい。また，分数形で解答する場合は，既約分数にしなさい。

(1) $\overrightarrow{OC}$ を $\overrightarrow{OA}$ と $\overrightarrow{OB}$ を用いて表すと，

$$\overrightarrow{OC} = \boxed{\text{ア}}\,\overrightarrow{OA} + \boxed{\text{イ}}\,\overrightarrow{OB}$$

となる。

(2) 直線 OC 上に点 P をとり，さらに点 P が辺 AB の垂直二等分線上にあるとき，$\overrightarrow{OP}$ を $\overrightarrow{OA}$，$\overrightarrow{OB}$ および $\cos\theta$ を用いて表すと，

$$\overrightarrow{OP} = \boxed{\text{ウ}}\,\overrightarrow{OA} + \boxed{\text{エ}}\,\overrightarrow{OB}$$

となる。このとき，OC : CP $= 3 : 1$ となるならば，$\cos\theta = \boxed{\text{オ}}$ である。

(3) 辺 OB 上に点 D を OD : DB $= 1 : 3$ となるようにとる。線分 AD と線分 OC の交点を Q とし，$\overrightarrow{OQ}$ を $\overrightarrow{OA}$ と $\overrightarrow{OB}$ を用いて表すと，

$$\overrightarrow{OQ} = \boxed{\text{カ}}\,\overrightarrow{OA} + \boxed{\text{キ}}\,\overrightarrow{OB}$$

となる。このとき，$\triangle$OAQ，$\triangle$QAC，$\triangle$OQD および四角形 QCBD の面積をそれぞれ，S_1，S_2，S_3，S_4 とすると，$S_1 : S_2 : S_3 : S_4 = \boxed{\text{ク}} : \boxed{\text{ケ}} : \boxed{\text{コ}} : \boxed{\text{サ}}$ となる。

IV (配点 50)

実数 x に対して，x を越えない最大整数を $[x]$ で表すとする。例えば，$[2] = 2$，$\left[\dfrac{10}{3}\right] = 3$ である。次の □ のうち，オ と カ には式を，その他には整数を，解答欄に記入せよ。

(1) $[-5.2] = $ ア となる。

(2) $\left[\dfrac{1}{\sqrt{1}} + \dfrac{1}{\sqrt{2}}\right] = $ イ ，

$\left[\dfrac{1}{\sqrt{1}} + \dfrac{1}{\sqrt{2}} + \dfrac{1}{\sqrt{3}}\right] = $ ウ ，

$\left[\dfrac{1}{\sqrt{1}} + \dfrac{1}{\sqrt{2}} + \dfrac{1}{\sqrt{3}} + \dfrac{1}{\sqrt{4}}\right] = $ エ となる。

(3) 不等式

$$\frac{1}{\sqrt{k+1} + \sqrt{k}} < \frac{1}{2\sqrt{k}} < \frac{1}{\sqrt{k} + \sqrt{k-1}}$$

の各辺を $k = 2$ から $k = n$ まで，それぞれ加え合わせると，

$$\boxed{\text{オ}} < \sum_{k=2}^{n} \frac{1}{\sqrt{k}} < \boxed{\text{カ}}$$

が得られる。ここで，n は 2 以上の整数とする。これにより，

$$\boxed{\text{キ}} \times \sqrt{n} - \boxed{\text{ク}} - 1 < \sum_{k=1}^{n} \frac{1}{\sqrt{k}} < \boxed{\text{キ}} \times \sqrt{n} - \boxed{\text{ク}}$$

となる。よって，

$$\left[\frac{1}{\sqrt{1}} + \frac{1}{\sqrt{2}} + \frac{1}{\sqrt{3}} + \cdots + \frac{1}{\sqrt{9999}} + \frac{1}{\sqrt{10000}}\right] = \boxed{\text{ケ}}$$

である。

(4) 同様にして，

$$\left[\frac{1}{\sqrt{100}} + \frac{1}{\sqrt{101}} + \frac{1}{\sqrt{102}} + \cdots + \frac{1}{\sqrt{9999}} + \frac{1}{\sqrt{10000}}\right] = \boxed{\text{コ}}$$

となる。

化 学

問題　　26年度

【Ⅰ】次の（1）～（8）の記述を読み，〔ア〕～〔キ〕に入る最も適当な語句または化学式を（A）～（D）の記号より選び，〔ク〕～〔ス〕には最も適当な語句または数値を入れ，文章を完成せよ。答は解答冊子の解答欄に記せ。ただし，原子量は H＝1.0，C＝12.0，N＝14.0，O＝16.0，Na＝23.0 とし，数値は四捨五入して整数値で記せ。　　　　　　　　　　　（32点）

（1）次の物質のうち，Cl_2 と反応したとき HCl が生成しない反応がおこりうるものは〔ア〕である。

　　　（A）H_2　　　　　　（B）H_2O　　　　　（C）CH_4　　　　　（D）C_6H_6（ベンゼン）

（2）次の気体が同じ質量存在するとき，標準状態において最も体積の小さいものは〔イ〕である。

　　　（A）二酸化炭素　　（B）メタン　　　　（C）アンモニア　　（D）酸素

（3）次の原子のうち，最外殻電子の数が最も多いのは〔ウ〕である。

　　　（A）O　　　　　　（B）Ne　　　　　　（C）Na　　　　　　（D）Mg

（4）次の物質のうち，ヨードホルム反応を示さないものは〔エ〕である。

　　　（A）エタノール　　（B）ギ酸　　　　　（C）アセトン　　　（D）2-プロパノール

（5）次の物質のうち，不斉炭素原子をもつものは〔オ〕である。

　　　（A）ジエチルエーテル　（B）シュウ酸　　（C）2-ブタノール　　（D）ホルムアルデヒド

（6）エチレンを重合させポリエチレンにする反応の，反応前と反応後の物質全体を比較すると〔カ〕は必ず減少するが，〔キ〕が変化することはない。

　　　（A）物質量　　　　（B）分子量　　　　（C）質量　　　　　（D）単結合の数

（7）触媒を用いて1分子のアセチレンに1分子の塩化水素を付加させると〔ク〕が，酢酸を付加させると〔ケ〕が，水を付加させると不安定なある化合物となった後に〔コ〕が得られる。

（8）溶液は，溶質を溶媒に溶かしたものであり，一定量の溶液中に含まれる溶質の量を濃度という。溶液1Lが含む溶質の物質量で表した濃度を〔サ〕濃度といい，単位記号 mol/L で表す。1 mol/L の濃度の水酸化ナトリウム水溶液を 500 mL 調製するとき，まず，水酸化ナトリウムを〔シ〕g 量りとり，ビーカー中で適量の水を用いて溶解する。その後，その溶液を 500 mL のメスフラスコに移し，水をメスフラスコの〔ス〕まで加え，よく振り混ぜる。

【II】次の記述を読み，問1〜6の答を解答冊子の解答欄に記せ。　　　　　　　　　　　　(38点)

　物質の構成粒子がばらばらの状態でさまざまな方向に運動している状態が気体である。方向だけではなく，(a)運動の速さも粒子ごとに異なるが，粒子の平均運動エネルギーは温度により一定の値をとり，高温になるほど大きくなる。このような粒子の運動を〔ア〕とよぶ。気体粒子は，さえぎるものがないと，〔ア〕により自然に広がっていく〔イ〕という現象がおこる。気体を容器内に閉じ込めると，〔イ〕しようとする力が圧力として容器の壁にかかる。圧力は気体粒子の壁に衝突する頻度と平均運動エネルギーによって決まり，気体の状態方程式では $P = R(n/V)T$ と書き表される。気体が容器の壁ではなく液体に接した場合，〔イ〕しようとする力によって液体への溶解がおこる。一定量の溶媒へ溶解する気体の物質量は，一般に(b)温度が高いほど小さい。また，(c)温度一定の場合，溶媒に接する気体の圧力（分圧）に比例し，これをヘンリーの法則とよぶ。

　しかし，NH_3 など水にきわめて溶けやすい気体の水への溶解にはヘンリーの法則は適用できない。NH_3 が水に溶けやすいのは，NH_3 と H_2O が分子全体として電荷の偏りをもつ〔ウ〕分子であるため，電荷の偏りをもたない分子よりも静電気的な引力が強くはたらくことによる。またこの場合，H_2O 分子のO原子に結合したH原子を仲立ちとして，NH_3 分子のN原子との間でさらに強い静電気的な引力もはたらく。このようなH原子を仲立ちとしてできた結合は〔エ〕とよばれる。さらに，(d)このH原子が H^+ として元の分子から離れ，NH_3 のN原子の〔オ〕を用いて〔カ〕とよばれる共有結合をつくることもある。

問1　〔ア〕〜〔カ〕に入る最も適当な語句を記せ。

問2　下線部(a)について，一定の物質量の気体の温度が T_1 から T_2 ($T_1 < T_2$) に変化したときの気体粒子の速さの分布として正しいグラフはどれか。選んで記号を記せ。

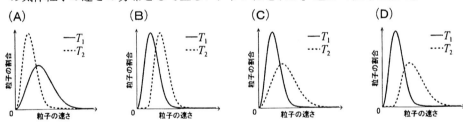

問3　下線部(b)について，圧力一定のとき高い温度で気体の溶解度が小さくなる理由を，溶液中の気体分子に着目して簡潔に記せ。

問4　下線部(c)について，温度一定のとき高い圧力で気体の溶解度が大きくなる理由を，気体中の気体分子に着目して簡潔に記せ。

問5　下線部(d)について，アンモニア分子と水分子の間でおこるこの反応の化学反応式を記せ。

問6 水に対する気体の溶解を観察するために，27℃，大気圧条件下で右図に示すような容器内に水と気体を入れ，質量が無視でき抵抗なく動くふたで密封する。ただし，水の体積変化および蒸気圧は無視し，27℃，大気圧において，気体1 molが占める体積を24.6 L，水1 Lに対するCO_2の溶解度を$2.4×10^{-2}$ mol/L，N_2の溶解度を$6.0×10^{-4}$ mol/Lとする。また，気体はボイル・シャルルの法則に，各気体の水への溶解はヘンリーの法則にしたがうものとする。答は四捨五入して小数第1位まで記せ。

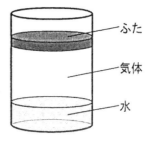

（ⅰ）容器に水1000 Lと気体としてCO_2 100 molを入れ，放置したところ，容器内の温度が27℃，気体部分の体積が一定になった。このときの気体部分の体積は何Lか。

（ⅱ）（ⅰ）の気体部分の体積が一定になった状態からふたを押し下げて容器内の気体の圧力を大気圧の2倍に保った。容器内の温度が27℃，気体部分の体積が一定になったとき，その体積は何Lか。

（ⅲ）（ⅰ）の気体部分の体積が一定になった状態で，容器内の気体部分のCO_2すべてを，ある物質量のN_2とすばやく取り替えた。その後，容器内の温度が27℃，気体部分の体積が一定になったとき，気体部分の組成比はN_2：CO_2＝1：5（体積比）であった。容器内に入れたN_2の物質量は何molか。

【Ⅲ】次の記述を読み，問1～3の答を解答冊子の解答欄に記せ。ただし，0℃＝273 K，気体定数は8.3 J/(mol·K)とする。 (29点)

化学反応がおこるためには分子同士が衝突し，さらに衝突した分子が活性化状態とよばれるエネルギーの高い状態を経由する必要がある。反応物を活性化状態にするのに必要なエネルギーを活性化エネルギーという。触媒を用いると活性化エネルギーが減少して反応速度は〔ア〕するが，〔イ〕熱は変化しない。これは，〔イ〕熱が物質の変化する前と後の状態だけで決まり，変化の経路や方法には影響されないという〔ウ〕の法則によって説明できる。

活性化エネルギーE〔J/mol〕，反応速度定数k，絶対温度T〔K〕，気体定数R〔J/(mol·K)〕には次式の関係がある。ただし，Aは温度によらない定数，eは自然対数の底である。

$$k = Ae^{-E/RT} \quad \cdots\cdots (\text{式}1)$$

式1の両辺の自然対数をとると次式のように変形することができる。

$$\log_e k = -(E/R) \times (1/T) + \log_e A \quad \cdots\cdots (\text{式}2)$$

したがって，いくつかの温度で反応速度定数の値が与えられれば，$\log_e k$と$1/T$の関係を描いたグラフを利用して式2から活性化エネルギーEを求めることができる。

(a) ヨウ化水素は加熱により分解し，その2分子から水素分子とヨウ素分子がそれぞれ1分子生成する。この反応の活性化エネルギーを実験的に求めるため，実験①～⑤において，触媒を加えずに異なる反応温度で反応速度定数k_aを求め，その結果を表1に示した。

表1

実験番号	温度〔℃〕	$1/T$〔1/K〕	k_a〔L/(mol·s)〕	$\log_e k_a$
実験①	282	0.00180	3.18×10^{-7}	-15.0
実験②	334	0.00165	1.01×10^{-5}	-11.5
実験③	392	0.00150	2.75×10^{-5}	-10.5
実験④	440	0.00140	2.44×10^{-3}	-6.0
実験⑤	496	0.00130	3.01×10^{-2}	-3.5

問1 〔ア〕〜〔ウ〕に入る最も適当な語句を記せ。

問2 下線部(a)の反応に関して次の問に答えよ。
(i) (a)の反応の活性化エネルギーは，水素分子とヨウ素分子それぞれ1分子からヨウ化水素2分子ができる反応の活性化エネルギーよりも大きい。下図のグラフの ⓐ をヨウ化水素，ⓑ を水素分子とヨウ素分子，ⓒ を(a)の反応の活性化エネルギーとするとき，(a)の反応の進行にともなうエネルギー変化を正しく表しているグラフは次の(A)〜(F)のどれか。ただし，この2つの反応は同じ活性化状態を経由するものとする。

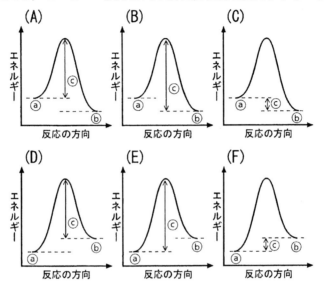

(ii) (a)の反応は吸熱反応か発熱反応か記せ。

問3 表1に示した実験結果に関して次の問に答えよ。
(i) 実験①〜⑤の結果には式1にしたがわない失敗した実験結果が1つ含まれているがそれはどれか。解答欄のグラフ用紙を用いてすべての $1/T$ と $\log_e k_a$ に対応する座標に●を記入するとともにグラフを描いて推定し，実験番号で答えよ。また，そのように判断した理由を記せ。

(ii) 下線部(a)の反応の活性化エネルギーは何 kJ/mol か。グラフをもとにして求め，最も近い値を(A)〜(D)の記号より選び記せ。
(A) 70 (B) 130 (C) 190 (D) 250

(iii) 触媒を用いて表1で示した温度範囲で反応を行なったとき，得られるグラフは(i)で描いたグラフからどのように変化するか。グラフの位置関係と傾きの値の絶対値に関して簡潔に記せ。

【Ⅳ】 次の記述を読み，問1〜9の答を解答冊子の解答欄に記せ。ただし，原子量はH＝1.0，
C＝12.0，N＝14.0，O＝16.0，Na＝23.0，S＝32.0，Cl＝35.5とする。有機化合物は解答欄の
上に示す例にならって構造式で記せ。 (37点)

　アニリンより合成されたスルファニル酸Ⓐを塩酸に溶かし，ジアゾニウム塩Ⓑに変換したのち，
アニリンをメチル化して得られるⒸの塩酸溶液を加えると反応がおこりⒹとHClが生成した。得
られたⒹに水酸化ナトリウム水溶液を加えるとⒹのナトリウム塩であるメチルオレンジⒺが生成
した。

　(a) トルエンを硫酸と硝酸の混合物を用いて穏やかにニトロ化すると，o-ニトロトルエンや
p-ニトロトルエンが得られる。o-ニトロトルエンのメチル基をカルボン酸に酸化し，次いでニ
トロ基をアミノ基に還元した化合物をⒶの代わりに用いて上図と同じ反応を行うと，Ⓓが得ら
れる代わりにメチルレッドとよばれる化合物が得られた。

問1　アニリンを化学的に検出する方法を1つ記せ。またその反応はアニリンのどのような化学
　　的性質によるものかを記せ。

問2　ⒶからⒷができる反応の化学反応式を記せ。

問3　ⒷとⒸからⒹが生成する反応を一般に何とよぶか。その名称を記せ。また，Ⓔのような
　　−N＝N−構造をもつ化合物の名称を記せ。

問4　上図の反応で使用された化合物だけを用いて合成できる−N＝N−構造をもつ化合物のう
　　ち，分子式がC$_{12}$H$_{11}$N$_3$で表される化合物の構造式を記せ。

問5　下線部(a)に関連して，高温でこの反応を行うとさらに反応が進行して分子内にニトロ基を
　　3つもつ爆発性の化合物ができる。その化合物の構造式を記せ。

問6　o-ニトロトルエンの異性体で，ベンゼン環をもつがニトロ基はもたない化合物の構造式を
　　1つ記せ。

問7　メチルレッドの構造式を記せ。

問8　Ⓔやメチルレッドは化学の分野で利用される有用な物質である。その主な用途を1つ記せ。

問 9 Ⓐが 5.00 mol，NaNO$_2$が 6.25 mol，およびⒸが 4.40 mol 存在するとき，前ページの図にしたがいⒺを合成した場合，Ⓔは最大何 kg 得られるか。ただし，反応中に生成したⒷの 20%が分解して反応性のない化合物に変化するものとし，またその他必要な化合物は十分な量が存在するものとする。答は四捨五入して小数第 1 位まで記せ。

【Ⅴ】次の（1）～（4）の記述を読み，問1～6の答を解答冊子の解答欄に記せ。ただし，原子量はH＝1.0, C＝12.0, O＝16.0, Na＝23.0とする。有機化合物は解答欄の上に示す例にならって構造式で記せ。　　　　　　　　　　　　　　　　　　　　　　　　　　　　　　（34点）

（1）ナトリウムフェノキシドに高温高圧で二酸化炭素を反応させたのち，希硫酸を加えると有機化合物Ⓐが生成した。

（2）Ⓐに無水酢酸を反応させると，解熱鎮痛剤として使用される化合物Ⓑが生成した。

（3）濃硫酸を触媒として，Ⓐにメタノールを反応させると，消炎鎮痛剤として湿布やスプレーに用いられる化合物Ⓒが生成した。

（4）Ⓑに多量の水酸化ナトリウム水溶液を加えると，下の化学反応式で示すけん化をともなう反応がおこり有機化合物Ⓓが生成した。

$$\text{Ⓑ} \ + \ 3\,\text{NaOH} \ \longrightarrow \ \text{Ⓓ} \ + \ \underset{\text{CH}_3-\overset{\displaystyle \text{O}}{\overset{\|}{\text{C}}}-\text{O Na}}{} \ + \ 2\,\text{H}_2\text{O}$$

問1　Ⓐ，Ⓑ，Ⓒの構造式と各化合物の名称を記せ。

問2　Ⓓの水溶液に十分な量の二酸化炭素を通じたときにおこる有機化合物の反応の化学反応式を記せ。

問3　ⒶとⒷを化学的に区別するために，それぞれの水溶液に塩化鉄（Ⅲ）水溶液を加えた。この反応で，ⒶまたはⒷのどちらが赤紫色を呈したか。記号を記せ。また，赤紫色を呈するのは構造上のどのような特徴によるものかを簡潔に記せ。

問4　Ⓐ～Ⓓのうち，炭酸水素ナトリウム水溶液に最も溶けにくいものはどれか。記号を記せ。

問5　（3）の反応において，Ⓐ 13.8 gおよびメタノール96.0 gを用いて反応したとき，Ⓒが7.6 g得られた。この場合，（3）の化学反応が完全に進んだときに得られるⒸの量の何％が得られたか。答は四捨五入して小数第1位まで記せ。

問6　（2）の反応で得られた生成物ⓍにはとⒷと不純物が含まれていた。この生成物Ⓧ 50 gを，80℃で水に溶解しⒷの飽和溶液を調製した。この飽和溶液を25℃まで冷却したところ，純粋なⒷが45 g析出した。この生成物ⓍはⒷを何％（質量比）含んでいたか。ただし，100 gの水に溶解するⒷの質量は，25℃では1 g，80℃では16 gであるとする。また，含まれている不純物は水に溶けやすく，Ⓑの溶解度に影響を与えないものとする。答は四捨五入して整数値で記せ。

【VIa】または【VIb】のどちらか1つを選んで解答すること。

【VIa】「生活と物質」に関する次の記述を読み，問1～5の答を解答冊子の解答欄に記せ。ただし，原子量はH=1.0，C=12.0，O=16.0とする。　　　　　　　　　　　　　　　　　　　　　　　　（30点）

　デンプンは，右図に示す(a)α-グルコースを構成単位とする多糖類で，私たちが生命の維持に欠かすことができない栄養素の1つである。デンプン分子には，多数のα-グルコースが1位炭素（C1原子）に結合した〔ア〕基とC4原子に結合した〔ア〕基から水がとれてできたα-〔イ〕結合（α-1,4結合）により縮合した直鎖状のアミロースと，α-1,4結合による縮合のほか，C1原子とC〔ウ〕原子のそれぞれに結合した〔ア〕基から水がとれてできたα-〔イ〕結合（α-1,〔ウ〕結合）により枝分かれしたアミロペクチンがある。

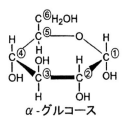

　私たちはデンプンなどの栄養素を食品から摂取する。デンプンは，ヒトが摂取したのち酵素でグルコースに分解され，小腸から吸収される。一方，セルロースは，植物の細胞壁の主成分であり，(b)β-グルコースがβ-〔イ〕結合（β-1,4結合）により縮合した直鎖状の構造を有する。ヒトはこのβ-1,4結合を分解する酵素をもたないため，セルロースはデンプンとは異なり栄養素にならないが，大腸の機能の維持などに重要な役割を担う。

　私たちが日ごろ摂取する食品には加工食品が多い。加工食品には，味や香り，舌ざわり，色合いなどをよくするため，あるいは保存性を高めるためにいろいろな物質が加えてあり，そのような物質を〔エ〕という。その1つである酸化防止剤は，(c)食品中の油脂（脂質）が，長時間空気や光にさらされることによって風味が落ち，異臭を放つようになるのを防ぐために用いられる。

問1　〔ア〕～〔エ〕に入る最も適当な語句または数字を記せ。

問2　下線部(a)について，グルコースは，結晶中では環状構造をとるが，水溶液中では環状構造と鎖状構造が共存する平衡状態となる。
　（i）水溶液中におけるグルコースの平衡状態を示す解答欄の反応式の空欄②，③に，それぞれ鎖状構造と環状構造のグルコースの構造式を記せ。ただし，構造式は，解答欄の①α-グルコースにならって記せ。
　（ii）（i）の①～③のうち，還元性を示すグルコースの構造はどれか。①～③の番号で答えよ。また，グルコースの還元性を化学的に確認する方法を1つ記せ。

問3　下線部(b)に関連して，β-グルコース2分子が，β-1,4結合した二糖類の構造式を記せ。ただし，構造式は問2（i）解答欄の①α-グルコースにならって記せ。

問4　下線部(c)について，以下の問に答えよ。
　（i）このような油脂の変質を何とよぶか。
　（ii）油脂の変質によって生じることで，食品の風味を落とし，異臭の原因となる化合物群は何か。その一般名を1つ記せ。

問5 すべての分子が同じ分子量をもつあるデンプン④ 1 mol を希硫酸などの希酸と加熱したところ、グルコースのみが 3600 g 得られた。デンプン④ 1分子を構成するグルコースは何分子か。また、デンプン④ 1 mol を酵素処理により加水分解したところ、グルコース 2160 g と多糖類の一種⑧ 2 mol の混合物が得られた。この⑧ 1分子を構成するグルコースは何分子か。答は四捨五入して整数値で記せ。

京都薬科大学　26 年度　(22)

【Ⅵa】または【Ⅵb】のどちらか 1 つを選んで解答すること。

【Ⅵb】「生命と物質」に関する次の記述を読み，問 1 〜 5 の答を解答冊子の解答欄に記せ。ただ
し，原子量は H＝1.0，C＝12.0，O＝16.0 とする。　　　　　　　　　　　　　　(30 点)

　デンプンは，右図に示す(a) α-グルコースを構成単位とする多糖類で，
私たちが生命の維持に欠かすことができない栄養素の 1 つである。デン
プン分子には，多数の α-グルコースが 1 位炭素（C1 原子）に結合した
〔ア〕基と C4 原子に結合した〔ア〕基から水がとれてできた α-〔イ〕結
合（α-1,4 結合）により縮合した直鎖状のアミロースと，α-1,4 結合に
よる縮合のほか，C1 原子と C〔ウ〕原子のそれぞれに結合した〔ア〕基
から水がとれてできた α-〔イ〕結合（α-1,〔ウ〕結合）により枝分か
れしたアミロペクチンがある。

　私たちはデンプンなどの栄養素を食品から摂取する。デンプンは，ヒトが摂取したのち酵素でグ
ルコースに分解され，小腸から吸収される。一方，セルロースは，植物の細胞壁の主成分であり，
(b) β-グルコースが β-〔イ〕結合（β-1,4 結合）により縮合した直鎖状の構造を有する。ヒトは
この β-1,4 結合を分解する酵素をもたないため，セルロースはデンプンとは異なり栄養素にならな
いが，大腸の機能の維持などに重要な役割を担う。

　体内に吸収されたグルコースは，グリコーゲンとして主に肝臓や筋肉に貯蔵される。このグリ
コーゲンは，必要に応じてグルコースに変換されてエネルギー産生に用いられる。筋肉において，
好気呼吸によりエネルギーが産生されるのは，〔エ〕が豊富な場合であり，利用可能な〔エ〕量が
減少した場合には嫌気呼吸が行われる。このような呼吸によって，細菌からヒトに至るまであらゆ
る動植物は，生命維持に必須の (c) エネルギー貯蔵物質である ATP をつくる。

問 1 〔ア〕〜〔エ〕に入る最も適当な語句または数字を記せ。

問 2 下線部(a)について，グルコースは，結晶中では環状構造をとるが，水溶液中では環状構造
　　　と鎖状構造が共存する平衡状態となる。
　（ⅰ）水溶液中におけるグルコースの平衡状態を示す解答欄の反応式の空欄②，③に，それ
　　　　ぞれ鎖状構造と環状構造のグルコースの構造式を記せ。ただし，構造式は，解答欄の
　　　　①α-グルコースにならって記せ。
　（ⅱ）（ⅰ）の①〜③のうち，還元性を示すグルコースの構造はどれか。①〜③の番号で
　　　　答えよ。また，グルコースの還元性を化学的に確認する方法を 1 つ記せ。

問 3 下線部(b)に関連して，β-グルコース 2 分子が，β-1,4 結合した二糖類の構造式を記せ。た
　　　だし，構造式は問 2（ⅰ）解答欄の①α-グルコースにならって記せ。

問 4 下線部(c)について，次の問に答えよ。
　（ⅰ）ATP は略称である。その化合物名を省略せずに記せ。
　（ⅱ）ATP は生体内で ADP に分解されるとき，31 kJ のエネルギーを生じる。この反応の熱
　　　　化学方程式を記せ。ただし，この反応における物質の状態（固体，液体，気体）は無
　　　　視できるものとする。ATP，ADP はそれぞれ ATP，ADP で，それら以外の化合物は分
　　　　子式で記せ。

問5 すべての分子が同じ分子量をもつあるデンプン⑭ 1 mol を希硫酸などの希酸と加熱したところ, グルコースのみが 3600 g 得られた。デンプン⑭ 1分子を構成するグルコースは何分子か。また, デンプン⑭ 1 mol を酵素処理により加水分解したところ, グルコース 2160 g と多糖類の一種⑧ 2 mol の混合物が得られた。この⑧ 1分子を構成するグルコースは何分子か。答は四捨五入して整数値で記せ。

英　語

解答

26年度

一般Ｂ方式

Ⅰ [解答]

(1) E　(2) B　(3) J　(4) I　(5) F　(6) C　(7) H　(8) A
(9) G　(10) D

[語句]

safeguard：(利益などを)守る、保護する
foremost：最も重要な、最優先されるべき
fundamental：基本的な、重要な
protect A from B：AからBを保護する
undue：不適切な、不当な
obligation：義務、責務
extent：広さ、大きさ、量；範囲、程度；限度
to the extent：できる限り
ethically：倫理的に
practically：実際的見地から
fulsome：過度な；完全な、すべてにわたる
relevant：適切な
sense：思慮、良識、判断力
substantially：実質上
capacity：①受容力②(‥を)達成しえる能力
adequately：相応に、(場に)即して
informed：知識のある
population：(特定のグループに属する)人々
attribute A to B：A(物・事)がBに起因すると考える
derive from A：Aを起因(由来)とする
extra：余分の；特別の
ensure that ～：‥を確実にする、請け合う
excessive：過度の、極端な
benefit：利益
permission：許可
meaningful：意味のある、意義深い

[全訳]

　子どもを守ることは、わが国の最優先の義務である。私たちは、子どもを、研究に際しての不適切な危険から守る基本的な義務と、緊急に際して、すべての子どもを守る義務を負っている―倫理的、また医療技術の実際面において最大限に可能な限りにおいて―また科学的、倫理的に健全な研究の成果及び、対応可能な、万全かつ全国的な受け入れ体制の両輪をもって、準備されることによって。

　子どもに関する研究は成人に関する研究とは異なる。なぜならば、子どもは適切な判断力において同意することができないからである。場に応じた知識と主体性を持った意思決定に必要な、発達した能力に、実質的に欠けており、その結果、傷つきやすい年齢層を形成している。この能力の不十分さは、子どもの認識の発達の水準に起因すると考えられることが最も多いので

あるが、子どもの傷つきやすさは複合的な要因によると考えられる。このために、子どもが他者の利益のために過度に危険な状態に、確実に置かれないようにするために、特別な保護が保証される。

　こうした、さらなる保護には次の内容―両親の許可、意義深い子ども自身による同意、許容される研究に関連するリスクの程度についての限度―を含む。

Ⅱ [解答]

問1　①
問2　②
問3　身分の高い人は、自分や家族の遺体が人目にさらされ解剖されることを好まず、解剖用の遺体は、処刑者、とくに外国人の遺体の入手次第であったため。
問4　詳細な人体図と、その各人体図に対する解剖学的な見地からの詳細な本文の説明を特徴とした。それを可能にしたのは、処刑された遺体の解剖を多くていねいに行ったこと、また当時の画家の工房での制作技術を利用したことによる。
問5　これらの階段教室は医学生を教えるためのものであったが、さらに、特に北ヨーロッパの階段教室は、幅広い民衆からなる、興味を抱く見物人である多くの観衆を惹きつけた。
問6　②

[語句]

witness：①‥を目撃する②(人が)‥を証言する；(事柄が)‥を証明する、示す
violation：(法律の)違反
dissection：解体、解剖
thus：それゆえ、従って
findings：(調査・研究などの)結果、結論
transfer：①(物を)移す。(人を)転校させる。②(物を)変形させる
due to ～：～のために
practice：慣習
be required to ～：～することを求められている
basis：①土台②根拠；理由
whatsoever ＝ whatever no ＋ 名詞(代名詞) ＋ whatsoever：何らの～もない(not at all)
myth：根拠のない社会通念
prohibit：禁止する
corpse：死体、遺体
respectable：身分のある
kin：親族
be dependent upon ～：～次第である
availability：有用性、入手可能
execute：処刑する
monumental：不滅の歴史的価値をもつ、不朽の
train：訓練を受ける

judge：判事
time：(行為の)時を定める
conveniently：好都合に
preservative：防腐剤
note：注意深く観察する
draw upon ～：(資金などを)利用する
as well：その上に
supervise：監督する
feature：特徴、特質
text：(序文・さし絵などと区別して)本文
in great detail：極めて詳細に
press：印刷機；(しばしば the ～)印刷(術)
the printing press：印刷技術
volume：本、書物
…, spurring Vesalius …= ..and it spurred Vesalius
wide：多岐にわたる
lead to ～：ある状態に至る
anatomy theater：解剖のための階段教室
intend A for B：A を B の目的、用途に意図する
onlooker：傍観者、見物人
be restricted to ～：～に限定されている
rise：向上、進歩、興隆、繁栄
resulting：結果として生じる
worker：ある分野の研究者

[全訳]
　解剖学は近代の初期において重要な発達を見届けた。ガレノスは古代において解剖の重要性を強調したが、ローマ人は死体の解剖という違反を社会的、倫理的に受け容れられないこととみなした。そしてそれゆえガレノスはサルやイヌを解剖しその結果を類推によって人間に移し換えた。エジプトにおいてのみ人体の解剖が古代において行われた。恐らく、人体を解剖して器官を取り除くことがミイラへの施術慣習ゆえに、エジプトではすでになじみのあるものであったからである。
　しかしながら中世の後期には、パドゥア(パドバ)とかボローニャのような都市にあるイタリアの医学校においては解剖は一般的なものとなった。1300 年頃までに、医学校の学生は研修の一環として人体の解剖を見学することが必修となった。カトリック教会が人体の解剖を禁じたという 19 世紀の社会通念に対する根拠は全く存在しない。人体の解剖はたいていの場合は死体の不足によって阻まれた。身分の高い人々は自分や親族の遺体を観衆の前に陳列され切り刻まれるのを許可しようとしなかったので、解剖は処刑された犯罪者の遺体—外国人であることが多かったが—の入手状況次第となった。
　人体の解剖に対する関心は 16 世紀に大いに、特にイタリアにおいて高まり、それは 1543 年に出版されたアンドレアス・ベサリウスの不朽の著作である、『人体の構造』に頂点をみる。
　ベサリウスはフランドル地方で生まれ、パドバで訓練を受け、医学博士号を取得したのちに、当地で外科

の講師となった。好都合にも処刑の執行の日時を決定する判事による協力を得て、(冷蔵や保存剤がないので、遺体は速やかに解剖されなくてはならなかった)ベサリウスは多くの解剖を注意深く行った。ガレノスや他の著者が犯した誤りに注目し、新しい方法で人体の部位の区分分けを行った。もはや単に機能上の区分分けではなく構造上の区分分けがなされた。ティツィアーノの仕事場の画家たちの技術を利用して、ベサリウスは、詳細な解剖学的なスケッチの製作を監修した。そうしてこれらの方法が彼の著作の大きな特徴を形成し、本文には、各解剖図および解剖学的な特徴が、極めて詳細にわたり説明されていた。豪華に図解がつけられて製作されたため、印刷技術がなかったら本の製作は不可能であったろう。それでもなおお豪華版は高価であり、このことが、大きな動機となってベサリウスは学生のために廉価版を製作することになり、この廉価版を通して、彼の概念、発見、原理の形成が広く行き渡った。
　解剖学に対する高まる関心は解剖のための階段教室の建設に至った。階段教室は、最初にパドバ、次にライデン、ボローニャ、そうしてその他において建てられた。これらの階段教室は医学生を教えるためのものであったが、さらに、特に北ヨーロッパの階段教室は、幅広い民衆からなる、興味を抱く見物人である多くの観衆を惹きつけた。
　解剖は人体や医学校に限られたことではなかった。17 世紀の科学界の興隆に伴い、動物の解剖が、活動の主要を占めるようになった。1670 年代から 1680 年代にかけて、創立から日の浅いパリ王立科学学院は、ダチョウ、ライオン、カメレオン、ビーバー、ラクダを含む、ルイ 14 世小動物園で死んだ外国の動物の遺体を引き受けた。これらの動物のうちの最後に挙げられているラクダを解剖している最中、学院長であるクロード・ペローは、外科用のメスで自分自身を傷つけ、それにより生じた感染により死亡した。1650 年代から 1660 年にかけて、オックスフォード、ロンドンの王立協会では、数人の研究者が死んだ動物だけではなく生きた動物、特に犬を、あまりにぞっとして現代の読者には耐えがたいような実験において解剖した。

Ⅲ　[解答]
(1)→(6)→(4)→(7)→(5)→(3)→(2)→(8)

[語句]
have it that ～：…と表現する、言う
name：(価格・日時などを)指定する、提案する
grain：穀粒
previous：(時間・順序において)前の、先の
readily：すぐに、直ちに
be in for ～：(よくないことに)巻き込まれようとしている、まさに経験しようとしている
bring in ～：～を導入する
full＝directly：まさに、全く、まともに
staggering：たまげさせる、茫然とさせる、大変な

not surprisingly：当然のことながら
be forced to～：～せざるを得ない
part with～：(物を)放棄する、断念する
maths = mathematics

[問題文和訳(正しい順序で)]
(1)伝説によるとチェスはある数学者によってインドで発明されたということである。王はたいそうその数学者に感謝していたので、彼に報償としてどんな褒美でも指定するように請うた。
(6)発明者はちょっと考えてチェス盤の最初の四角に1粒子の米を、次の四角に2粒を、3番目の四角に4粒を、4番目の四角に8粒、というように、それぞれの四角に前の四角の倍の米粒が置かれることを願った。
(4)王は、直ちに賛成して、その数学者がとても少しの物しか望まないので、驚きました。しかし王は大事件をまさに経験しようとしていた。
(7)かれがチェス盤の上に米粒を置き始めたとき、最初のほんの数粒はほとんど見えないくらいであった。
(5)しかし、16番目の四角に達するまでには、すでにさらに1キログラムの米が必要となった。20番目の四角に達するまでには、使用人はまさに手押し車を使わなくてはならなかった。数学者は、チェス盤の最後の64番目の四角に達することはなかった。
(3)(もし達していたら)その時点までに、チェス盤の米粒の総数は、大変な数になってしまっていたであろう。
(2)当然のことながら、インドの王は約束していた褒美を数学者に与えることができず、代わりに彼の財産の半分を放棄することを余儀なくされた。
(8)以上が、数学のおかげで金持ちになるひとつの方法である。

Ⅳ [解答]
(1) C (2) F (3) B (4) J (5) G (6) E (7) H (8) I
(9) D (10) A

[語句]
mean to～：本気で～するつもりである　＜明確な意図＞
awkward：やっかいな
annoy：悩ます、苦しめる
where a person is coming from：(人が)何を考えているのか、(人の)言いたいこと、意図
work～out ,work out～：(結論を)導き出す、(計画を)案出する

Ⅴ [解答]
(a)(b)の順番に
(1)5.2.　(2)1.9.　(3)6.7.　(4)8.2.　(5)2.1

[完成英文]

(1) I had a terrible thing happen to me on my way home.
(2) You can't escape from mobile phone civilization no matter where you go in Japan.
(3) Economist doubt whether interest rates will fall in the near future.
(4) After putting it off three times, finally we managed to have a holiday in Greece.
(5) I feel like going to Britain every time I see Turner's landscape.

[語句]
have＋目的語＋原形不定詞　～をさせる(される)＜被害を表す使役動詞＞
escape from～：～から逃れる
doubt whether～：～かどうか疑しく思う
manage to～：どうにかこうにか～する
feel like～ing：～したい気分である

数　学

解　答

26年度

一般B方式

Ⅰ 〔解答〕

(ア) $\dfrac{a+3}{4}$　　(イ) $-\dfrac{a^2-2a+1}{8}$　　(ウ) -2　　(エ) 4

(オ) 2　　(カ) $y=-3x+1$　　(キ) $y=\dfrac{1}{3}x+1$

(ク) $\log_3 2$　　(ケ) $\log_4 3$　　(コ) 1　　(サ) $\sqrt[3]{4}$　　(シ) $16^{\frac{1}{5}}$

(ス) 15

〔出題者が求めたポイント〕

(1)（数学Ⅰ・2次関数）

　　xについて, 平方完成する。

　　頂点の座標 (x, y) を a で表わし, aを消去させて,

　　yをxで表わす。

(2)（数学Ⅱ・三角関数）

　　$y=m_1 x+n_1$と$y=m_2 x+n_2$とのなす鋭角をθすると,

　　$\tan\theta=\left|\dfrac{m_2-m_1}{1+m_1 m_2}\right|$

(3)（数学Ⅱ・指数対数関数）

　　指数は2^kの形に直して比べる。対数は$\log_2 3$で表わす。

　　$2\sqrt{2}<3<4$ より　$\dfrac{3}{2}<\log_2 3<2$で比べる。

(4)（数学Ⅰ・1次方程式）

　　m, n, x, yが整数で, $mx+ny=0$のとき,

　　m, nが互いに素ならば, xはnの倍数, yはmの倍数。

〔解答のプロセス〕

(1) $y=2\left(x-\dfrac{a+3}{4}\right)^2-\dfrac{a^2-2a+1}{8}$

　　頂点は $\left(\dfrac{a+3}{4},\ -\dfrac{a^2-2a+1}{8}\right)$

　　$x=\dfrac{a+3}{4},\ y=-\dfrac{a^2-2a+1}{8}$

　　$a=4x-3$　より　$y=-\dfrac{(4x-3)^2-2(4x-3)+1}{8}$

　　従って, $y=-2x^2+4x-2$

(2) $y=mx+1$とする。

　　$\left|\dfrac{m-2}{1+2m}\right|=1$ より　$\dfrac{m-2}{1+2m}=\pm 1$

　　$\dfrac{m-2}{1+2m}=1$ のとき, $m-2=1+2m$

　　よって, $m=-3$　従って, $y=-3x+1$

　　$\dfrac{m-2}{1+2m}=-1$のとき, $m-2=-1-2m$

　　よって, $m=\dfrac{1}{3}$　従って, $y=\dfrac{1}{3}x+1$

(3) $\sqrt[3]{4}<2^{\frac{2}{3}},\ 16^{\frac{1}{5}}=2^{\frac{4}{5}}$　よって, $1<\sqrt[3]{4}<16^{\frac{1}{5}}$

$2\sqrt{2}<3<4$　より　$\dfrac{3}{2}<\log_2 3<2$

$\log_4 3=\dfrac{\log_2 3}{\log_2 4}=\dfrac{\log_2 3}{2}$ より　$\dfrac{3}{4}<\log_4 3<1$

$\log_3 2=\dfrac{1}{\log_2 3}$ より　$\dfrac{1}{2}<\log_3 2<\dfrac{2}{3}<\dfrac{3}{4}$

従って, $\log_3 2<\log_4 3<1<\sqrt[3]{4}<16^{\frac{1}{5}}$

(4) $7x+19y-2014=0$

　　$7(x+2y-287)+5(y-1)=0$

　　$y-1$は7の倍数だから, $y-1=7m$とする。

　　$y=7m+1,\ 7x+133m+19-2014=0$

　　$7x=1995-133m$　　より　$x=285-19m$

　　xは自然数だから, $285-19m>0$

　　$15>m$ より　mは0から14まで15個

Ⅱ 〔解答〕

(ア) $\dfrac{7}{25}$　　(イ) $\dfrac{21}{29}$　　(ウ) $\dfrac{644}{725}$　　(エ) $-\dfrac{333}{725}$

(オ) 29　　(カ) 75

〔出題者が求めたポイント〕

（数学Ⅰ・三角比, 数学Ⅱ・三角関数）

　　$\sin^2 A=1-\cos^2 A$

　　$\sin(\pi-\theta)=\sin\theta,\ \cos(\pi-\theta)=-\cos\theta$

　　$\sin(A+B)=\sin A\cos B+\sin B\cos A$

　　$\cos(A+B)=\cos A\cos B-\sin A\sin B$

　　$\dfrac{a}{\sin A}=\dfrac{b}{\sin B}=\dfrac{c}{\sin C}$

〔解答のプロセス〕

$\sin A=\sqrt{1-\left(\dfrac{24}{25}\right)^2}=\dfrac{\sqrt{49}}{25}=\dfrac{7}{25}$

$\sin B=\sqrt{1-\left(\dfrac{20}{29}\right)^2}=\dfrac{\sqrt{441}}{29}=\dfrac{21}{29}$

$C=\pi-(A+B),\ \sin C=\sin(A+B)$

$\sin C=\sin A\cos B+\sin B\cos A$

　$=\dfrac{7}{25}\dfrac{20}{29}+\dfrac{21}{29}\dfrac{24}{25}=\dfrac{644}{725}$

$\cos C=-\cos(A+B)$

$\cos C=-\cos A\cos B+\sin A\sin B$

　$=-\dfrac{24}{25}\dfrac{20}{29}+\dfrac{7}{25}\dfrac{21}{29}=-\dfrac{333}{725}$

$\dfrac{c}{\sin C}=92\dfrac{725}{644}=\dfrac{725}{7}$

$a=\dfrac{725}{7}\dfrac{7}{25}=29$

$b=\dfrac{725}{7}\dfrac{21}{29}=75$

Ⅲ 〔解答〕

(ア) $\dfrac{2}{3}$　(イ) $\dfrac{1}{3}$　(ウ) $\dfrac{3}{2(1+\cos\theta)}$　(エ) $\dfrac{3}{4(1+\cos\theta)}$

(オ) $\dfrac{11}{16}$　(カ) $\dfrac{1}{3}$　(キ) $\dfrac{1}{6}$　(ク) 2　(ケ) 2　(コ) 1　(サ) 7

〔出題者が求めたポイント〕（数学B・ベクトル）

(1) $\angle AOC = \angle BOC$ より $OA:OB = CA:CB$
　線分ABを$AP:PB = m:n$に内分する点をPとすると,
$$\overrightarrow{OP} = \frac{n\overrightarrow{OA} + m\overrightarrow{OB}}{m+n}$$

(2) $\overrightarrow{OP} = t\overrightarrow{OC}$として,
　線分ABの中点をMとすると, $\overrightarrow{MP} \perp \overrightarrow{AB}$より
　$\overrightarrow{MP} \cdot \overrightarrow{AB} = 0$ を$\overrightarrow{OA}$, $\overrightarrow{OB}$で表わして計算する.
　$\overrightarrow{OA} \cdot \overrightarrow{OB} = |\overrightarrow{OA}||\overrightarrow{OB}|\cos\theta$

(3) $\overrightarrow{AD}$を$\overrightarrow{OA}$, $\overrightarrow{OB}$で表わして,
　$(\overrightarrow{OQ}=) \overrightarrow{OA} + k\overrightarrow{AD} = \ell\overrightarrow{OC}$
　を$\overrightarrow{OA}$, $\overrightarrow{OB}$で表わし係数が等しくなるようなk, ℓを
　求める.
　$OQ:QC = \ell:1-\ell$, $AQ:QD = k:1-k$,
　$AC:CB$によって, S_1, S_2, S_3, S_4を△OABの面積Sで
　表わしていく.

〔解答のプロセス〕

(1) $AC:CB = AO:OB = 1:2$
$$\overrightarrow{OC} = \frac{2}{3}\overrightarrow{OA} + \frac{1}{3}\overrightarrow{OB}$$

(2) 線分ABの中点をMとすると,
$$\overrightarrow{OM} = \frac{1}{2}\overrightarrow{OA} + \frac{1}{2}\overrightarrow{OB}$$

$\overrightarrow{OP} = t\overrightarrow{OC}$とすると, $\overrightarrow{OP} = \dfrac{2}{3}t\overrightarrow{OA} + \dfrac{1}{3}t\overrightarrow{OB}$

$\overrightarrow{MP} = \left(\dfrac{2}{3}t - \dfrac{1}{2}\right)\overrightarrow{OA} + \left(\dfrac{1}{3}t - \dfrac{1}{2}\right)\overrightarrow{OB}$

$\overrightarrow{AB} = -\overrightarrow{OA} + \overrightarrow{OB}$

$\overrightarrow{OA} \cdot \overrightarrow{OB} = 2\cos\theta$, $|\overrightarrow{OA}|^2 = 1$, $|\overrightarrow{OB}|^2 = 4$

$\overrightarrow{MP} \cdot \overrightarrow{AB} = 0$ より

$-\left(\dfrac{2}{3}t - \dfrac{1}{2}\right) + \left(\dfrac{2}{3}t - \dfrac{1}{2} - \dfrac{1}{3}t + \dfrac{1}{2}\right)2\cos\theta$
$\qquad\qquad + \left(\dfrac{1}{3}t - \dfrac{1}{2}\right) \cdot 4 = 0$

$\dfrac{2}{3}(1+\cos\theta)t - \dfrac{3}{2} = 0$ より $t = \dfrac{9}{4(1+\cos\theta)}$

$\overrightarrow{OP} = \dfrac{3}{2(1+\cos\theta)}\overrightarrow{OA} + \dfrac{3}{4(1+\cos\theta)}\overrightarrow{OB}$

$\overrightarrow{OP} = \dfrac{4}{3}\overrightarrow{OC}$ より $t = \dfrac{4}{3}$

$\dfrac{9}{4(1+\cos\theta)} = \dfrac{4}{3}$　従って, $\cos\theta = \dfrac{11}{16}$

(3) $\overrightarrow{OD} = \dfrac{1}{4}\overrightarrow{OB}$, $\overrightarrow{AD} = -\overrightarrow{OA} + \dfrac{1}{4}\overrightarrow{OB}$

$(\overrightarrow{OQ}=) \overrightarrow{OA} + k\overrightarrow{AD} = \ell\overrightarrow{OC}$　とする.

$(1-k)\overrightarrow{OA} + \dfrac{1}{4}k\overrightarrow{OB} = \dfrac{2}{3}\ell\overrightarrow{OA} + \dfrac{1}{3}\ell\overrightarrow{OB}$

$\overrightarrow{OA} \not\parallel \overrightarrow{OB}$ より $1-k = \dfrac{2}{3}\ell$, $\dfrac{1}{4}k = \dfrac{1}{3}\ell$

従って, $k = \dfrac{2}{3}$, $\ell = \dfrac{1}{2}$, $\overrightarrow{OQ} = \dfrac{1}{3}\overrightarrow{OA} + \dfrac{1}{6}\overrightarrow{OB}$

△OABの面積をSとする.

$AC:CB = 1:2$　より　$S_1 + S_2 = \dfrac{1}{3}S$

$OQ:QC = \dfrac{1}{3}:\dfrac{1}{2}\left(\Leftarrow 1 - \dfrac{1}{2}\right)$　より　$S_1 = S_2 = \dfrac{1}{6}S$

$AQ:QD = \dfrac{2}{3}:\dfrac{1}{3}\left(\Leftarrow 1 - \dfrac{2}{3}\right)$　より　$S_3 = \dfrac{S_1}{2} = \dfrac{1}{12}S$

$S_4 = S - \dfrac{1}{6}S - \dfrac{1}{6}S - \dfrac{1}{12}S = \dfrac{7}{12}S$

$S_1:S_2:S_3:S_4 = \dfrac{1}{6}S:\dfrac{1}{6}S:\dfrac{1}{12}S:\dfrac{7}{12}S$
$\qquad\qquad\qquad = 2:2:1:7$

Ⅳ 〔解答〕

(ア) -6　　(イ) 1　　(ウ) 2　　(エ) 2

(オ) $2\sqrt{n+1} - 2\sqrt{2}$　　(カ) $2\sqrt{n} - 2$

(キ) 2　　(ク) 1

(ケ) 198　　(コ) 180

〔出題者が求めたポイント〕（数学B・数列）

(1) 実数 x が $n \le x < n+1$ となる整数 n が存在すると
　き, $[x] = n$

(2) $\sqrt{2} = 1.414\cdots$, $\sqrt{3} = 1.732\cdots$

(3) $\dfrac{1}{\sqrt{k+1} + \sqrt{k}} = \sqrt{k+1} - \sqrt{k}$

$\dfrac{1}{\sqrt{k} + \sqrt{k-1}} = \sqrt{k} - \sqrt{k-1}$

　として$k=2$からnまで加える.
　$n = 10000$を代入する.

(4) $\displaystyle\sum_{k=100}^{10000} \dfrac{1}{\sqrt{k}} = \sum_{k=1}^{10000} \dfrac{1}{\sqrt{k}} - \sum_{k=1}^{99} \dfrac{1}{\sqrt{k}}$

〔解答のプロセス〕

(1) $[-5.2] = -6$

(2) $\dfrac{1}{\sqrt{1}} + \dfrac{1}{\sqrt{2}} = 1 + \dfrac{\sqrt{2}}{2} = 1.707\cdots$より

$\left[\dfrac{1}{\sqrt{1}} + \dfrac{1}{\sqrt{2}}\right] = 1$

$\dfrac{1}{\sqrt{1}} + \dfrac{1}{\sqrt{2}} + \dfrac{1}{\sqrt{3}} = 1 + \dfrac{\sqrt{2}}{2} + \dfrac{\sqrt{3}}{3} = 2.284\cdots$ より

$\left[\dfrac{1}{\sqrt{1}} + \dfrac{1}{\sqrt{2}} + \dfrac{1}{\sqrt{3}}\right] = 2$

$\dfrac{1}{\sqrt{1}} + \dfrac{1}{\sqrt{2}} + \dfrac{1}{\sqrt{3}} + \dfrac{1}{\sqrt{4}} = 1 + \dfrac{\sqrt{2}}{2} + \dfrac{\sqrt{3}}{3} + \dfrac{1}{2}$
$\qquad = 2.784\cdots$

よって, $\left[\dfrac{1}{\sqrt{1}} + \dfrac{1}{\sqrt{2}} + \dfrac{1}{\sqrt{3}} + \dfrac{1}{\sqrt{4}}\right] = 2$

(3) $\dfrac{1}{\sqrt{k+1}+\sqrt{k}}=\sqrt{k+1}-\sqrt{k}$

$\displaystyle\sum_{k=2}^{n}(\sqrt{k+1}-\sqrt{k})=\sqrt{n+1}-\sqrt{2}$

$\dfrac{1}{\sqrt{k}+\sqrt{k-1}}=\sqrt{k}-\sqrt{k-1}$

$\displaystyle\sum_{k=2}^{n}(\sqrt{k}-\sqrt{k-1})=\sqrt{n}-1$

$2\sqrt{n+1}-2\sqrt{2}<\displaystyle\sum_{k=2}^{n}\dfrac{1}{\sqrt{k}}<2\sqrt{n}-2$

$2\sqrt{\dfrac{n+1}{n}}\sqrt{n}-2(\sqrt{2}-1)-1$

$\qquad\qquad<\displaystyle\sum_{k=1}^{n}\dfrac{1}{\sqrt{k}}<2\sqrt{n}-1$

$\sqrt{\dfrac{n+1}{n}}>1,\ 0<2(\sqrt{2}-1)<1$　より

$2\sqrt{n}-1<2\sqrt{\dfrac{n+1}{n}}\sqrt{n}-2(\sqrt{2}-1)$

従って

$2\sqrt{\dfrac{n+1}{n}}\sqrt{n}-2(\sqrt{2}-1)-1$

$<\displaystyle\sum_{k=1}^{n}\dfrac{1}{\sqrt{k}}<2\sqrt{\dfrac{n+1}{n}}\sqrt{n}-2(\sqrt{2}-1)$

n が大きいと $\sqrt{\dfrac{n+1}{n}}\approx1$

$200-2=198<\displaystyle\sum_{k=1}^{10000}\dfrac{1}{\sqrt{k}}<200-1=199$

$\left[\displaystyle\sum_{k=1}^{10000}\dfrac{1}{\sqrt{k}}\right]=198$

(4) $2(\sqrt{10001}-\sqrt{100})<\displaystyle\sum_{k=100}^{10000}\dfrac{1}{\sqrt{k}}<2(\sqrt{10000}-\sqrt{99})$

$\sqrt{10001}-\sqrt{100}>100-10=90$

$\sqrt{10000}-\sqrt{99}<100-9.5=90.5$

$180<\displaystyle\sum_{k=100}^{10000}\dfrac{1}{\sqrt{k}}<181$　従って,　$\left[\displaystyle\sum_{k=100}^{10000}\dfrac{1}{\sqrt{k}}\right]=180$

化 学

解答　26年度

京都薬科大学　26年度　(30)

一般Ｂ方式試験

[Ⅰ]　[解答]

(ア)D　(イ)A　(ウ)B　(エ)B　(オ)C　(カ)A　(キ)C

(ク)塩化ビニル　(ケ)酢酸ビニル　(コ)アセトアルデヒド

(サ)モル　(シ)20　(ス)標線

[出題者が求めたポイント]　全範囲小問集

[解答の手順]

(1)　(A) $H_2 + Cl_2 \rightarrow 2HCl$

(B) $H_2O + Cl_2 \rightleftharpoons HCl + HClO$

(C) $CH_4 + Cl_2 \rightarrow CH_3Cl + HCl$

(D) Fe触媒のときは置換反応

⬡ $+ Cl_2 \rightarrow$ ⬡$-Cl + HCl$

紫外線照射のときは付加反応

⬡ $+ 3Cl_2 \rightarrow C_6H_6Cl_6$

(2)　同質量のとき、分子量の大きい気体ほど物質量が
小さく、体積は小さい。　分子量は(A) CO_2, 44

(B) CH_4, 16　　(C) NH_3, 17　　(D) O_2, 32

(3)　He以外の18族元素の最外殻電子は8個で、最も
多い。ただし価電子は0である。

(4)　(A) CH_3CH-H　　(B) $H-C=O$
　　　　　　　OH　　　　　　　　OH

(C) $CH_3-\underset{O}{C}-CH_3$　(D) $CH_3-\underset{OH}{CH}-CH_3$

$CH_3CH(OH)-$も CH_3CO-もないのはB。

(5)　(A) $CH_3-CH_2-O-CH_2-CH_3$

(B) $\underset{COOH}{COOH}$　(C) $CH_3-C^*H-CH_2-CH_3$
　　　　　　　　　　　　　　　　OH

(D) HCHO　　不斉炭素原子C*のあるのはC

(6)　$n\,CH_2=CH_2 \rightarrow (-CH_2-CH_2-)_n$

物質量が n〔mol〕から1molへ減少、質量は
$28n$〔g〕のままで変化しない。(B),(D)は増える。

(7)　$CH \equiv CH + HCl \rightarrow CH_2=CHCl$(ク)
　　　　　　　　　塩化ビニル

$CH \equiv CH + CH_3COOH \rightarrow CH_2=CHOCOCH_3$(ケ)
　　　　　　　　　　　　酢酸ビニル

$CH \equiv CH + H_2O \rightarrow CH_2=CHOH$
　　　　　　　　　ビニルアルコール(不安定)

　　　　$\rightarrow CH_3CHO$(コ)
　　　　　アセトアルデヒド

(8)　(シ)NaOHの質量は

$40\,g/mol \times 1\,mol/L \times 500 \times 10^{-3}L = 20\,g$

[Ⅱ]　[解答]

問1.(ア)熱運動　(イ)拡散　(ウ)極性　(エ)水素結合

(オ)非共有電子対　(カ)配位結合

問2.C

問3.溶液中の気体分子の熱運動が激しくなり、溶液中
から飛び出し易くなるから。

問4.単位体積あたりの気体分子が増え、溶媒に拡散す
る分子の数が増すから。

問5. $NH_3 + H_2O \rightarrow NH_4^+ + OH^-$

問6.(i) 1869.6 L　(ii) 639.6 L　(iii) 0.9 mol

[出題者が求めたポイント]　気体の熱運動と水へ
の溶解、気体溶解量の計算

[解答の手順]

問1.　(ウ)NH_3は三角錐形、H_2Oは折れ線形で、とも
に極性分子である。　(エ)O-H結合の極性は大きく、
F, O, Nなど電気陰性度の大きい原子との間に水素
結合を生じる。　(オ)NH_3分子のN原子には非共有
電子対があり、H^+など電子対を受け入れる空所の
ある原子に非共有電子対と提供して共有し、結合す
る(配位結合)。

問2.　温度が高いと分子の熱運動の速さは大きくな
り、分布曲線の山は低くなるが右(速い方)に移動す
る。しかし速さ0付近の分子が無くなるわけではな
い→図C

問3.　分子の熱運動が激しいと分子同士は離れ易くな
る。

問4.　気体の圧力が高いと気体の分子密度は大きい。

問6.　(i) CO_2溶解量は、溶解度より

　　$2.4 \times 10^{-2}\,mol/L \times 1000\,L = 24\,mol$

　　よって気体として残っているCO_2は

　　$100\,mol - 24\,mol = 76\,mol$

　　気体1molは24.6 Lであるから

　　$24.6\,L/mol \times 76\,mol = 1869.6\,L$

(ii)溶解度が2倍になるから、溶解量は

　　$2.4 \times 10^{-2} \times 2\,mol/L \times 1000\,L = 48\,mol$

　　気体のCO_2は　$100\,mol - 48\,mol = 52\,mol$

　　圧力が2倍になっているからモル体積は1/2の
　　12.3 L/mol

　　　よって　$12.3\,L/mol \times 52\,mol = 639.6\,L$

(iii)　大気圧をPとしたとき、気体部分の組成より

　　N_2の分圧は$\frac{1}{6}P$, CO_2の分圧は$\frac{5}{6}P$。

　　　CO_2の溶解度は5/6になるから、溶解量は

　　$2.4 \times 10^{-2} \times 5/6\,mol/L \times 1000\,L = 20\,mol$

　　気体のCO_2は　$24\,mol - 20\,mol = 4\,mol$

　　　気体の組成比より　気体のN_2は

　　$4\,mol \times 1/5 = 0.8\,mol$

　　　N_2の溶解度は圧力Pのときの1/6なので、溶
　　解量は

　　$6.0 \times 10^{-4} \times 1/6\,mol/L \times 1000\,L = 0.10\,mol$

　　　N_2の全量＝気体の量＋溶解量

　　　　　　　$= 0.8\,mol + 0.10\,mol = 0.9\,mol$

[Ⅲ]　[解答]

問1.(ア)増加　(イ)反応　(ウ)ヘス

問2.(i) E　(ii) 吸熱反応

問3.(i) グラフ：次図

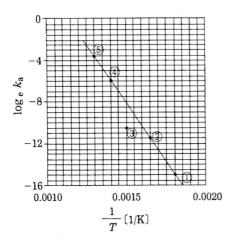

実験番号：③
理由：実験①,②,④,⑤の結果は一直線上にあるが，実験③の結果は直線より大きくずれているから。
(ii) C
(iii) グラフは上に移り，傾きの絶対値は小さくなる。

[出題者が求めたポイント] 活性化エネルギーとその算出
[解答の手順]
問1. 反応熱＝(反応物のもつエネルギー)−(正反応の活性化エネルギー)＋(逆反応の活性化エネルギー)＝(反応物のもつエネルギー)−(生成物のもつエネルギー)
問2. 活性化状態のエネルギーを⑩とすると下線部の反応について ⓒ＝⑩−ⓐ
逆の反応について ⓒ'＝⑩−ⓑ
ⓒ＞ⓒ' より ⑩−ⓐ＞⑩−ⓑ
ⓑ＞ⓐ であるから，図Eが正しく，吸熱反応である。
問3. (i) 式(2)は $\log_e k$ と $1/T$ は直線関係にあることを表しているから，グラフの直線から外れた点を示した実験が誤りである。
(ii) 実験①と⑤より，グラフの傾きは
$$\frac{\log_e k⑤ - \log_e k①}{(1/T)⑤ - (1/T)①} = \frac{(-3.5)-(-15.0)}{0.00130-0.00180}(1/K)$$
$$= -\frac{11.5}{0.00050}K = -\frac{E}{R}$$
$$E = \frac{11.5}{0.00050}K \times 8.3 \text{ J/(mol·K)}$$
$$≒ 1.9 \times 10^5 \text{ J/mol} = 190 \text{ kJ/mol}$$
(iii) 触媒を用いると活性化エネルギー E が小さくなるから，式(1)より k，よってグラフの数値 $\log_e k$ は大きくなり，グラフの傾き $-E/R$ の絶対値は小さくなる。

[IV] [解答]
問1.検出方法：さらし粉溶液を加えると赤紫色になる。 性質：アニリンは酸化され易い
問2. HO₃S-⟨⟩-NH₂＋2HCl＋NaNO₂
→HO₃S-⟨⟩-N⁺≡NCl⁻＋NaCl＋2H₂O
問3.反応名：ジアゾカップリング
化合物の名称：アゾ化合物
問4. ⟨⟩-N=N-⟨⟩-NH₂
問5. CH₃ O₂N-⟨⟩-NO₂ (NO₂下) 問6. ⟨⟩-C-OH (NH₂下) (O上)
問7. (CH₃)₂N-⟨⟩-N=N-⟨⟩-C-OH (HO-下, O上)
問8.中和滴定の指示薬　問9.1.3 kg

[出題者が求めたポイント] アゾ化合物の合成
[解答の手順]
問1. アニリンの検出反応はさらし粉反応である。
問2. アニリン→塩化ベンゼンジアゾニウムと同じ反応で，−NH₂が−[N≡N]Cl になる。
問3. Ⓑ(ジアゾニウム塩)がⒸアミン(またはフェノール)と反応して−N＝N−(アゾ基)をもつ化合物が生じる反応をジアゾカップリングという。
問4. 分子式でN3原子であるから−N＝N−とアニリンのN1原子を含む化合物とわかる。
⟨⟩-NH₂ → [⟨⟩-N≡N]Cl
→(アニリン) ⟨⟩-N=N-⟨⟩-NH₂
問5. CH₃に対してo−とp−の位置(計3個所)がニトロ化された物質(2,4,6−トリニトロトルエン)が生じる。
問6. ⟨⟩-CH₃(NO₂下) の−NO₂が−NH₂になった化合物を考えればよい。
問7. ⟨⟩-CH₃ →(ニトロ化) ⟨⟩-CH₃(NO₂下) →(酸化) ⟨⟩-COOH(NO₂下)
o−ニトロトルエン　o−ニトロ安息香酸
→(還元) ⟨⟩-COOH(NH₂下) →(ジアゾ化) Cl[N≡N-⟨⟩-HOOC]
アントラニル酸
→(Ⓒ) (CH₃)₂N-⟨⟩-N=N-⟨⟩-HOOC
メチルレッド
問9. Ⓐ5.00 mol] → Ⓑ5.00 mol
　　 NaNO₂ 6.25 mol
Ⓑは 5.00 mol × 80/100 ＝ 4.00 mol　反応する。
Ⓑ4.00 mol] → Ⓔ(分子量327) 4.00 mol　の関係
Ⓒ4.40 mol
があるから
327 g/mol × 4.00 mol＝1308 g ≒ 1.3 kg

[V] [解答]
問1.Ⓐ構造式　　　　　名称
⟨⟩-OH (C-OH下, O下)　サリチル酸

Ⓑ構造式　　　名称　アセチルサリチル酸

（構造式：o-位にO-C(=O)-CH₃とC(=O)-OHを持つベンゼン環）

Ⓒ構造式　　　名称　サリチル酸メチル

（構造式：o-位にOHとC(=O)-O-CH₃を持つベンゼン環）

問2．⌬(ONa)(COONa) + H₂O + CO₂
　　→ ⌬(OH)(COONa) + NaHCO₃

問3．記号：Ⓐ　特徴：ベンゼン環に直接 -OH がついている。

問4．Ⓒ　問5．50.0 %　問6．96 %

[出題者が求めたポイント]　芳香族化合物の系統的合成反応と生成量

[解答の手順]
(1) ⌬ONa + CO₂ → ⌬(OH)(COONa)
　　2⌬(OH)(COONa) + H₂SO₄
　　→ ⌬(OH)(COOH) Ⓐ + Na₂SO₄

(2) ⌬(OH)(COOH) + (CH₃CO)₂O
　　→ ⌬(OCOCH₃)(COOH) Ⓑ + CH₃COOH

(3) ⌬(OH)(COOH) + CH₃OH → ⌬(OH)(COOCH₃) Ⓒ + H₂O

(4) ⌬(OCOCH₃)(COOH) + 3NaOH
　　→ ⌬(ONa)(COONa) Ⓓ + CH₃COONa + 2H₂O

問2．フェノールは炭酸より弱いためⒹの -ONa は -OH になるが、カルボン酸は炭酸より強いため -COONa は変化しない。

問3．フェノール性 -OH は FeCl₃ で呈色するので、-OH のあるⒶが呈色する。

問4．-COOH のあるⒶ，Ⓑは NaHCO₃ と反応して溶ける。
　　RCOOH + NaHCO₃ → RCOONa + H₂O + CO₂
　　Ⓓは塩であるので、NaHCO₃とは反応しないが水に溶ける。
　　フェノール、エステルは水に溶け難い。

問5．Ⓐ（分子量138.0）13.8 g は 0.100 mol，メタノール（分子量32.0）96.0 g は 3.00 mol であるから、Ⓐは全部反応してⒸ（分子量152.0）が 0.100 mol = 15.2 g 生じる。しかし実際の生成量は 7.6 g であるから、反応率は
$$\frac{7.6 \text{ g}}{15.2 \text{ g}} \times 100 = 50.0 \text{ %}$$

問6．80℃で水 100 g にⒷ 16 g が溶け、25℃まで冷却すると、溶解度の差の 16 g − 1 g = 15 g 結晶が析出する。設問では結晶 45 g が析出したので、80℃で水に溶けていたⒷは
$$16 \text{ g} \times \frac{45 \text{ g}}{15 \text{ g}} = 48 \text{ g}$$
よってⓍ 50 g 中のⒷが 48 g であるから、Ⓧ中のⒷの割合は $\frac{48 \text{ g}}{50 \text{ g}} \times 100 = 96 \text{ %}$　となる。

[VIa]　選択問題
[解答]
問1．(ア)ヒドロキシ　(イ)グリコシド　(ウ)6
　(エ)食品添加物

問2．(i) ②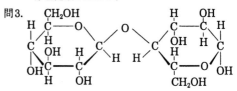

(ii) 構造：②
　方法：アンモニア性硝酸銀水溶液と温めると器壁に銀が鏡のように析出する。
　　またはフェーリング液と熱すると酸化銅(I)の赤色沈殿が生じる。

問3．（二糖類の構造式）

問4．(i) 酸敗　(ii) アルデヒド（または脂肪酸）

問5．(i) 20分子　(ii) 4分子

[出題者が求めたポイント]　糖類の構造と加水分解、食品添加物

[解答の手順]
問1．糖2分子の OH から H₂O がとれて生じる C-O-C をグリコシド結合という。C^1 原子と C^4 原子の間で生じるグリコシド結合で長いグルコース鎖が生じ、C^6 原子が C^1 原子とグリコシド結合をすることにより枝分かれが生じる。

問2．(i) 環のO原子と C^1 原子の結合が切れ、C^1 原子がアルデヒド基になり、還元性を示す。
　(ii) 銀鏡反応とフェーリング液の還元の一方を記す。

問5．(i) $(C_6H_{10}O_5)_n + nH_2O \rightarrow nC_6H_{12}O_6$
　デンプン 1 mol からグルコース（分子量180）
　n [mol] が生じるから
　180 g/mol × n [mol] = 3600 g
　$n = 20$ [mol]
(ii) グルコース 2160 g は
$$\frac{2160 \text{ g}}{180 \text{ g/mol}} = 12 \text{ mol}$$
デンプン $(C_6H_{10}O_5)_{20}$ 1 mol 中のグルコースは 20 mol であるから、多糖類Ⓑ 2 mol に含まれるグルコ

ースは　20 mol − 12 mol ＝ 8 mol

　Ⓑ1 mol 中のグルコースは 4 mol であるから，Ⓑ
1分子を構成するグルコースは4分子である。

[VI b]　選択問題

　問1.㈁と問4以外は[VI a]と同一なので略す。

[解答]

　問1.㈠ヒドロキシ　㈡グリコシド　㈢6
　　㈁酸素

　問4.(i) アデノシン三リン酸

　　(ii) $ATP + H_2O = ADP + H_3PO_4 + 31kJ$

[出題者が求めたポイント]　糖類の構造と加水分
　解，ATP とエネルギー

[解答の手順]

　問4. (i) A はアデノシン，T は3，P はリン酸を表す。
　　ADP の D は 2 である。

　　(ii) ATP は加水分解して ADP とリン酸になり，こ
　のとき発生する熱量が生命の維持に用いられる。

平成25年度

問 題 と 解 答

平成25年度

英 語

問題　　　　25年度

I　下記の(A)～(J)のすべての語を使って、次の英文を完成させよ。答は、A, B, C,…の文字で解答欄に記入せよ。　　　　(30点)

　　We all know what a vegetarian is — a person who doesn't eat meat.　Though some people may choose to become vegetarian to (　1　) their health, many vegetarians (　2　) eating meat because they don't believe it's ethical[*1] to eat animals.　Most of us realize that vegetarianism is an (　3　) of one's ethical orientation[*2], so when we think of a vegetarian, we don't simply think of a person who's just (　4　) everyone else except that he or she doesn't eat meat.　We think of a person who has a certain philosophical outlook, (　5　) choice not to eat meat is a reflection of a deeper belief system (　6　) which killing animals for human (　7　) is considered unethical. We understand that vegetarianism reflects not merely a dietary orientation, but a (　8　) of life.　This is (　9　), for instance, when there's a vegetarian character in a movie, he or she is depicted[*3] not simply as a person who avoids meat, but as someone who has a certain set of qualities that we associate (　10　) vegetarians, such as being a nature lover or having unconventional values.

(出典：Melanie Joy, *Why We Love Dogs, Eat Pigs, and Wear Cows*, 2010)

　　*1) ethical: 倫理的な　　　*2) orientation: 志向性、信条　　　*3) depict: 描写する

　(A) with　　　(B) way　　　(C) expression　　　(D) ends　　　(E) like
　(F) stop　　　(G) why　　　(H) whose　　　(I) improve　　　(J) in

(記入しないこと)

《解答欄》

(1)	(2)	(3)	(4)	(5)	(6)	(7)	(8)	(9)	(10)

Ⅱ 次の英文を読み、設問に答えよ。答は解答欄に記入せよ。　　　(60点)

In August 1945, a new artificial element, plutonium, burst on an unsuspecting world when it detonated[*1] over Nagasaki, Japan, killing 70,000 people. (1)Today there exists about 1,200 tons of plutonium, of which 200 tons have been made for bombs, and the rest has accumulated[*2] as a by-product of the nuclear power industry.

Glenn Seaborg, Arthur Wahl and Joseph Kennedy were the first to make atoms of plutonium, in December 1940 at Berkeley, California. They christened[*3] it plutonium after the outermost planet of the solar system, Pluto. When Seaborg and colleagues investigated their new element, they quickly realized that they had stumbled upon a remarkable metal.

Within a year Seaborg's group had made enough plutonium for them to be able to see it. By the end of 1941 they had made sufficient plutonium to weigh a piece, although it weighed a mere three millionths of a gram. (2)If only they had stopped at that point. But by the summer of 1945 enough plutonium had been made for two atomic bombs, the first of which was tested at Alamogordo, New Mexico, in July. So began the contamination[*4] of the planet with this least-loved of all the elements.

Only about a quarter of the plutonium in an atomic bomb explodes: the rest vaporizes[*5]. The same is true of hydrogen bombs, which have an initiating plutonium bomb at their core. Consequently (3)during the 1950s, when many such bombs were tested above ground, enough plutonium was scattered to the winds to ensure that we each now have a few thousand atoms in our body.

Plutonium is dangerous because it tends to concentrate on the surface of our bones rather than being uniformly distributed throughout the bone mass like other heavy metals. For this reason permissible body levels of plutonium are the lowest for any radioactive element. It decays by emitting (4)α-rays, which are feeble enough to be stopped by a sheet of paper or even by skin, but inside our body these rays can damage DNA and possibly start a cancer such as leukemia[*6]. Clearly it is not an element that we want to see loose in the environment.

Unwanted plutonium will have to be stored safely for more than 100,000 years—its half-life[*7] is 24,100 years. The favoured approach is to bury it in the form of glass logs. The Americans, who are collecting plutonium as they decommission[*8] their own and Russia's nuclear weapons, plan to fuse plutonium oxide with the oxides of silicon, boron and gadolinium[*9] to turn it into glass.

(出典：John Emsley, *Molecules at an Exhibition*, 1998)

*1) detonate: 爆発する　　*2) accumulate: 蓄積する　　*3) christen: 命名する

*4) contamination: 汚染　　*5) vaporize: 気化する　　*6) leukemia: 白血病

*7) half-life: 半減期　　*8) decommission: 使用をやめる

*9) silicon, boron, gadolinium：いずれも元素名（それぞれシリコン、ホウ素、ガドリニウム）

問1　下線部(1)について、その内訳を日本語で記せ。(10点)

問2　下線部(2)を、省略されている内容を補って和訳せよ。(15点)

問3　下線部(3)を和訳せよ。(15点)

問4　体内に入ったプルトニウムは、どの部位に集まる傾向があるか、日本語で記せ。
　　　　　　　　　　　　　　　　　　　　　　　　　　　　　　　　　　　　　　　(5点)

問5　下線部(4)の特徴を2つ日本語で記せ。(10点)

問6　次の①～⑤の中から、本文の内容と一致するものを1つ選び、数字で記せ。(5点)

　①　プルトニウムは人工の元素であるため、放射性元素の中で人体に対する許容値が
　　最も低い。
　②　プルトニウムは、太陽系の中で最も大きな惑星、冥王星に因んで名づけられた。
　③　目に見える量のプルトニウムの合成に成功した Seaborg のグループは、さらに
　　1941年の終わりまでに 1/3,000,000 グラムのプルトニウムを生み出した。
　④　廃棄核兵器中のプルトニウムの回収に当たるアメリカ人らは、酸化プルトニウム
　　を酸化シリコンなどと融合させ、ガラス容器に入れて保管する計画である。
　⑤　プルトニウム型核爆弾を最初に開発したのは、Glenn Seaborg、Arthur Wahl、
　　Joseph Kennedy の3名である。

京都薬科大学 25 年度 （4）

《解答欄》

1

200 トン :

それ以外 :

(記入しないこと)

2

(記入しないこと)

京都薬科大学 25 年度 （5）

《解答欄》

3	

（記入しないこと）

京都薬科大学 25年度 (6)

《解答欄》

4	

(記入しないこと)

5	①
	②

(記入しないこと)

6	

(記入しないこと)

Ⅲ 次の英文(1)〜(8)を、話の筋が通るように正しい順序に並べ換えよ。答は、数字で解答欄に記入せよ。 (30点)

(1) The universe, we are told, began with a big bang.

(2) On some planets — at least one that we know of, but presumably more – life began to form.

(3) This was followed by rapid expansion — from an inconceivably small point of singularity to an inconceivably large, and continually expanding, cosmos.

(4) Originally this consisted in simple organic molecules floating in a soup of even simpler constituents[*1].

(5) But these molecules began to compete with one another for the soup's free atoms. The increasing complexity of one molecule was bought only with the stagnation[*2] or demise[*3] of others.

(6) This matter condensed further, forming discrete[*4] stars and, later, planets.

(7) Eventually, this cosmos cooled enough for matter to form, resulting in the familiar dualism[*5] of today's universe – matter and space.

(8) From its very inception[*6], life was a zero-sum game.

(出典：Mark Rowlands, *The Philosopher and the Wolf*, 2009)

*1) constituent: 構成物質	*2) stagnation: 停滞	*3) demise: 消滅
*4) discrete: ばらばらの	*5) dualism: 二元性	*6) inception: 発端

(記入しないこと)

《解答欄》

1 → → → → → → → 8

Ⅳ 次の各日本文の意味を表すように、それぞれに与えられた語(句)を( )内に入れて英文を完成した場合、(a)と(b)に入る語(句)を答えよ。ただし、不要な語(句)が1つずつ含まれている。また、文頭に来るべき語も小文字で示してある。答は、**数字**で解答欄に記入せよ。 (40点)

(1) うちの子どもたちは、夏休みが始まるのを待ちかねていた。
(   )(   )(   )(a)(   )(   )(b)(   ).
1. children　2. for　3. impatient　4. looking　5. my　6. start　7. the summer vacation
8. to　9. were

(2) 彼はいつも時間厳守をモットーにしていた。
He (   )(a)(   )(b)(   )(   )(   )(   ).
1. always　2. a　3. being　4. gave　5. made　6. on　7. of　8. point　9. time

(3) 明日、宿題を提出することになっています。
(   )(   )(a)(   )(b)(   )(   )(   ) tomorrow.
1. are　2. homework　3. in　4. supposed　5. submit　6. turn　7. to　8. you　9. your

(4) 私は方向音痴なので、すぐに道に迷ってしまう。
I easily (   )(a) because (   )(   )(   )(b)(   )(   ).
1. direction　2. feel　3. have　4. get　5. I　6. lost　7. no　8. of　9. sense

(5) 少しだったら彼が時々肉を食べるのはかまいませんよ。
(   )(   )(a)(b)(   )(   )(   )(   ) occasionally.
1. mind　2. eating　3. little　4. meat　5. he　6. don't　7. his　8. I　9. a

《解答欄》

	(1)	(2)	(3)	(4)	(5)
a					
b					

京都薬科大学 25 年度 (9)

Ⅴ 以下は、タイムカプセルについての X と Y との会話である。右ページの(A)
〜(J)の中から最も適当なせりふを選び、(1)〜(10)の空所に入れて意味が通るよ
うにせよ。答は、A, B, C, …の文字で解答欄に記入せよ。　　　　　(40 点)

X：OK, well, this is fun.　It's quite exciting to think that someone might open this up in
　 100 years' time.

Y：____(1)____　I wonder if they would be able to work out what the things were . . .

X：Well, what things shall we put in?　I mean, five things . . .　____(2)____　We have to
　 try to decide on five really good things to try and show our world as it is now.

Y：Yes.　____(3)____　Whoever opens this thing up can see how the world was divided
　 up.　____(4)____

X：OK, yes, good idea.　And in my opinion, we should also include a sort of everyday
　 thing.　____(5)____

Y：Like a pair of jeans, or something?

X：____(6)____　____(7)____

Y：Yes, true.　____(8)____

X：How about including a photo album?　____(9)____

Y：____(10)____　It shows what was in the news.

(A) That's not many.

(B) OK, what else then?

(C) Yes, jeans would be good.

(D) It could show someone's whole life.

(E) Yes, and see what kinds of things we had.

(F) And why don't we include a newspaper?

(G) Most people nowadays own at least one pair of jeans, don't they?

(H) I mean, because in 100 or 1000 years' time, the world might look very different.

(I) You know, maybe some typical clothes in order to show something about daily life.

(J) OK, well, I think we should include a globe so that they can see what the world looked like.

(出典：Araminta Crace, *New Total English*, 2011)

（記入しないこと）

《解答欄》

(1)	(2)	(3)	(4)	(5)	(6)	(7)	(8)	(9)	(10)

数　学

問題
25年度

I （配点 50）

　次の ☐ にあてはまる数を解答欄に記入せよ。ただし，分数形で解答する場合は，既約分数にしなさい。

(1)　直線 $(1-k)x+(1+k)y-k-3=0$ は定数 k の値によらず定点 A を通る。このとき，定点 A の座標は，$\left(\boxed{\text{ア}}, \boxed{\text{イ}}\right)$ である。また，中心が点 A で，直線 $x+y=5$ に接する円の半径は $\boxed{\text{ウ}}$ となる。

(2)　空間の 3 点 O$(0, 0, 0)$，A$(1, 2, -3)$，B$(1, -1, 1)$ において，線分 AB を $2:1$ に内分する点 C の座標は，$\left(\boxed{\text{エ}}, \boxed{\text{オ}}, \boxed{\text{カ}}\right)$ である。また，このとき，$\cos\angle\text{AOC} = \boxed{\text{キ}}$ となる。

(3)　△ABC において，AB $= 3$，BC $= 5$，CA $= 6$ とする。また，∠BAC の 2 等分線と辺 BC の交点を P とする。このとき，△ABC の面積は $\boxed{\text{ク}}$ となり，BP $= \boxed{\text{ケ}}$，AP $= \boxed{\text{コ}}$ となる。△ABC の内接円の半径を r とすると，$r = \boxed{\text{サ}}$ である。

(4)　4 つの数，$\log_2(\log_4(\log_8 16))$，$\log_4(\log_8(\log_2 16))$，$\log_8(\log_2(\log_4 16))$，$\log_2(\log_8(\log_4 16))$ の大小を比較すると，$\boxed{\text{シ}} < \boxed{\text{ス}} < \boxed{\text{セ}} < \boxed{\text{ソ}}$ となる。

Ⅰの解答欄 （指定欄以外は採点されない。）

ア:	イ:	ウ:
エ:	オ:	カ:
キ:	ク:	ケ:
コ:	サ:	シ:
ス:	セ:	ソ:

II (配点 50)

0 から 9 までの数字を 1 つずつ書いた 10 個の球が袋に入っている。この袋から 1 つずつ順に球を取り出す試行において，次の □ にあてはまる数を解答欄に記入せよ。ただし，分数形で解答する場合は，既約分数にしなさい。

(1) 8 を書いた球より前に 1 を書いた球が取り出される確率は ア である。

(2) 6 を書いた球と 8 を書いた球のどちらよりも前に，1 を書いた球が取り出される確率は イ である。

(3) 6 を書いた球と 8 を書いた球のどちらかよりも前に，1 を書いた球が取り出される確率は ウ である。

m を書いた球と n を書いた球が取り出されたとき，m と n がそろったということにする。例えば，10 個の球に書かれた数字が取り出された順に 8，1，4，9，5，3，6，0，2，7 であった場合には，9 つ目の球が取り出された段階で 1 と 2 がそろったということである。

(4) 7 と 8 がそろうよりも前に 1 と 2 がそろう確率は エ である。

(5) 1 と 2 がそろうのが，7 と 8 がそろうより前であり，かつ，4 と 6 がそろうよりも前である確率は オ である。

(6) 1 と 2 がそろうのが，7 と 8 がそろうより前であるか，または，4 と 6 がそろうより前である確率は カ である。

(7) 7 と 8 がそろうよりも前に 1 と 8 がそろう確率は キ である。ただし，10 個の球に書かれた数字が，取り出された順に 9，1，4，7，5，3，8，0，2，6 である場合のように 7 と 8，1 と 8 が同時にそろう場合は，7 と 8 がそろうよりも前に 1 と 8 がそろう場合に含めないものとする。

II の解答欄 （指定欄以外は採点されない。）

ア:	イ:	ウ:
エ:	オ:	カ:
キ:		

III (配点 50)

濃度 a% の食塩水 300g が入っている容器 A と，濃度 b% の食塩水 400g が入っている容器 B がある。A より 100g の食塩水をとってそれを B に移し，よくかき混ぜた後に同量を A に戻すとする。この操作を n 回繰り返したときの A，B の食塩水の濃度を求めたい。

次の ☐ にあてはまる数または式を，解答欄に記入せよ。ただし，分数形で解答する場合は，既約分数にしなさい。

(1) 容器 A と容器 B に，最初にあった食塩の量の和は $\boxed{\text{ア}}$ g である。

(2) $n\,(\geqq 1)$ 回の操作の後，容器 A の濃度が x_n%，容器 B の濃度が y_n% になっていたとする。y_n を x_{n-1} と y_{n-1} を用いて表すと，

$$y_n = \boxed{\text{イ}}\, x_{n-1} + \boxed{\text{ウ}}\, y_{n-1}$$

となる。また，x_n を x_{n-1} と y_{n-1} を用いて表すと，

$$x_n = \boxed{\text{エ}}\, x_{n-1} + \boxed{\text{オ}}\, y_{n-1}$$

となる。

(3) 食塩の量の和は一定であることに注意すると，

$$\boxed{\text{カ}}\, x_n + \boxed{\text{キ}}\, y_n = \boxed{\text{カ}}\, x_{n-1} + \boxed{\text{キ}}\, y_{n-1} = \cdots = \boxed{\text{ア}}$$

(4) (3) で与えられた関係式を使って，数列 $\{x_n\}$ の漸化式をつくると，

$$x_n = \boxed{\text{ク}}\, x_{n-1} + \boxed{\text{ケ}}$$

となる。この漸化式を解くことによって，x_n を a と b および n を用いて表すと，

$$x_n = \boxed{\text{コ}}$$

また，y_n を a と b および n を用いて表すと，

$$y_n = \boxed{\text{サ}}$$

となる。

III の解答欄 （指定欄以外は採点されない。）

ア:	イ:	ウ:

エ:	オ:	カ:

キ:	ク:	ケ:

コ:

サ:

IV (配点 50)

放物線 $y = (x-1)^2$ 上の異なる 2 点 $A(a, (a-1)^2)$, $B(b, (b-1)^2)$ における 2 つの接線を，それぞれ，ℓ_1, ℓ_2 とする。ただし，$a < b$ とする。また，点 A を通り ℓ_1 と直交する直線を ℓ_1'，点 B を通り ℓ_2 と直交する直線を ℓ_2' とする。

次の ☐ にあてはまる数または式を，解答欄に記入せよ。ただし，分数形で解答する場合は，既約分数にしなさい。

(1) ℓ_1 と ℓ_2 の交点の座標を a, b を使って表すと，$\left(\boxed{\text{ア}}, \boxed{\text{イ}} \right)$ である。

(2) この放物線と ℓ_1, ℓ_2 で囲まれた部分の面積 S を a, b を使って表すと，$\boxed{\text{ウ}}$ である。

(3) ℓ_1' と ℓ_2' が直交するとき，(2) で求めた S の最小値は $\boxed{\text{エ}}$ である。このとき，$a = \boxed{\text{オ}}$，$b = \boxed{\text{カ}}$ となり，ℓ_1, ℓ_1', ℓ_2, ℓ_2' の 4 つの直線で囲まれた部分の面積は $\boxed{\text{キ}}$ となる。

IV の解答欄 （指定欄以外は採点されない。）

ア:

イ:

ウ:

エ:

オ:

カ:

キ:

化　学

問題　25年度

【I】次の（1）～（9）の記述を読み，〔ア〕～〔カ〕に入る最も適当な語句または化学式を
（A）～（D）の記号より選び，〔キ〕～〔シ〕には最も適当な語句または数値を入れ，文章を
完成せよ。答は解答欄に記せ。ただし，数値は四捨五入して整数値で記せ。　　　　（30点）

（1）次の組合せのうち，互いに同素体の関係にあるものは〔ア〕である。

　　　（A）酸素 – イオウ　　（B）赤リン – 黄リン　　（C）メタン – エタン　　（D）水 – 過酸化水素

（2）次の化合物のうち，酸化剤としても還元剤としてもはたらくことのできるものは〔イ〕で
　　ある。

　　　（A）$Fe_2(SO_4)_3$　　　　（B）$K_2Cr_2O_7$　　　　（C）SO_2　　　　（D）HNO_3

（3）次のpH指示薬のうち，最もアルカリ性側に変色域をもつものは〔ウ〕である。

　　　（A）メチルレッド　　　　　　　　　　（B）メチルオレンジ
　　　（C）フェノールフタレイン　　　　　　（D）ブロモチモールブルー

（4）次の分子のうち，二重結合を含むものは〔エ〕である。

　　　（A）CO_2　　　　　　（B）CH_4　　　　　　（C）H_2O　　　　　　（D）N_2

（5）次の糖類のうち，還元性を有する二糖類は〔オ〕である。

　　　（A）グルコース　　（B）スクロース　　（C）フルクトース　　（D）マルトース

（6）次のアミノ酸のうち，構造中にベンゼン環を有するものは〔カ〕である。

　　　（A）グルタミン酸　　（B）チロシン　　（C）メチオニン　　（D）リシン

（7）弱酸とその塩，または弱塩基とその塩の混合水溶液に，少量の酸や塩基を加えてもpHがほ
　　ぼ一定に保たれるはたらきを〔キ〕作用という。

（8）直径が 10^{-9} m（1 nm）～ 10^{-7} m（100 nm）程度の粒子を〔ク〕粒子とよび，〔ク〕粒子が均一
　　に分散した溶液を〔ク〕溶液，または〔ケ〕とよぶ。濃い〔ク〕溶液が温度変化などで固まっ
　　たものを〔コ〕とよぶ。

（9）天然には^{63}Cuと^{65}Cuの2種類の銅の同位体が存在し，銅の原子量は 63.5 である。それぞれ
　　の相対質量を 62.9 および 64.9 とするとき，質量数 63 の銅原子の存在比は〔サ〕％である。
　　銅の原子番号は 29 であるので，質量数 63 の銅の原子核には〔シ〕個の中性子が含まれる。

解答欄

〔ア〕	〔イ〕	〔ウ〕
〔エ〕	〔オ〕	〔カ〕
〔キ〕	〔ク〕	〔ケ〕
〔コ〕	〔サ〕	〔シ〕

(記入しないこと)

【Ⅱ】次の記述を読み，問1～6の答を解答欄に記せ。ただし，原子量は H＝1.0，O＝16.0，F＝19.0，Si＝28.0 とする。　　　　　　　　　　　　　　　　　　　　　　（35点）

　フッ素，塩素，臭素およびヨウ素は周期表の〔ア〕族に属し，ハロゲンとよばれる。ハロゲン原子は，すべて最外電子殻に〔イ〕個の価電子をもち，外から〔ウ〕個の電子を取り込んで〔ウ〕価の陰イオンになりやすい。(a) ハロゲン元素の単体は，いずれも2原子分子として存在し，他の物質から電子を奪う力が大きいので酸化力が強い。これらハロゲン元素の単体のうち，塩素Cl_2は (b) さらし粉と塩酸とを反応させて発生させることができる。Cl_2は刺激臭のある気体であり，水に溶ける。またCl_2の水溶液である塩素水では，溶けたCl_2の一部が水と反応して塩化水素と〔エ〕を生じるため，漂白や殺菌に用いられている。

　ハロゲン化水素の1つである (c) フッ化水素はホタル石に濃硫酸を加え加熱してつくられる。(d) フッ化水素は，他のハロゲン化水素に比べ分子間力が強いため，分子量は小さいが沸点は最も高い。また，(e) フッ化水素の水溶液は石英やガラスの成分である二酸化ケイ素と反応し，これらの物質を溶かす。

　ハロゲン化物イオンを含む水溶液に硝酸銀水溶液を加えるとハロゲン化銀を生じる。これらハロゲン化銀のうち，〔オ〕は水に溶けにくいため黄色の沈殿となるが，〔カ〕は水に溶けやすいため沈殿しない。

問1　〔ア〕～〔ウ〕には整数値を，また〔エ〕～〔カ〕には最も適当な化合物の名称を記せ。

問2　下線部(a)について，フッ素，塩素，臭素，ヨウ素の酸化力の強さを順番に化学式で記せ。

問3　下線部(b)および(c)について，さらし粉の主成分と塩酸との反応ならびにホタル石の主成分と濃硫酸との反応の化学反応式をそれぞれ記せ。

問4　下線部(d)について，フッ化水素の分子間力が強い理由を記せ。

問5　下線部(e)について，フッ化水素40gを水に溶かし多量の石英に作用させたとき，フッ化水素と反応して溶ける石英は何gか。ただし，石英は不純物を含まず，また，フッ化水素は石英と完全に反応するものとする。答は四捨五入して整数値で記せ。

問6　0.40 mol/L塩化ナトリウム水溶液10 mLと8.0×10^{-10} mol/Lの硝酸銀水溶液10 mLを混合し，25℃に保った。この水溶液中の銀イオンのモル濃度と塩化物イオンのモル濃度の積は何$(mol/L)^2$か。答は四捨五入して有効数字2桁で記せ。また，このとき，塩化銀の沈殿は生成するか。該当する語句を〇で囲め。ただし，25℃における塩化銀の溶解度積は 1.8×10^{-10} $(mol/L)^2$ とする。

京都薬科大学 25 年度 (22)

解答欄

<table>
<tr><td rowspan="2">問1</td><td>〔ア〕</td><td>〔イ〕</td><td>〔ウ〕</td></tr>
<tr><td>〔エ〕</td><td>〔オ〕</td><td>〔カ〕</td></tr>
<tr><td>問2</td><td colspan="3">>　　　　　>　　　　　></td></tr>
<tr><td rowspan="2">問3</td><td colspan="3">(b)</td></tr>
<tr><td colspan="3">(c)</td></tr>
<tr><td>問4</td><td colspan="3"></td></tr>
<tr><td>問5</td><td colspan="2">g</td><td></td></tr>
<tr><td>問6</td><td colspan="2">モル濃度の積
(mol/L)^2</td><td>沈殿生成
する　　しない</td></tr>
</table>

(記入しないこと)

【Ⅲ】次の記述を読み，問1〜5の答を解答欄に記せ。ただし，原子量はH＝1.0, C＝12.0, N＝14.0, O＝16.0, Na＝23.0, Mg＝24.0, S＝32.0, Cl＝35.5, Pb＝207 とし，溶液はすべて希薄溶液としてふるまうものとする。

(33点)

一種類の分子からなる液体は，温度により定まった蒸気圧を示す。その液体表面では液体から気体の状態になる現象の〔ア〕，気体から液体の状態になる現象の〔イ〕がおこっている。このような液体に不揮発性の物質を溶かして溶液にすると，溶質の濃度が十分に低い希薄溶液では，溶液全体の粒子数に対する〔ウ〕分子の割合が減り，液体表面から〔ア〕する〔ウ〕分子の数が，同一温度の純粋な液体の時よりも少なくなる。そのため溶液の蒸気圧は純粋な溶媒の蒸気圧よりも〔エ〕なり，溶液の沸点は，純粋な溶媒の沸点より〔オ〕なる現象が観察される。一方，純粋な水は 1.01×10⁵ Pa の大気圧下では0℃で凝固する。しかし，塩化ナトリウムやブドウ糖などの溶質が溶けた溶液は 0℃より〔カ〕温度で凝固する現象があり，これを凝固点降下という。さらに，液体の状態を保ったまま温度が凝固点よりも下がることがあり，この状態を〔キ〕とよぶ。凝固点降下の現象を観察する目的で，純粋な溶媒とその純粋な溶媒にある化合物を溶かした溶液（溶液Ⓧ）を準備し，冷却時間に対する温度の変化を観察した。その結果を表①と表②に示す。

表①

冷却時間(秒)	45	50	55	60	70	80	95	125
温度(℃)	-0.3	-0.6	-0.9	-1.1	-1.0	-0.8	-0.9	-1.1

表②

冷却時間(秒)	45	50	55	60	70	80	95	125
温度(℃)	0.3	-0.2	-0.4	-0.5	0.0	0.0	0.0	0.0

問1 〔ア〕，〔イ〕，〔キ〕には最も適当な語句を記し，〔ウ〕〜〔カ〕は該当する語句を○で囲め。

問2 表①，②の結果をもとにして，冷却時間と温度の対応する座標に●を記入し，解答欄のグラフ用紙に冷却曲線を描け。また，凝固点降下度の範囲を，解答欄の例にならってグラフ中に矢印で示し，「凝固点降下度」と記せ。さらに，この実験から得られる凝固点降下度は何℃か。グラフから読みとり，最も近い値を（A）〜（D）の記号より選び記せ。

(A) 0.2℃　　　　　(B) 0.4℃　　　　　(C) 0.6℃　　　　　(D) 0.8℃

問3 表①は，純粋な溶媒あるいは溶液Ⓧのどちらの結果であるか。該当するものを○で囲め。

問4 質量パーセント濃度1%の硫酸ナトリウム水溶液 100 g を冷却すると，49 g の氷が生成した。この固液平衡状態の水溶液（溶液Ⓨ）の凝固点降下度と溶液Ⓧの凝固点降下度を比較すると，どちらが何℃大きいか。ただし，溶液Ⓧの凝固点降下度は問2で選択した値を用い，水のモル凝固点降下は 1.8 K·kg/mol とする。また，硫酸ナトリウムは完全に電離するものとする。答は四捨五入して小数第1位まで記せ。

問5 尿素，塩化ナトリウム，フルクトース，硝酸鉛(Ⅱ)，塩化マグネシウムを用いて，それぞれ0.10 mol/kg の5種類の水溶液を調製した。これらの水溶液から2種類を選び，それぞれ 5 mL ずつ混合した場合，得られた溶液の凝固点が最も低くなるのはどの組合せか。化学式で記せ。ただし，電解質は完全に電離するものとする。

京都薬科大学　25 年度　(24)

解答欄

<table>
<tr><td rowspan="2">問1</td><td colspan="2">〔ア〕</td><td>〔イ〕</td><td>〔ウ〕
　　溶媒　　溶質</td><td>〔エ〕
　低く　　高く</td></tr>
<tr><td colspan="2">〔オ〕
　低く　　高く</td><td>〔カ〕
　低い　　高い</td><td>〔キ〕</td><td></td></tr>
<tr><td>問2</td><td colspan="3">例

活性化エネルギー

記号</td><td colspan="2">温度 (℃)
0.4
0.0
-0.4
-0.8
-1.2
　30　　60　　90　　120
冷却時間 (秒)</td></tr>
<tr><td>問3</td><td colspan="3">純粋な溶媒　　　溶液Ⓧ</td><td colspan="2"></td></tr>
<tr><td>問4</td><td colspan="3">溶液　　　　の方が　　　　℃大きい</td><td colspan="2"></td></tr>
<tr><td>問5</td><td colspan="3">　　　　　と</td><td colspan="2"></td></tr>
</table>

(記入しないこと)

【IV】次の記述を読み，問1～8の答を解答欄に記せ。ただし，原子量はH＝1.0，C＝12.0，O＝16.0とする。　　　　　　　　　　　　　　　　　　　　　　　　　　　　　　　　　　　　　　　(33点)

化合物Ⓐは炭素数が3のアルキンである。Ⓐを原料としてアセトンが得られる反応を以下の図に示す。ただし，図中のⒶ～Ⓖは化合物を表し，（イ）～（ヘ）は反応経路の違いを示す。

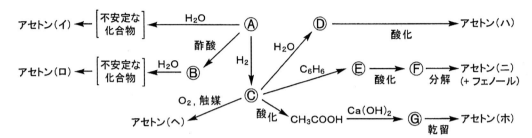

問1　図中のⒷ，Ⓓ，Ⓔの構造式を例にならって記せ。

問2　Ⓒとベンゼンから Ⓔができる反応は何か。あてはまるものを次の（A）～（F）より選び，記号を記せ。

　　　（A）縮合　　（B）中和　　（C）脱水　　（D）重合　　（E）置換　　（F）スルホン化

問3　Ⓒを直接酸化してアセトン（ヘ）を合成する場合，触媒として$PdCl_2$と$CuCl_2$が用いられる。これと同じ方法を用いて，エテンを酸化して得られる化合物の名称を記せ。

問4　図に示す反応経路の中で，加水分解反応を利用しているものはどれか。あてはまるものを（イ）～（ヘ）の記号で記せ。

問5　Ⓒを酸性条件で$KMnO_4$を用いて酸化すると不飽和結合が切断され，酢酸と二酸化炭素と水ができる。反応経路（ホ）によってアセトンを得るとき，Ⓐに含まれていた炭素原子の中でアセトンに変わった炭素原子の個数はⒶ1分子あたりいくつか。ただし，反応は完全に進行し，目的以外の反応はおこらないものとする。

問6　炭素数が3の鎖式アルキンや鎖式アルケンはそれぞれ1種類しか存在しないが，炭素数が4になると異性体が存在する。すべての異性体を含む炭素数が4の鎖式アルキンと鎖式アルケンの混合物に，触媒を用いてH_2を完全に付加させると何種類の化合物ができるか。

問7　不斉炭素原子をもつ分子量が最小の鎖式アルカンの分子式はC_7H_{16}であるが，不斉炭素原子をもつ分子量が最小の鎖式アルケンの構造式を例にならって記せ。

問8　反応経路（ニ）においてベンゼンのかわりにトルエンを用いた場合でも，同様の反応が進行し，最終的にアセトンとヒドロキシ基をもつ化合物Ⓧを得ることができる。60 kgのⒶを出発原料として，この方法でアセトンを合成すると，Ⓧは最大何kg得られるか。答は四捨五入して整数値で記せ。

京都薬科大学 25 年度 （26）

例： H_2C=CH-CH$_2$-$\overset{\underset{H}{|}}{\overset{CH_3}{\overset{|}{C}}}$ 〔ベンゼン環〕-2-OH, -C(=O)-O-C$_4$H$_9$

解答欄

	Ⓑ	Ⓓ	Ⓔ
問1			
問2		問3	
問4		問5	個 問6 種類
問7		問8	kg

（記入しないこと）

【Ⅴ】次の（1），（2）の記述を読み，問1～5の答を解答欄に記せ。ただし，原子量はH＝1.0，C＝12.0，O＝16.0とする。構造式は例にならって記せ。　　　　　　（35点）

（1）カルボン酸とアルコールから水がとれて生じる化合物を〔ア〕という。(a)この反応は可逆反応で，ある程度時間が経過すると平衡状態に達する。また，〔ア〕を水酸化ナトリウム水溶液中で加熱すると，カルボン酸のナトリウム塩とアルコールになる。この加水分解反応を特に〔イ〕という。

（2）Ⓐ，Ⓑ，Ⓒはいずれも同じ分子式$C_6H_{12}O_2$からなる化合物である。それぞれを加水分解すると，Ⓐから酢酸とアルコールⒹが，Ⓑから示性式C_2H_5COOHのカルボン酸ⒺとアルコールⒻが，Ⓒからカルボン酸ⒼとアルコールⒽが生じた。Ⓓ1分子から水1分子がとれると，(b)互いに幾何異性体の関係にある2つの化合物が得られた。ⒹおよびⒻを酸化して得られた化合物ⒾおよびⒿに(c)ヨウ素I_2を加え，さらに水酸化ナトリウム水溶液を反応させると，特異臭をもつ黄色沈殿を生じたが，Ⓗを酸化して得られた化合物Ⓚでは沈殿を生じなかった。Ⓘ，Ⓙ，Ⓚはいずれも酸性も銀鏡反応も示さなかったが，カルボン酸Ⓖは銀鏡反応を示した。

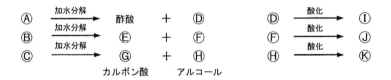

問1　〔ア〕，〔イ〕に入る最も適当な語句を記せ。

問2　下線部(a)について，酢酸0.10 molとエタノール0.10 molに触媒として少量の硫酸を加えて混合し，25℃に保った。この反応が平衡に達したとき，この反応液中に存在する酢酸エチルの量は何gか。ただし，この反応の25℃における平衡定数は4.0とし，反応中に液体から気体への変化や溶液の体積変化はないものとする。答は四捨五入して小数第1位まで記せ。

問3　下線部(b)について，得られた2つの化合物の構造式を記せ。

問4　下線部(c)について，次の問に答えよ。
　（ⅰ）この反応の名称を記せ。
　（ⅱ）Ⓐ～Ⓗのうち，この反応を示すものをすべて選び，その記号を記せ。
　（ⅲ）次式はこの反応にⒿを用いたときの化学反応式である。Ⓧ，Ⓨに適当な示性式を入れ，化学反応式を完成せよ。ただし，ⓍとⓎの順序は問わない。

　　　　Ⓙ ＋ 4NaOH ＋ 3I$_2$ ⟶ ［Ⓧ］ ＋ ［Ⓨ］ ＋ 3NaI ＋ 3H$_2$O

問5　Ⓐ～Ⓒの構造式を記せ。

京都薬科大学 25年度 (28)

例：

$$\begin{array}{c} H \\ C=C \\ H \end{array} \begin{array}{c} H \\ \end{array} -CH_2-CH_2-CH-C-CH_3 \\ \qquad\qquad\quad\ \ | \qquad \overset{O}{\|} \\ \qquad\qquad\quad\ CH_3$$

解答欄

	〔ア〕	〔イ〕
問1		
問2	g	
問3		
問4	（ⅰ）　　　　　　反応	（ⅱ）
	（ⅲ）Ⓧ	（ⅲ）Ⓨ
問5	Ⓐ	Ⓑ
	Ⓒ	

（記入しないこと）

京都薬科大学　25年度　(29)

　　　　　　【VIa】または【VIb】のどちらか１つを選んで解答すること。

【VIa】「生活と物質」に関する次の記述を読み，問１～４の答を解答欄に記せ。ただし，原子量
　　　はH＝1.0，C＝12.0，N＝14.0，O＝16.0，S＝32.0，Pb＝207とする。　　　　　（34点）

　私たちが生命を維持するために欠くことのできない物質群を栄養素といい，なかでも炭水化物，
油脂（脂質），タンパク質は〔ア〕栄養素とよばれる。タンパク質は，(a) α-アミノ酸の〔イ〕基
と〔ウ〕基が脱水縮合して (b) アミド結合をつくることにより，α-アミノ酸が数十個から数万個
つながったものであり，主に体の組織をつくる材料になるほか，酵素やホルモンとしてはたらくも
のがある。
　食品中のタンパク質は，その食品にカビや細菌などの微生物が付着している場合，それらが産
生する酵素などによって分解されることがある。このような食品中の栄養素などが分解されるこ
とによって有用な物質が生じる場合を発酵，悪臭物質の発生など有害な物質を生じる場合を〔エ〕
という。

問１　〔ア〕～〔エ〕に入る最も適当な語句を記せ。ただし，〔イ〕と〔ウ〕の順序は問わない。

問２　下線部(a)について，タンパク質を構成するα-アミノ酸は約２０種である。このうち，不斉
　　　炭素原子をもたないα-アミノ酸の名称と構造式を記せ。構造式は例にならって記せ。また，
　　　これら約２０種のα-アミノ酸の一部はヒトの生体内で合成されないか，合成されにくいた
　　　め，体外から摂取しなければならない。このようなα-アミノ酸を何とよぶか。

問３　下線部(b)について，アミノ酸どうしのアミド結合を特に何結合というか。また，アラニン，
　　　バリン，システインのそれぞれ１分子がアミド結合してできた直鎖状の化合物の構造異性
　　　体は何種類あるか。このような３つ以上のアミノ酸がアミド結合した化合物に特有の赤紫
　　　色を呈する反応の名称を記せ。

問４　ある食品は，硫黄を構成元素とする化合物としてシステインだけを含み，その含有量はシ
　　　ステインとして 12.1 g であった。この食品を室内で長期間放置したところ，腐卵臭と刺激
　　　臭を放つようになった。この悪臭の原因は，食品中のタンパク質が分解し，さらにそれに
　　　よって生じたシステインの一部が，以下に示すような反応により分解したためであった。

$$\underset{\text{H}_2\text{C-CH-COOH}}{\overset{\text{HS}\quad\text{NH}_2}{|\qquad|}} + 2\text{H}_2\text{O} \longrightarrow \underset{\text{H}_2\text{C-CH-COOH}}{\overset{\text{HO}\quad\text{OH}}{|\qquad|}} + \boxed{Ⓐ} + \boxed{Ⓑ}$$

　（ⅰ）上の反応式のⒶ，Ⓑに分子式を入れてシステインの分解の化学反応式を完成せよ。た
　　　だし，ⒶとⒷの順序は問わない。
　（ⅱ）この悪臭を放つようになった食品の水溶液に，十分な量の酢酸鉛（Ⅱ）を添加したとこ
　　　ろ，黒色の沈殿が 478 mg 生じた。この食品中の何％のシステインが分解していたか。
　　　ただし，食品の分解により生じた物質はすべて水溶液中に含まれるものとする。また，
　　　酢酸鉛（Ⅱ）はシステインの分解物とのみ反応して１種類の化合物の沈殿を生じるも
　　　のとする。答は四捨五入して整数値で記せ。

京都薬科大学 25年度 (30)

例：

$$H-O-\overset{\overset{\displaystyle HO}{|}}{\underset{\underset{\displaystyle O}{\|}}{P}}-O-\overset{\overset{\displaystyle H}{|}}{\underset{\underset{\displaystyle H}{|}}{C}}-\overset{\overset{\displaystyle H}{|}}{\underset{\underset{\displaystyle H}{|}}{\overset{S}{C}}}-\overset{\overset{\displaystyle H}{|}}{\underset{\underset{\displaystyle O}{\|}}{C}}-O-H$$

解答欄

問1	〔ア〕	〔イ〕	〔ウ〕	〔エ〕

問2	不斉炭素原子をもたないアミノ酸の名称	不斉炭素原子をもたないアミノ酸の構造式
	体外から摂取する必要のあるアミノ酸の総称	

問3	結合の名称　　　　　結合	異性体の数　　　　　種類	反応の名称　　　　　反応

問4	（i）Ⓐ	（i）Ⓑ
	（ii）　　　　　　　　　　　　％	

（記入しないこと）

【VIa】または【VIb】のどちらか1つを選んで解答すること。

【VIb】「生命と物質」に関する次の記述を読み，問1〜5の答を解答欄に記せ。ただし，原子量はH＝1.0，C＝12.0，N＝14.0，O＝16.0，S＝32.0，Pb＝207とする。　　　　　　　（34点）

　私たちが生命を維持するために欠くことのできない物質群を栄養素といい，なかでも炭水化物，油脂（脂質），タンパク質は〔ア〕栄養素とよばれる。タンパク質は，α-アミノ酸の〔イ〕基と〔ウ〕基が脱水縮合して(a)アミド結合をつくることにより，α-アミノ酸が数十個から数万個つながったものであり，主に体の組織をつくる材料になるほか，酵素やホルモンとしてはたらくものがある。

　抗生物質は，細菌などの微生物の生存に欠かせない物質を合成する酵素に結合して活性をなくしたり，生存に適さない物質をつくらせたりする。例えば，ペニシリンは，植物性細胞壁成分の合成をおさえてその効果を現す。また，ストレプトマイシンは，細菌がその遺伝子の本体である〔エ〕の塩基配列に基づきタンパク質を合成する過程を阻害する抗生物質であり，結核などの(b)感染症の治療に大きな威力を発揮してきた。

問1　〔ア〕〜〔エ〕に入る最も適当な語句を記せ。ただし，〔イ〕と〔ウ〕の順序は問わない。

問2　タンパク質などの栄養素は，胃液やすい液に含まれるタンパク質分解酵素の作用を受け，α-アミノ酸などに分解され，吸収されやすくなる。このような生体内のはたらきを何というか。また，胃液およびすい液に含まれるタンパク質分解酵素をそれぞれ1つ記せ。

問3　下線部(a)について，アミノ酸どうしのアミド結合を特に何結合というか。また，アラニン，バリン，システインのそれぞれ1分子がアミド結合してできた直鎖状の化合物の構造異性体は何種類あるか。このような3つ以上のアミノ酸がアミド結合した化合物に特有の赤紫色を呈する反応の名称を記せ。

問4　下線部(b)について，抗生物質を多用したりすると，病原菌がその抗生物質に対する抵抗性をもつようになることがある。このような菌の総称を記せ。

問5　あるタンパク質は，硫黄を構成元素とするアミノ酸としてシステインだけを含み，その含有量はシステインとして12.1 gであった。このタンパク質をある条件下で分解したところ，タンパク質はα-アミノ酸に分解され，さらにそれによって生じたシステインの一部は，以下に示すような反応により分解されて，腐卵臭と刺激臭を放つようになった。

$$
\underset{\text{H}_2\text{C-CH-COOH}}{\overset{\text{HS} \quad \text{NH}_2}{|\quad\quad|}} + 2\text{H}_2\text{O} \longrightarrow \underset{\text{H}_2\text{C-CH-COOH}}{\overset{\text{HO} \quad \text{OH}}{|\quad\quad|}} + \boxed{Ⓐ} + \boxed{Ⓑ}
$$

（i）上の反応式のⒶ，Ⓑに分子式を入れてシステインの分解の化学反応式を完成せよ。ただし，ⒶとⒷの順序は問わない。

（ii）このタンパク質の分解物の水溶液に，十分な量の酢酸鉛（II）を添加したところ，黒色の沈殿が478 mg生じた。このタンパク質中の何%のシステインが分解していたか。ただし，タンパク質の分解により生じた物質はすべて水溶液中に含まれるものとする。また，酢酸鉛（II）はシステインの分解物とのみ反応して1種類の化合物の沈殿を生じるものとする。答は四捨五入して整数値で記せ。

京都薬科大学　25年度　(32)

解答欄

問1	〔ア〕	〔イ〕	〔ウ〕	〔エ〕
問2	生体内のはたらき	胃液	すい液	
問3	結合の名称　　　　　　結合	異性体の数　　　　　　種類	反応の名称　　　　　　反応	
問4				
問5	（ⅰ）Ⓐ		（ⅰ）Ⓑ	
	（ⅱ）　　　　　　　　　%			

（記入しないこと）

京都薬科大学　25年度　（33）

英　語

解答　25年度

Ⅰ　出題者が求めたポイント

[語句]

philosophical：哲学の

outlook：見解、視野、態度

reflection：反射、反映、影響

reflect：反射する、反映する

system：(知識・思想などの)体系

ends：目的、目標、ねらい

vegetarianism：菜食(主義)

dietary：食事上の

not A but B：AではなくてB

for instance：たとえば

quality：特性、性質

associate A with B：AでBを連想する

unconventional：因習に囚われない、型にはまらない

[問題文テキスト和訳]

　私たちはみなベジタリアンは肉を食べない人々であるということを知っている。中には健康を増進させるために、ベジタリアンになることを選択している人もいるだろうが、多くのベジタリアンは動物を食べることが倫理的であると思わないので肉を食べない。私たちの多くは菜食主義とはその人の倫理的な信条の表現であると理解しているので、我々はベジタリアンのことを考えるとき、肉を食べないということを除いては他の人と同じであると単純に考えてはいけない。ある哲学的な見解を持っている人であると理解するべきであり、肉を食べないというその人の選択は、人間の目的のために動物を殺すのは非倫理的であると考えるという、深い部分での信条の体系の反映なのである。我々は菜食主義とは単に食生活の上での信条ではなく生き方であるということを理解するべきである。それゆえ、たとえば映画でベジタリアンの役の人出てくるとき、その役の人は、単に肉食を避ける人としてではなく、自然愛好家であるとか非伝統的な価値観を持っているといったベジタリアンを連想するような、ある一連の特性を持っている人として描かれているのである。

[解答]

(1) I　(2) F　(3) C　(4) E　(5) H　(6) J

(7) D　(8) B　(9) G　(10) A

Ⅱ　出題者が求めたポイント

[語句]

unsuspecting：疑うことを知らない；(ある事柄を)想像すらしない

by-product：副産物

after～：～にちなんで

outmost：最も遠い

stumble：つまずく

stumble on～：偶然～に出くわす、～を見つける

three millionths of～：100万分の3の～

a mere = a mere amount of

if only ＋ 仮定法過去(仮定法過去完了)：　～でありさえすればよいのだが(よかったのだが)　(強い願望)

So began the contamination…：the contamination 以下文末までが主語を含む句で、倒置となっている。

the same is true of～：～にも同じことが当てはまる

initiate：開始する

concentrate on～：～に集中する

uniformly：一様に、均一に

distribute～：～を分配する

decay：腐る；(科学用語)崩壊する

emit：(光などを)放つ

feeble：(音・光などが)弱い

clearly…：先行詞 element が not を用いて強調されているので、関係代名詞は that が用いられている。

loose：解放された、自由な、野放しの(放任の)
　　　　＊発音に注意

favor～：(計画などを)推奨する、支持する

bury：埋める　＊発音に注意

glass logs：暖炉等に置くための、ガラス状に加工された模造の薪

fuse～：～を溶解する、融合する

[問題文テキスト和訳]

　1945年8月に、新しい人工の元素であるプルトニウムが日本の長崎で爆発し、7万人以上の人々が亡くなったとき、その爆発は世界にとって想像の及ぶところではなかった。現在約1200トンのプルトニウムが存在し、そのうちの200トンが爆弾のために製造され、残りは原子力発電産業の副産物として蓄積されている。

　カルフォルニア州バークレーで1940年12月に、初めてプルトニウムの原子を作ったのが、グレン・シーボルク、アーサー・ワル、ジョセフ・ケネディの3名であった。太陽系の最も外側にある惑星である Pluto(＝冥王星)にちなんで、プルトニウムと命名された。シーボルクと同僚の研究者が新しい元素を調べていると、彼らは、驚くべき金属にぶち当たったことに、すぐ気づいた。

　1年以内にシーボルクのグループは、目に見える量のプルトニウムを合成した。彼らは、1941年になるまでに、1片としての重さを量れるだけに足りるプルトニウムを製造した。しかしそれはほんの100万分の3グラムではあったが。その時点でやめてさえいたらよかったのであるが、しかし1945年の夏までに2個の原子爆弾を製造するのに十分なプルトニウムが製造された。そのうち最初の1個は7月にニューメキシコ州のアラモゴードで実験された。そうしてこの、あらゆる元素の中で最も好まれていない元素による汚染が始まった。

　原子爆弾のうちおよそ4分の1のプルトニウムだけが爆発した。残りは気化した。このことは水素爆弾にも当てはまる。水素爆弾は中心部での起爆の為のプルト

ニウムが備えられている。結果として、1950年代にそうした多くの爆弾が地上で実験され、現在、我々がみなそれぞれ体内に数千個のプルトニウムの原子を確実に持つに至る程度の量のプルトニウムが拡散して風に乗って運ばれた。

プルトニウムは、他の重金属のように骨の全部にわたって均一に拡散するというよりも骨の表面に集中する傾向があるため危険である。これゆえにプルトニウムの体内の許容量は放射性元素の中で最も低い。プルトニウムは α 線を放出することによって崩壊するが、その α 線は、紙1枚または皮膚によっても遮られるくらいに弱い。しかし体内で α 線はDNAに損傷を与える可能性があり、恐らく白血病のようなガンを発症させる。明らかに、環境において野放しになっているのを見ていようという元素ではない。

望まれないプルトニウムは10万年以上も安全に保管されなくてはならない。半減期は2万4100年である。推奨される方法は、加工されたガラス状の薪であるグラスロッグの形状で埋めることである。アメリカでは自国製やロシアの核兵器の使用をやめるに伴ってプルトニウムを回収しているが、酸化プルトニウムを酸化シリコン、酸化ホウ素、酸化ガドリウムと融合させ、ガラス状にすることを計画している。

[解答]
問1　200トンが爆弾用に製造され、1000トンが原子力発電の副産物として蓄積されている。
問2　その時点でやめてさえいれば、原子爆弾の製造や投下は防ぐことができたろうに。
問3　1950年代に、そうした多くの爆弾が地上で実験され、現在我々がみなそれぞれ体内に数千個のプルトニウムの原子を確実に持つに至る程度の量のプルトニウムが拡散して風に乗って運ばれた。
問4　骨の表面
問5　①紙1枚、皮膚でも遮ることができるぐらい、浸透力において弱い。
　　②いったん体内に入ると、DNAが損傷し、白血病などのガンを引き起こす。
問6　③

Ⅲ　出題者が求めたポイント
(1)→(3)→(7)→(6)→(2)→(4)→(5)→(8)
[語句]
presumably：恐らく
conceive ～：①～を心に抱く　②想像する
inconceivably：想像もつかない程
consist in ～：～にある、～に存する
molecule：分子
soup：(生物) スープ。地球上の生命の起源に役割を果たしたと考えられている有機的な複合体である、液状またはゲル状の混合液。
free atoms：自由原子
be brought：獲得される
eventually：結局、ついには

result in ～：結果～になる、～という結果になる
zero-sum game：ゼロサムゲーム。全員の利得の和がゼロになるゲーム、またその状態。前述のcompeteに呼応している

[問題文和訳](正しい順序で)
(1)宇宙は、言われているところによれば、ビッグバン(大爆発)と共に始まった。
(3)このあとに急速な膨張が起こった。想像もできないくらいの小さな特異点からこれまた想像もできないくらい程大きく、果てしなく膨張する宇宙へと。
(7)ついには、この宇宙は物質が形成されるほどに冷却し、我々が知るところの現在の宇宙—物質と空間—という、今日の二元性という結果に至った。
(6)この物質がさらに凝縮され、ばらばらの恒星と、のちに惑星を形成した。
(2)ある惑星には—少なくとも我々が知る限りではひとつであるが、恐らくはそれ以上の惑星で—生命が形成された。
(4)もともとは、この生命はさらに単純な混合物質からなる「スープ」に浮かぶ単純な有機的な分子の中に存在した。
(5)しかし、これらの分子は「スープ」の中の自由原子を求めて互いに競い始めた。ひとつの分子が持っている、増大する複雑さは、他の分子の停滞又は消滅によってのみ獲得された。
(8)まさに発端から、生命は、ゼロサムゲームであった。

Ⅳ　出題者が求めたポイント
それぞれa, bの順番に：
(1) 3, 8　(2) 5, 8　(3) 4, 6
(4) 6, 9　(5) 1, 7
[語句]
be impatient for ～ to ～：～が～するのを心待ちにして
make a point of ～：必ず～する。～するのを信条としている
be supposed to ～：～することになっている　＜予定・要求＞
turn in ～ / hand in ～：～を提出する
have no sense of direction：方向音痴である
mind his(him) ～ing：かれが～するのを気にかける、いやがる
完成英文：
(1) My children were impatient for the summer vacation to start.
(2) He always made a point of being on time.
(3) You are supposed to turn in your homework tomorrow.
(4) I easily get lost because I have no sense of direction.
(5) I don't mind his eating a little meat occasionally.

Ⅴ　出題者が求めたポイント
(1)　E　(2)　A　(3)　J　(4)　H　(5)　I

(6)　C　(7)　G　(8)　B　(9)　D　(10)　F

[語句]

decide on ～：～に決定する

divide up ～：～を分ける、分割する

in my opinion：私の意見では、思うに

数 学

解 答　　25年度

Ⅰ 出題者が求めたポイント

(1)（数学Ⅱ・図形と方程式）

$f(x)k+g(x)=0$ のとき、k の値によらず成り立つとき、
$f(x)=0$, $g(x)=0$
(x_0, y_0) と直線 $ax+by+c=0$ の距離は、
$$\frac{|ax_0+by_0+c|}{\sqrt{a^2+b^2}}$$

(2)（数学B・空間図形）

$A(x_1, y_1, z_1)$, $B(x_2, y_2, z_2)$ につて、
線分ABを $m:n$ の比に内分する点の座標は、
$$\left(\frac{nx_1+mx_2}{m+n}, \frac{ny_1+my_2}{m+n}, \frac{nz_1+mz_2}{m+n}\right)$$
$$AB=\sqrt{(x_2-x_1)^2+(y_2-y_1)^2+(z_2-z_1)^2}$$
$$\cos\angle AOC=\frac{OA^2+OC^2-AC^2}{2OA\cdot OC}$$

(3)（数学Ⅰ・三角比）

$$\cos B=\frac{AB^2+BC^2-AC^2}{2AB\cdot BC}$$
△ABCの面積は、$\frac{1}{2}AB\cdot BC\sin B$
$BP:CP=AB:AC$
$AP^2=BA^2+BP^2-2BA\cdot BP\cos B$
$\frac{1}{2}(AB+BC+CA)r=$△ABCの面積

(4)（数学Ⅱ・対数関数）

左から $\log_a b=\dfrac{\log_c b}{\log_c a}$ を使って、底を2に、右から値を
求めながら比較していく。

〔解答〕

(1) $(x+y-3)+(-x+y-1)k=0$ より
$x+y-3=0$, $-x+y-1=0$
よって、$x=1, y=2$　　∴ $A(1, 2)$
直線は、$x+y-5=0$ で、Aとの距離が半径。
半径は、$\dfrac{|1+2-5|}{\sqrt{2}}=\dfrac{2}{\sqrt{2}}=\sqrt{2}$

(2) $C\left(\dfrac{1+2}{2+1}, \dfrac{2-2}{2+1}, \dfrac{-3+2}{2+1}\right)$

従って、$C\left(1, 0, -\dfrac{1}{3}\right)$

$OA=\sqrt{1^2+2^2+(-3)^2}=\sqrt{14}$

$OC=\sqrt{1^2+0^2+\left(-\dfrac{1}{3}\right)^2}=\sqrt{\dfrac{10}{9}}=\dfrac{\sqrt{10}}{3}$

$AC=\sqrt{(1-1)^2+(0-2)^2+\left(-\dfrac{1}{3}+3\right)^2}$

　　$=\sqrt{\dfrac{100}{9}}=\dfrac{10}{3}$

$OA^2+OC^2-AC^2=14+\dfrac{10}{9}-\dfrac{100}{9}=4$

$2OA\cdot OC=\dfrac{4\sqrt{35}}{3}$

$\cos\angle AOC=4\left(\dfrac{3}{4\sqrt{35}}\right)=\dfrac{3\sqrt{35}}{35}$

(3) $\cos B=\dfrac{9+25-36}{2\cdot 3\cdot 5}=-\dfrac{1}{15}$

$\sin B=\sqrt{1-\left(-\dfrac{1}{15}\right)^2}=\dfrac{4\sqrt{14}}{15}$

△ABCの面積は、$\dfrac{1}{2}\cdot 3\cdot 5\cdot\dfrac{4\sqrt{14}}{15}=2\sqrt{14}$

$BP=5\times\dfrac{3}{3+6}=\dfrac{5}{3}$

$AP^2=9+\dfrac{25}{9}-2\cdot 3\cdot\dfrac{5}{3}\left(-\dfrac{1}{15}\right)=\dfrac{112}{9}$

従って、$AP=\dfrac{4\sqrt{7}}{3}$

$\dfrac{1}{2}(3+5+6)r=2\sqrt{14}$　　∴ $r=\dfrac{2\sqrt{14}}{7}$

(4) $\log_8(\log_2(\log_4 16))=\log_8(\log_2 2)=\log_8 1=0$

$\log_4(\log_8(\log_2 16))=\dfrac{1}{2}\log_2(\log_8 4)=\dfrac{1}{2}\log_2\left(\dfrac{1}{3}\log_2 4\right)$

$=\log_2\sqrt{\dfrac{2}{3}}$　$\left(\sqrt{\dfrac{2}{3}}<1\ \text{より}\ \log_2\sqrt{\dfrac{2}{3}}<0\right)$

$\log_2(\log_8(\log_4 16))=\log_2(\log_8 2)=\log_2\left(\dfrac{1}{3}\log_2 2\right)$

$=\log_2\dfrac{1}{3}$　$\left(\dfrac{1}{3}<\sqrt{\dfrac{2}{3}}\ \text{より}\ \log_2\dfrac{1}{3}<\log_2\sqrt{\dfrac{2}{3}}\right)$

$\log_2(\log_4(\log_8 16))=\log_2\log_4\left(\dfrac{1}{3}\log_2 16\right)$

$=\log_2\left(\dfrac{1}{2}\log_2\dfrac{4}{3}\right)=\log_2\left(\log_2\sqrt{\dfrac{4}{3}}\right)$

$\log_2\dfrac{1}{3}$ は、$\log_2\left(\log_2 2^{\frac{1}{3}}\right)$ で表されるので、

$\left(\sqrt{\dfrac{4}{3}}\right)^6=\dfrac{64}{27}, \left(2^{\frac{1}{3}}\right)^6=4$　　∴ $\sqrt{\dfrac{4}{3}}<2^{\frac{1}{3}}$

従って、$\log_2(\log_4(\log_8 16))<\log_2(\log_8(\log_4 16))$
　　　　$<\log_4(\log_8(\log_2 16))<\log_8(\log_2(\log_4 16))$

（答）

(ア) 1　　(イ) 2　　(ウ) $\sqrt{2}$　　(エ) 1　　(オ) 0

(カ) $-\dfrac{1}{3}$　　(キ) $\dfrac{3\sqrt{35}}{35}$　　(ク) $2\sqrt{14}$　　(ケ) $\dfrac{5}{3}$

(コ) $\dfrac{4\sqrt{7}}{3}$　　(サ) $\dfrac{2\sqrt{14}}{7}$

(シ) $\log_2(\log_4(\log_8 16))$　　(ス) $\log_2(\log_8(\log_4 16))$

(セ) $\log_4(\log_8(\log_2 16))$　　(ソ) $\log_8(\log_2(\log_4 16))$

京都薬科大学 25 年度 (37)

Ⅱ 出題者が求めたポイント (数学A・確率)

(1) 取り出された順番を1, 8が入るところに選んでおきそこに1, 8を並べる。

(2) (3) (1)と同様に, 取り出された順番を1, 6, 8が入るところを選んでおきそこに1, 6, 8を並べる。

(4) とり出された順番を2つずつペアで2つ選んでおきそこに1, 2と7, 8を並べる。2つずつのペアで後にどちらが入るかを考えればよい。

(5) (6) (4)と同様にとり出された順番を2つずつペアで3つ選んでおき, そこに1, 2と7, 8と4, 6に並べると考える。

(7) (2)と同様に, 1, 7, 8が入るところを選んでおきそこに1, 7, 8を並べる。

〔解答〕

(1) 1と8が入るところを2ケ所選んでおき, そこに1と8を並べる。

確率は, $\dfrac{1}{2}$

(2) 1と6と8が入るところを3ケ所選んでおき, そこに1と6と8を並べる。全体は, $3!=6$
1が先頭なのは, 残りは6と8だから, $2!=2$

確率は, $\dfrac{2}{6}=\dfrac{1}{3}$

(3) 1が最後にならない場合である。
1が最後なのは, 残りは6と8だから, $2!=2$

確率は, $1-\dfrac{2}{6}=\dfrac{4}{6}=\dfrac{2}{3}$

(4) 1, 2と7, 8が入るところを2ケ所ずつ2つ選んでおき, そこに1, 2と7, 8を並べる

確率は, $\dfrac{1}{2}$

(5) 1, 2と4, 6と7, 8が入るところを2ケ所ずつ3つ選んでおき, そこに, 1, 2と4, 6と7, 8を並べる。
全体は, $3!=6$
最初にそろうところに1, 2を入れると, 残りは, 4, 6と7, 8だから, $2!=2$

確率は, $\dfrac{1}{6}=\dfrac{1}{3}$

(6) 最後にそろうところに1, 2が入らない場合である。
最後にそろうところに1, 2なのは, 残りは, 4, 6と7, 8だから, $2!=2$

確率は, $1-\dfrac{2}{6}=\dfrac{4}{6}=\dfrac{2}{3}$

(7) 1と7と8が入るところを3ケ所選んでおき, そこに1と7と8を並べる。全体は, $3!=6$
1と8がそろう方が7, 8がそろう方より前ということは最後が7の場合なので, 残りは1と8だから$2!=2$

確率は, $\dfrac{2}{6}=\dfrac{1}{3}$

(答)

(ア) $\dfrac{1}{2}$ (イ) $\dfrac{1}{3}$ (ウ) $\dfrac{2}{3}$ (エ) $\dfrac{1}{2}$ (オ) $\dfrac{1}{3}$

(カ) $\dfrac{2}{3}$ (キ) $\dfrac{1}{3}$

Ⅲ 出題者が求めたポイント (数学B・数列)

(1) p %の食塩水 $q\,g$ の食塩の量は, $\dfrac{p}{100}q\,(g)$

(2) 容器A が x_{n-1} %, 容器Bが y_{n-1} %であるとして, 操作をした後の濃度を考える。

(4) $x_n=px_{n-1}+q$ のとき, $\alpha=p\alpha+q$ である α を求めると, $x_n-\alpha=p(x_{n-1}-\alpha)$ となるので,
$x_n=\alpha+(x_1-\alpha)p^{n-1}$

〔解答〕

(1) $\dfrac{a}{100}300+\dfrac{b}{100}400=3a+4b$

(2) Aが x_{n-1} %, Bが y_{n-1} %とする。
AからBへ100g移す時, 移す食塩の量は,
$\dfrac{100}{300}\left(\dfrac{x_{n-1}}{100}300\right)=x_{n-1}\,(g)$

$\dfrac{y_n}{100}=\dfrac{1}{500}\left(\dfrac{y_{n-1}}{100}400+x_{n-1}\right)$

従って, $y_n=\dfrac{1}{5}x_{n-1}+\dfrac{4}{5}y_{n-1}$

BからAへ100g移すとき, 移す食塩の量は,
$\dfrac{100}{500}\left(\dfrac{y_{n-1}}{100}400+x_{n-1}\right)=\dfrac{4}{5}y_{n-1}+\dfrac{1}{5}x_{n-1}\,(g)$

$\dfrac{x_n}{100}=\dfrac{1}{300}\left(\dfrac{x_{n-1}}{100}200+\dfrac{4}{5}y_{n-1}+\dfrac{1}{5}x_{n-1}\right)$

従って, $x_n=\dfrac{11}{15}x_{n-1}+\dfrac{4}{15}y_{n-1}$

(3) $3x_n+4y_n=\dfrac{11}{5}x_{n-1}+\dfrac{4}{5}y_{n-1}+\dfrac{4}{5}x_n+\dfrac{16}{5}y_{n-1}$
$=3x_{n-1}+4y_{n-1}$

従って, $3x_n+4y_n=3a+4b$
ここで, $3a+4b=c$とおく。

(4) $3x_{n-1}+4y_{n-1}=c$ より $4y_{n-1}=c-3x_{n-1}$

$x_n=\dfrac{11}{15}x_{n-1}+\dfrac{1}{15}(c-3x_{n-1})$

$x_n=\dfrac{8}{15}x_{n-1}+\dfrac{1}{15}(3a+4b)$

$\alpha=\dfrac{8}{15}\alpha+\dfrac{1}{15}c$ とおくと, $\alpha=\dfrac{1}{7}c$

$x_1=\dfrac{11}{15}a+\dfrac{4}{15}b,\ x_1-\dfrac{1}{7}c=\dfrac{32}{105}a-\dfrac{32}{105}b$

$x_n-\dfrac{1}{7}c=\dfrac{8}{15}\left(x_{n-1}-\dfrac{1}{7}c\right)$

$x_n-\dfrac{1}{7}c=\left(\dfrac{8}{15}\right)^{n-1}\left(x_1-\dfrac{1}{7}c\right)$

$x_n=\dfrac{3}{7}a+\dfrac{4}{7}b+\left(\dfrac{8}{15}\right)^{n-1}\left(\dfrac{32}{105}a-\dfrac{32}{105}b\right)$

$3x_n+4y_n=c$ より $y_n=\dfrac{3}{4}a+\dfrac{4}{4}b-\dfrac{3}{4}x_n$

$y_n=\dfrac{3}{4}a-\dfrac{9}{28}a+\dfrac{4}{4}b-\dfrac{12}{28}b$
$-\left(\dfrac{8}{15}\right)^{n-1}\left(\dfrac{8}{35}a-\dfrac{8}{35}b\right)$

$y_n=\dfrac{3}{7}a+\dfrac{4}{7}b+\dfrac{3}{7}\left(\dfrac{8}{15}\right)^n(b-a)$

(答)

(ア) $3a+4b$ (イ) $\dfrac{1}{5}$ (ウ) $\dfrac{4}{5}$ (エ) $\dfrac{11}{15}$ (オ) $\dfrac{4}{15}$

(カ) 3　(キ) 4　(ク) $\dfrac{8}{15}$　(ケ) $\dfrac{1}{15}(3a+4b)$

(コ) $\dfrac{3}{7}a+\dfrac{4}{7}b+\left(\dfrac{8}{15}\right)^{n}\left(\dfrac{4}{7}a-\dfrac{4}{7}b\right)$

(サ) $\dfrac{3}{7}a+\dfrac{4}{7}b+\dfrac{3}{7}\left(\dfrac{8}{15}\right)^{n}(b-a)$

Ⅳ 出題者が求めたポイント（数学Ⅱ・微分積分）

(1) $y=f(x)$の上の$(t,f(x))$における接線の方程式は，
$\quad y=f'(x)(x-t)+f(t)$
$\quad \ell_1,\ell_2$の方程式を求め連立方程式を解く。

(2) aから交点のx座標，交点のx座標からbの2つの部分に
$\quad$分けて定積分で求める。

(3) $a-1$の正負を判定し，bをaで表わす。
$\quad x>0,\ y>0$のとき，$x+y\geqq 2\sqrt{xy}$
$\quad$等号が成り立つのは，$x=y$のとき

〔解答〕

(1) $y=x^2-2x+1,\ y'=2x-2$
$\quad \ell_1:y=(2a-2)(x-a)+a^2-2a+1$
$\quad y=(2a-2)x-a^2+1$
$\quad \ell_2:y=(2b-2)(x-b)+b^2-2b+1$
$\quad y=(2b-2)x-b^2+1$
$\quad (2a-2)x-a^2+1=(2b-2)x-b^2+1$
$\quad b^2-a^2=2(b-a)x$
$\quad$よって，$x=\dfrac{a+b}{2}$
$\quad y=(2a-2)\dfrac{a+b}{2}-(a^2-1)$
$\quad\quad =(a-1)(a+b)-(a-1)(a+1)$
$\quad\quad =(a-1)(b-1)$

$\quad$従って，交点の座標は，$\left(\dfrac{a+b}{2},\ (a-1)(b-1)\right)$

(2) $a\leqq x\leqq \dfrac{a+b}{2}$では，

$(x-1)^2-(2a-2)x+a^2-1=x^2-2ax+a^2$

$\displaystyle\int_a^{\frac{a+b}{2}}(x^2-2ax+a^2)\,dx$

$=\left[\dfrac{x^3}{3}-ax^2+a^2x\right]_a^{\frac{a+b}{2}}$

$=\dfrac{(a+b)^3}{24}-a\dfrac{(a+b)^2}{4}+a^2\dfrac{a+b}{2}-\dfrac{a^3}{3}$

$\dfrac{a+b}{2}\leqq x\leqq b$では，

$(x-1)^2-(2b-2)x+b^2-1=x^2-2bx+b^2$

$\displaystyle\int_{\frac{a+b}{2}}^{b}(x^2-2bx+b^2)\,dx$

$=\left[\dfrac{x^3}{3}-bx^2+b^2x\right]_{\frac{a+b}{2}}^{b}$

$=\dfrac{b^3}{3}-\dfrac{(a+b)^3}{24}+b\dfrac{(a+b)^2}{4}-b^2\dfrac{(a+b)}{2}$

$S=\dfrac{b^3}{3}-\dfrac{a^3}{3}+(b-a)\dfrac{(a+b)^2}{4}-(b^2-a^2)\dfrac{a+b}{2}$

$=\dfrac{b-a}{12}\left\{4(b^2+ba+a^2)\vphantom{\dfrac11}\right.$
$\quad\quad\left.+3(a^2+2ab+b^2)-6(a^2+2ab+b^2)\right\}$

$=\dfrac{(b-a)^3}{12}$

(3) $\ell_1{}'$と$\ell_2{}'$が直交するということは，ℓ_1とℓ_2が直交する。
$\quad \ell_1$とℓ_2が直交するので，$2(a-1)\cdot 2(b-1)=-1$

$\quad$従って，$(a-1)(b-1)=-\dfrac{1}{4}$

$\quad$積が負で，$a<b$より，$a-1<0$

$\quad b=1-\dfrac{1}{4(a-1)}=1+\dfrac{1}{4(1-a)}$

$\quad 1-a>0$

$\quad b-a=1-a+\dfrac{1}{4(1-a)}\geqq 2\sqrt{(1-a)\dfrac{1}{4(1-a)}}$

$\quad$よって，$b-a$の最小値が1だから，

$\quad S$の最小値は，$\dfrac{1^3}{12}=\dfrac{1}{12}$

$\quad$最小となるときは，$1-a=\dfrac{1}{4(1-a)}$

$\quad (1-a)^2=\dfrac{1}{4}$　より　$1-a=\dfrac{1}{2}$

$\quad$従って，$a=\dfrac{1}{2},\ b=\dfrac{1}{2}+1=\dfrac{3}{2}$

$\quad \ell_1$とℓ_2の交点をPとする。

$\quad A\left(\dfrac{1}{2},\ \dfrac{1}{4}\right),\ B\left(\dfrac{3}{2},\ \dfrac{1}{4}\right),\ P\left(1,\ -\dfrac{1}{4}\right)$

$\quad \ell_1,\ \ell_1{}',\ \ell_2,\ \ell_2{}'$の4つの直線で囲まれた部分のすべ
$\quad$てに内角は直角である。面積は，$PA\cdot PB$

$\quad PA=\sqrt{\left(\dfrac{1}{2}-1\right)^2+\left(\dfrac{1}{4}+\dfrac{1}{4}\right)^2}=\dfrac{\sqrt{2}}{2}$

$\quad PB=\sqrt{\left(\dfrac{3}{2}-1\right)^2+\left(\dfrac{1}{4}+\dfrac{1}{4}\right)^2}=\dfrac{\sqrt{2}}{2}$

$\quad$よって，正方形であり面積は，

$\quad \left(\dfrac{\sqrt{2}}{2}\right)^2=\dfrac{1}{2}$

(答)

(ア) $\dfrac{a+b}{2}$　　(イ) $(a-1)(b-1)$　　(ウ) $\dfrac{(b-a)^3}{12}$

(エ) $\dfrac{1}{12}$　　(オ) $\dfrac{1}{2}$　　(カ) $\dfrac{3}{2}$　　(キ) $\dfrac{1}{2}$

化 学　解答　25年度

I 出題者が求めたポイント……理論、有機小問集

(1) 同素体は、同じ元素から成る単体で性質が異なるもの。(A)は異なる元素の単体、(C)、(D)は化合物である。
(2) (A) Feの酸化数は+3、(B) Crは+6、(D) Nは+5で、その元素の最大値であるので還元剤にはならない。(C) Sは+4で、+6にも0にも変ることができる。
(3) 変色域は (A) 4.2～6.2 (B) 3.1～4.4 (C) 8.0～9.8 (D) 6.0～7.6
(4) (A) O=C=O　(B) H-C-H (with H above and below)　(C) H-O-H　(D) N≡N
(5) (A)と(C)は単糖　(B)二糖で還元性なし。
(6) $RCH(NH_2)COOH$のRは (A) CH_2CH_2COOH (B) CH_2-⟨⟩-OH (C) $CH_2CH_2SCH_3$ (D) $(CH_2)_4NH_2$
(8) 溶液状のものをゾル、半固体はゲル、その乾燥したものはキセロゲルという。
(9) (サ) $62.9x + 64.9(1-x) = 63.5$　$x = 0.70$
(シ) $63 - 29 = 34$

[解答]
(ア) B　(イ) C　(ウ) C　(エ) A　(オ) D　(カ) B　(キ) 緩衝
(ク) コロイド　(ケ) ゾル　(コ) ゲル　(サ) 70　(シ) 34

II 出題者が求めたポイント……ハロゲンとその化合物

問1. (エ) $Cl_2 + H_2O \rightarrow HCl + HClO$ (エ)
(オ)～(カ) AgFは水に可溶、他は不溶。AgClは白色、AgBrは淡黄色、AgIは黄色

問2. 単体の酸化力は、原子番号の小さいものほど強い。
問3. (b) さらし粉は $CaCl(ClO)\cdot H_2O$　ClO^- が HCl を酸化する。　$ClO^- + 2H^+ + 2e^- \rightarrow Cl^- + H_2O$
(c) ホタル石は CaF_2
問4. Fの電気陰性度は全元素中最大で、H-F結合の極性は大きく、水素結合をつくり易い。
問5. $SiO_2 + 6HF \rightarrow H_2SiF_6 + 2H_2O$
石英 SiO_2 の物質量は HF の 1/6 であるから
$60.0 [g/mol] \times \dfrac{40 [g]}{20.0 [g/mol]} \times \dfrac{1}{6} = 20 [g]$

問6. 水溶液の混合で濃度は1/2になるから
$[Cl^-] = 0.20$ mol/L　$[Ag^+] = 4.0 \times 10^{-10}$ mol/L
$[Ag^+][Cl^-] = 4.0 \times 10^{-10} [mol/L] \times 0.20 [mol/L]$
$= 8.0 \times 10^{-11} [mol^2/L^2]$
この値はAgClの溶解度積 1.8×10^{-10} mol²/L² より小さいので、AgClは沈殿しない。

[解答]
問1. (ア) 17　(イ) 7　(ウ) 1　(エ) 次亜塩素酸　(オ) ヨウ化銀　(カ) フッ化銀　問2. $F_2 > Cl_2 > Br_2 > I_2$
問3. (b) $CaCl(ClO)\cdot H_2O + 2HCl \rightarrow CaCl_2 + 2H_2O + Cl_2$
(c) $CaF_2 + H_2SO_4 \rightarrow CaSO_4 + 2HF$
問4. フッ素の電気陰性度が大きいのでH-F結合の極性が大きく、分子間で水素原子をはさんで結合するため
問5. 20 g　問6. 8.0×10^{-11} mol²/L²　沈殿は生成しない

III 出題者が求めたポイント……凝固点降下

問1. 不揮発性溶質を溶かした溶液では、溶質粒子の数(濃度)に比例して蒸気圧が下がり、溶液が沸騰するには溶媒よりも温度を高くしなければならない。
　また凝固するには固体と液体の蒸気圧が等しくなければならないが、溶液では蒸気圧が下がっているので、固体の蒸気圧も低くしないと凝固は起こらず、凝固点は下がる。

問2. 過冷却が過ぎて温度変化が一定になったときの直線を延長し、冷却曲線と交わった点の温度が凝固点である。

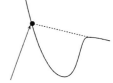
この点の温度が凝固点

問3. 表①の方が凝固点が低いので、溶液Xである。
問4. 49 gの氷が析出した温度は、水 50 g に Na_2SO_4 1 g を溶かした水溶液の凝固点である。
凝固点降下度 Δt = モル凝固点降下×質量モル濃度 であり、Na_2SO_4 は $2Na^+$ と SO_4^{2-} に電離するから 1 mol は 3 mol として働くことより
$\Delta t [K] = 1.8 [K\cdot kg/mol] \times \dfrac{1 [g]}{142 [g/mol]} \times 3 \times \dfrac{1000 [g/kg]}{50 [g]}$
$\fallingdotseq 0.76 [K]$
水溶液Yの方が $0.76 [K] - 0.6 [K] \fallingdotseq 0.2 [K]$ 大きい。

問5. (i) 尿素水溶液 5 mL 中の尿素分子を a [mol] とする。
(ii) NaCl水溶液　Na^+ a [mol] と Cl^- a [mol]
(iii) フルクトース水溶液　フルクトース分子 a [mol]
(iv) $Pb(NO_3)_2$水溶液　Pb^{2+} a [mol] と NO_3^- $2a$ [mol]
(v) $MgCl_2$水溶液　Mg^{2+} a [mol] と Cl^- $2a$ [mol]
(ii)+(iv)　$PbCl_2$ $0.5a$ [mol] が沈殿し、Pb^{2+} $0.5a$ [mol]、Na^+ a [mol]、NO_3^- $2a$ [mol] が残る。
(ii)+(v)　沈殿は生じず、Na^+ a [mol]、Mg^{2+} a [mol]、Cl^- $3a$ [mol] が含まれる。
(iv)+(v)　$PbCl_2$ a [mol] が沈殿し、NO_3^- $2a$ [mol] と Mg^{2+} a [mol] が残る。
他の組合せはもとの溶液中の分子、イオンの量の和が含まれるので、(ii)+(iv)の場合が最も多く、凝固点降下度が最も大きい。

[解答]
問1. (ア) 蒸発　(イ) 凝縮　(ウ) 溶媒　(エ) 低く　(オ) 高く　(カ) 低い　(キ) 過冷却　問2. 次頁図、C

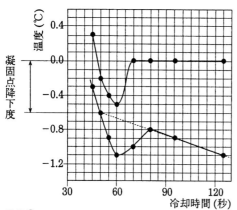

問3. 溶液Ⓧ
問4. 溶液Ⓨの方が0.2℃大きい。
問5. NaClとMgCl₂

Ⅳ 出題者が求めたポイント……アセトンの製法

炭素数3のアルキンⒶはプロピン CH≡CCH₃

経路イ CH≡C-CH₃ →(H₂O) CH₂=C-CH₃
                                    |
                                    OH
→(分子内転位) CH₃-C-CH₃
                    ‖
                    O

経路ロ CH≡C-CH₃ →(酢酸) CH₂=C-CH₃ Ⓑ
                                    |
                                    O-CO-CH₃
→(H₂O 加水分解) CH₂=C-CH₃ →(転位) CH₃-C-CH₃
                    | ‖
                    OH   O

経路ハ CH≡C-CH₃ →(H₂) CH₂=CHCH₃ Ⓒ
→(H₂O) CH₃-CH(OH)-CH₃ Ⓓ →(酸化) CH₃-CO-CH₃

経路ニ CH₂=CH-CH₃ →(ベンゼン) ⌬-CH(CH₃)₂ Ⓔ
→(酸化) ⌬-C(CH₃)₂OOH Ⓕ
→(分解) CH₃-CO-CH₃ + ⌬-OH

経路ホ CH₂=CH-CH₃ →(酸化) CH₃COOH
→(中和) (CH₃-COO)₂Ca Ⓖ
→(乾留 熱分解) CH₃-CO-CH₃ + CaCO₃

経路ヘ CH₂=CH-CH₃ →(O₂) CH₃-CO-CH₃

問2. ベンゼンのH原子の代りにイソプロピル基 -CH(CH₃)₂が入る置換反応であるが、プロペンに対してベンゼンが付加する反応でもある。

問3. CH₂=CH-CH₃ →(O₂) CH₃-CO-CH₃ のCH₃の代りにH原子がついているから、反応は
CH₂=CH-H → CH₃-CO-H(CH₃-CHO)

問5. Ⓐ CH≡C-CH₃ → Ⓒ CH₂=CH-CH₃
              CH₂=CH-CH₃
                    ↓
              CO₂, H₂O CH₃COOH

→(CH₃COO)₂Ca → CH₃-CO-CH₃ + CaCO₃
Ⓐ2分子のC 4原子がアセトン1分子に含まれるから、Ⓐ1分子あたり3/2個のC原子がアセトンに移行したことになる。

問6. 炭素数4のアルキンは (ア)C≡C-C-Cと
(イ)C-C≡C-C(炭素鎖の枝分かれしたものはない)。
炭素数4のアルケンは (ウ)C=C-C-C
(エ)C-C=C-C (オ)C=C⟨C C

完全にH₂を付加すると、炭素鎖に枝分かれのない
(ア)〜(エ)はすべてブタン C-C-C-Cになり、枝分かれのある(オ)はイソブタン C-C-C になる。
                                              |
                                              C

問7. 不斉炭素原子のある炭素数最小のアルカンC₇H₁₆は
              CH₃
              |
CH₃-CH₂-CH₂-C*H-CH₂-CH₃

不斉炭素原子のある炭素数最小のアルケンは、上式にC=Cのある最小の基を入れてやればよいから、CH₃-CH₂-CH₂-の代りにCH₂=CH-が結合していればよい。

問8. C₆H₆の代りに CH₃-C₆H₅を反応させるから、
CH₃-C₆H₄-CH(CH₃)₂ Ⓔ'
CH₃-C₆H₄-C(CH₃)₂OOH Ⓕ' を経て
CH₃-C₆H₄-OH Ⓧ(クレゾール) が生じる。
Ⓐ(分子量40.0) 1 mol からⓍ(分子量108.0) 1 mol が生じるから

$$\frac{60 \times 10^3 〔g〕}{40.0〔g/mol〕} = \frac{x \times 10^3 〔g〕}{108.0〔g/mol〕} \quad x = 162〔kg〕$$

[解答]
問1. Ⓑ H₂C=C-CH₃   Ⓓ H₃C-CH-CH₃
          | |
          O-C-CH₃   OH
              ‖
              O

Ⓔ ⌬-CH(CH₃)₂ (CH₃上下)

問2. E   問3. アセトアルデヒド   問4. (ロ)
問5. 3/2個   問6. 2種類
問7.   CH₃   問8. 162 kg
              |
H₂C=CH-C-CH₂-CH₃
              |
              H

Ⅴ 出題者が求めたポイント……有機物の推定

問1. R-COOH + R'OH
⇌(H⁺触媒, エステル化 / H⁺触媒, エステルの加水分解) R-COO-R' + H₂O

OH⁻を用いてエステルを加水分解すると、反応は一方的に進む
R-COO-R' + NaOH
→(けん化) R-COONa + R'-OH

問2. 酢酸エチルがx〔mol〕生じたとき水もx〔mol〕生じ、酢酸とエタノールはx〔mol〕反応してそれぞれ$(0.10-x)$〔mol〕になっているから、容器の体積をV〔L〕

とすると

$$K = \frac{[CH_3COOC_2H_5][H_2O]}{[CH_3COOH][C_2H_5OH]}$$

$$= \frac{x/V(mol/L) \times x/V(mol/L)}{(0.10-x)/V(mol/L) \times (0.10-x)(mol/L)} = 4.0$$

$$x = \pm 2(0.1-x)$$

$0 < x < 0.1$〔mol〕であるから　$x = 0.2/3$〔mol〕

酢酸エチル 0.2/3 mol の質量は

$$88.0〔g/mol〕\times 0.2/3〔mol〕\fallingdotseq 5.9〔g〕$$

(2)　$C_6H_{12}O_6$ Ⓐ $+ H_2O \rightarrow CH_3COOH +$ Ⓓ

Ⓐの分子式より　Ⓓ $= C_4H_9OH$

C_4H_9OHには　㋐ C-C-C-C-OH　㋑ C-C-C-C（OH）

㋒ 分岐構造 C-C-C-OH、㋓ 分岐構造 C-C-C（OH）があり，脱水すると

㋐→㋕ C-C-C=C　㋑→㋕と㋖ C-C=C-C

㋒,㋓→㋗ C=C-C　が生じる。このうち幾何異性

体があるのは㋖。よってⒹはイの2-ブタノール。

Ⓓの酸化生成物Ⓘは $CH_3-CH_3-CO-CH_3$ エチルメチ
ルケトンである。

$C_6H_{12}O_6$ Ⓑ $+ H_2O \rightarrow C_2H_5COOH +$ Ⓕ

Ⓕ $= C_3H_7OH$　　C_3H_7OHには　㋘ C-C-C-OH と ㋙
C-C-C（OH）があり，酸化生成物は

㋘→㋚ C-C-CHO→㋛ C-C-COOH

㋙→㋜ C-C-C（=O）　このうちヨードホルム反応が陽

性なのは㋜なので　Ⓕは㋙の2-プロパノール，Ⓕの
酸化生成物Ⓙは $CH_3-CO-CH_3$ アセトンである。ケト
ンⒾ，Ⓙは酸性も銀鏡反応も示さない。

$C_6H_{12}O_6$ Ⓒ $+ H_2O \rightarrow$ Ⓖ $+$ Ⓗ

銀鏡反応を示すカルボン酸Ⓖはギ酸，よってⒽは
$C_5H_{11}OH$。$C_5H_{11}OH$には次の構造異性体がある。

㋝ C-C-C-C-C（OH）　㋞ C-C-C-C-C（OH）

㋟ C-C-C-C-C（OH）　㋠ 分岐構造 C-C-C-C-OH

㋡ 分岐構造 C-C-C-C（OH）　㋢ 分岐構造 C-C-C-C（OH）

㋣ 分岐構造 C-C-C-C（OH）　㋤ 分岐構造 C-C-C-OH

Ⓗは酸化されるから，酸化されない第三級アルコー
ルの㋣ではない。酸化生成物が酸性も銀鏡反応も示
さないから第一級アルコールの㋝，㋟，㋡，㋤ではない。
$CH_3CH(OH)-$構造をもつアルコールは酸化により
CH_3CO-構造をもつケトンになりヨードホルム反応陽
性である（酸化前のアルコールも）が，Ⓚは反応しなか
ったので，$CH_3CH(OH)-$構造をもつ㋞，㋢ではない。
よってⒽは㋠，Ⓚは $CH_3-CH_2-CO-CH_2-CH_3$ である。

問4.(ii) $CH_3CH(OH)-$構造をもつアルコール，または
CH_3CO-構造をもつケトンはⒹ，Ⓕ，Ⓘ，Ⓙである。

(iii) $CH_3CH(OH)-$構造，CH_3CO-構造の CH_3 部分がヨ
ードホルム CHI_3 Ⓧになり，残りの部分がカルボン酸
の塩Ⓨになる。

[解答]
問1.㋐エステル　㋑けん化　　問2. 5.9 g

問3. 構造式（シス・トランス幾何異性体）

問4.(i)ヨードホルム反応　(ii)Ⓓ，Ⓕ
(iii)Ⓧ CHI_3　Ⓨ CH_3COONa

問5.Ⓐ $CH_3-C(=O)-O-CH-CH_2-CH_3$（側鎖 CH_3）

Ⓑ $CH_3-CH_2-C(=O)-O-CH-CH_3$（側鎖 CH_3）

Ⓒ $H-C(=O)-O-CH-CH_2-CH_3$（側鎖 CH_2-CH_3）

選択問題
**Ⅵa　出題者が求めたポイント……タンパク質と
アミノ酸**

問1.　炭水化物，油脂，タンパク質を三大栄養素，これ
にミネラルとビタミンを含めて五大栄養素という。

酵素による分解反応で，生成物がヒトに有益な場合を
発酵，有害な場合を腐敗という。

問2.　不斉炭素原子をもたない α-アミノ酸はグリシン
H_2N-CH_2-COOH である。

問3.　アラニン Ala，バリン Val，システイン Cys の結
合順は　Ala-Val-Cys，Ala-Cys-Val，
Val-Ala-Cys，Val-Cys-Ala
Cys-Ala-Val，Cys-Val-Ala　の6種類である。

アミノ酸3分子以上のペプチドは，塩基性で $CuSO_4$
により赤紫色を呈する。これをビウレット反応とい
う。

問4.　(i) システインの $-SH$，$-NH_2$ 部分が切れて H と結
合し，H_2S，NH_3 が生じる。

(ii) 酢酸鉛(II) と反応して生じる黒色沈殿は PbS。シス
テイン(分子量121.0) 1 mol から PbS (式量239) 1 mol
が生じるから

$$\frac{x〔g〕}{121〔g/mol〕} = \frac{478 \times 10^{-3}〔g〕}{239〔g/mol〕}　　x = 0.242〔g〕$$

分解率は　$\dfrac{0.242〔g〕}{12.1〔g〕} \times 100 = 2$〔%〕

[解答]
問1.㋐三大　㋑カルボキシ　㋒アミノ　㋓腐敗

問2.不斉炭素原子をもたないアミノ酸：グリシン

グリシンの構造式

体外から摂取するアミノ酸：必須アミノ酸

問3.結合：ペプチド結合　　異性体：6種類
　　反応：ビウレット反応

問4. (i) ⒶH_2S ⒷNH_3 (ii) 2%

選択問題

Ⅵb 出題者が求めたポイント……タンパク質，
アミノ酸，抗生物質
問2. タンパク質分解酵素は胃液中のペプシン，すい液
中のトリプシンである。
問3, 問5. Ⅵaの問3, 問4と同じ問題である。
[解答]
問1. ㈦三大　㈣カルボキシ　㈬アミノ　㈢DNA
問2. 働き：消化　胃液：ペプシン　すい液：トリプシン
問3. 結合：ペプチド結合　　異性体：6種類
　　　反応：ビウレット反応
問4. 耐性菌
問5. (i) ⒶH_2S ⒷNH_3 (ii) 2%

京都薬科大学　薬学部入試問題と解答

平成 30 年 6 月 26 日　初版第 1 刷発行

編　集　みすず学苑中央教育研究所

発行所　株式会社ミスズ　　　　　　　　　定価　本体 3,600 円＋税

　　　　〒167－0053

　　　　東京都杉並区西荻南 2 丁目 1 7 番 8 号

　　　　　　　　ミスズビル 1 階

　　　　電　話　0 3（5 9 4 1）2 9 2 4 ㈹

印刷所　タカセ株式会社

本書の一部又は全部の複製、転写、コピーは著作権に触れるので禁止する。

●本シリーズ掲載の入試問題について、万一、掲載許可手続きに遺漏や不備があると思われる
　ものがありましたら、当社までお知らせ下さい。

●乱丁・落丁等につきましてはお取り替えいたします。

●内容についてのお問合せは、具体的な質問内容を明記のうえ、ハガキ・封書を当社宛にお送
　りいただくか、もしくは下記のメールアドレスまでお問合せ願います。

〈 お問合せ用メールアドレス : info-mgckk@misuzu-gakuen.jp 〉